新版 糖尿病運動療法のてびき

糖尿病治療研究会 編

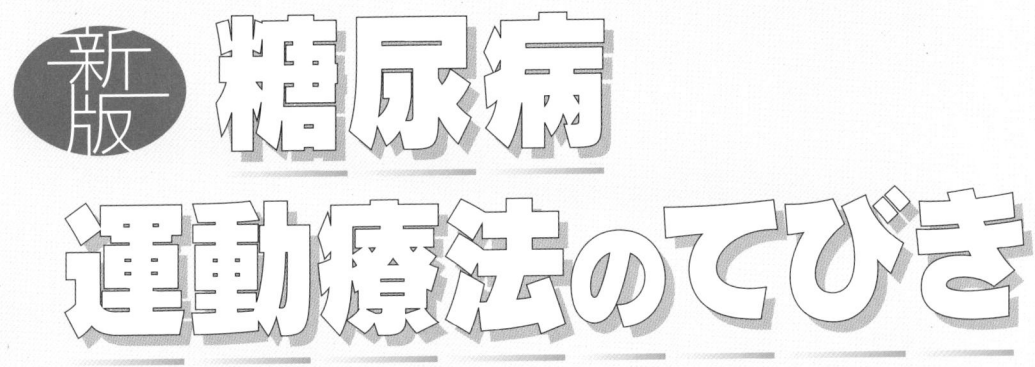

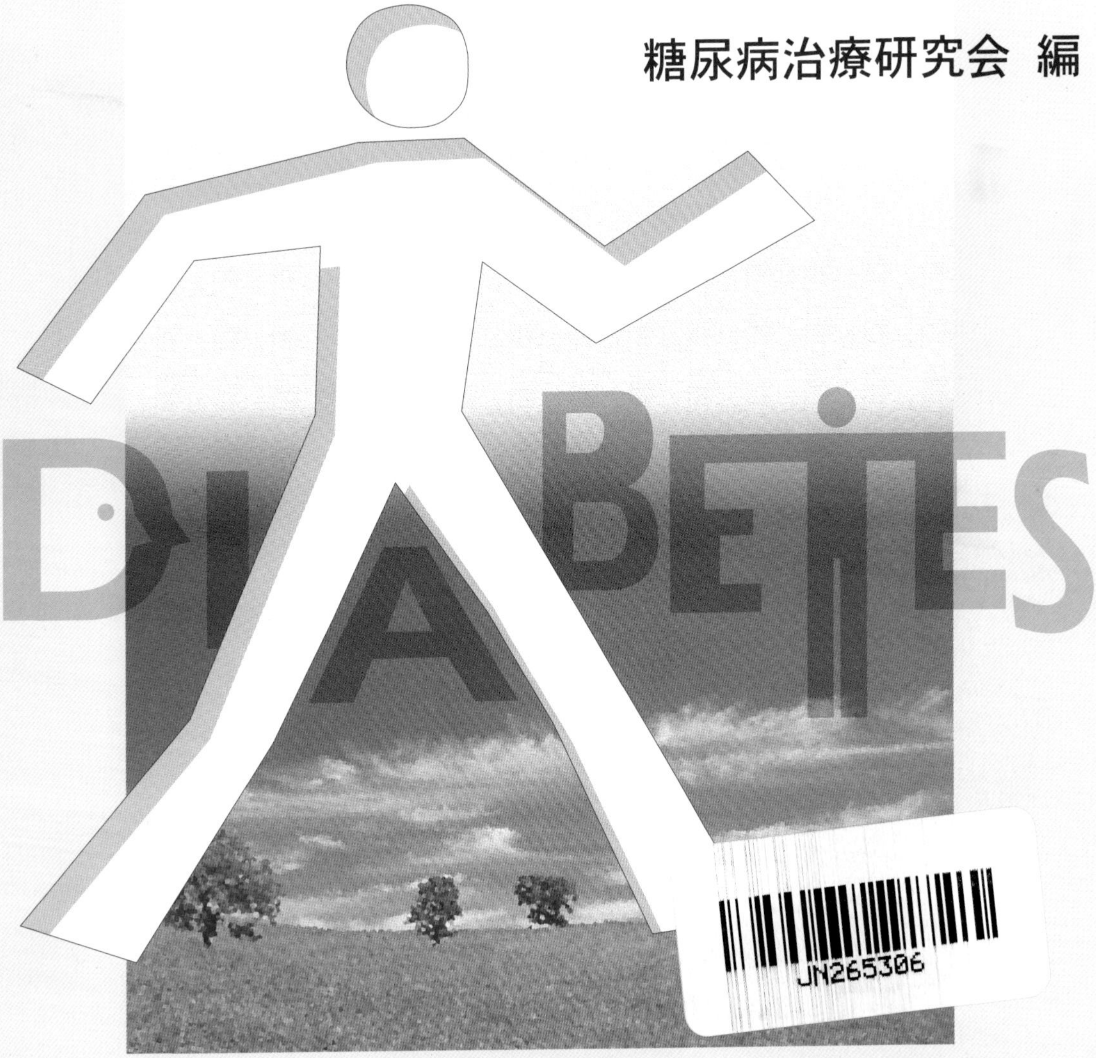

医歯薬出版株式会社

This book was originally published in Japanese
  under the title of :

SHINPAN-TONYOBYO UNDORYOHO NO TEBIKI

(Guideline for the Treatment of Diabetes Exercise)

Editor :

KAWAMORI, Ryuzou
  Professor Emeritus, Internal Medicine
  Juntendo University School of Medicine

© 2001   1st ed.

ISHIYAKU PUBLISHERS, INC.
  7-10, Honkomagome 1 chome, Bunkyo-ku,
  Tokyo 113-8612, Japan

◆糖尿病治療研究会／顧問・代表幹事・幹事

顧問
池田義雄　（名誉顧問）タニタ体重科学研究所名誉所長
金澤康徳　自治医科大学名誉教授

代表幹事
森　豊　東京慈恵会医科大学附属第三病院糖尿病・代謝・内分泌内科

幹事
岩本安彦　公益財団法人朝日生命成人病研究所
勝川史憲　慶應義塾大学スポーツ医学研究センター
河盛隆造　順天堂大学名誉教授
阪本要一　東京慈恵会医科大学
佐藤　譲　東北医科薬科大学若林病院
佐藤祐造　愛知みずほ大学
清水一紀　心臓病センター榊原病院糖尿病内科
田中　逸　聖マリアンナ医科大学代謝・内分泌内科
難波光義　兵庫医科大学病院
吉岡成人　NTT東日本札幌病院糖尿病内分泌内科
岩瀬正典　白十字病院／九州大学

◆本書／編者・執筆者（執筆順）

編者
河盛隆造　順天堂大学名誉教授

執筆者
浅野知一郎　広島大学大学院医歯薬総合研究科
林　達也　京都大学大学院人間・環境学研究科
鈴木政登　東京慈恵会医科大学
藤井　暁　元大阪市立総合医療センター
田中史朗　大阪臨床糖尿病同好会
望月健太郎　望月内科医院
河盛隆造　順天堂大学名誉教授
藤沼宏彰　元太田綜合病院附属太田西ノ内病院運動指導室
渥美義仁　永寿総合病院糖尿病臨床研究センター
佐藤祐造　愛知みずほ大学
田村好史　順天堂大学大学院医学研究科・（文科省事業）スポートロジーセンター

糖尿病治療研究会と改訂新版の刊行

　糖尿病治療研究会は1980年（昭和55年）に発足し，その年の10月22日第1回の研究会を開催し，以後10年にわたって糖尿病の運動療法をテーマに運動療法の理論と実践について検討をすすめた．当時も勿論，糖尿病の治療に関して食事療法と運動療法は車の両輪にたとえられる基本治療として位置付けられていたが，日本糖尿病学会編による「糖尿病治療のてびき」の中での運動療法についての記述は，その理念を示すにとどまっていた．そして指導の実際面と，それを裏付ける科学的なデータはなお乏しく，糖尿病治療における運動療法には，不確定の要素の多かったことは否めないところであった．

　このような実状を踏まえて，糖尿病治療研究会は運動療法に焦点を絞った活動を展開した．そして10年に及ぶ研究会活動の中で，1983年最初の成果として「糖尿病運動療法のてびき」を取りまとめ，第一線の医療スタッフに運動療法の正しい理論と方法論のプラクティスを提供するに至った．

　その後1988年には，より分かり易い表現と新たな情報を盛り込んだ第二版「糖尿病運動療法のてびき」が刊行され，これが長らく我が国における糖尿病の運動療法指導のバイブル的な存在となっていたことは，研究会活動の大きな結実であった．

　一方，糖尿病治療研究会は，その翌年の1989年4月から，現在では（社）日本糖尿病協会編集によっている「プラクティス」を創刊し，運動療法を中心にした研究会活動の幅を大きく広げる形の中で糖尿病臨床のための新しい情報ソースを提供するようになった．

　プラクティス創刊の言葉は「今，なぜプラクティスなのか」であった．目指したところは「糖尿病の診断，治療，管理並びに患者教育，生活指導などについて，その名の如くプラクティカルな内容に徹した研究や情報の提供を目指します．同時にメディカル，コメディカルスタッフのための経験交流の広場となることも願っています．」であった．

　そして1999年，糖尿病治療研究会はダイナボット（株）との共催による「医療スタッフのための糖尿病セミナー」を We are up for self-care というスローガンのもと，全国展開での活動をスタートさせている．その一方で，「糖尿病運動療法のてびき」の改訂版編集にも着手し，このたび河盛隆造幹事を委員長に新進気鋭の執筆陣による，内容を全く一新した本書を世に送り出せることになったことは誠に御同慶の至りである．

　21世紀の糖尿病医療はセルフメディケーションを主体にしたセルフケアの充実によるものとして捉えられる．このような流れの中で本書が多くの医療スタッフによって活用され，これによって糖尿病の予防と治療に役立つ運動療法がさらにしっかりと根付いていくことを期待したい．

　　2001年3月21日

糖尿病治療研究会
代表幹事　池田　義雄

序

　糖尿病に対し，発症あるいは診断直後からの集学的アプローチが必須となってきた．運動療法の必須性は，2型糖尿病患者に対してのみならず1型糖尿病患者においても，臨床的に証明されている．さらに，近年の分子生物学手法により運動生理学が様変わりしてきた．得られた科学的根拠のもとに対象患者一人一人の状況を把握したうえで，的確な運動療法指導が必須となる．

　糖尿病管理の所期の目的が，細小血管障害発症予防・進展阻止から動脈硬化症発症・進展阻止にシフトしつつあることから，運動療法の実践がより重みを有するであろう．

　本書は糖尿病ケアチームの全員がコンセンサスをもって，患者指導にあたれるよう編集した．実地診療に役立たせていただければ望外の喜びである．
　2001年3月26日

編著代表　河 盛 隆 造

目　次

糖尿病治療研究会と改訂新版の刊行，序

1　運動の人体に及ぼす影響　　　1

1．運動と糖代謝の分子メカニズム……………………（浅野知一郎・林　達也）1
1. 運動の急性血糖降下作用 …………………………………………………………………1
2. GLUT4 トランスロケーション …………………………………………………………2
3. GLUT4 トランスロケーションに至るシグナル伝達機構 ……………………………4
   1．インスリンの場合　4　　　　　　2．筋収縮の場合　4
4. 運動によるインスリン感受性の改善―1回運動の効果 ………………………………7
5. 1回の運動によるインスリン感受性の改善の分子機構 ………………………………7
6. 運動の積み重ね（トレーニング）効果 …………………………………………………7

2．運動時の呼吸・循環反応………………………………………（鈴木政登）10
1. 運動時のエネルギー供給機構 ……………………………………………………………10
2. 運動負荷時の呼吸および代謝応答 ………………………………………………………13
3. 運動負荷時の心拍数（HR）および血圧応答 …………………………………………14

3．筋肉・脂肪組織への影響………………………………………（林　達也）16
1. 筋肉組織への影響 …………………………………………………………………………16
   1．ミトコンドリアの大きさと密度の　　　4．筋肉内のエネルギー貯蔵の増加
   　増加，酸化系酵素活性の増大　18　　　　　18
   2．毛細血管密度の増加　18　　　　　　5．運動トレーニングによる糖輸
   3．タイプ1筋線維の肥大　18　　　　　　　送担体の増加　20
2. 脂肪組織への影響 …………………………………………………………………………20
   1．運動による体脂肪の減少　20　　　　3．運動と内臓脂肪の減少　22
   2．運動と脂肪細胞の縮小　21

4．内分泌・代謝への影響…………………………………………（林　達也）23
1. 糖代謝の観点から …………………………………………………………………………23
2. 脂質代謝の観点から ………………………………………………………………………26

5．運動能力（体力）への影響…………………………………（浅野知一郎）29

6．ストレスの解消と精神機能の賦活化への影響……………（浅野知一郎）31

7．運動時の生体反応に及ぼす環境要因…………………………（鈴木政登）33
1. 交感神経系および心拍数，血圧の日内リズム …………………………………………33
2. 運動負荷時の心拍数，血圧およびカテコールアミン応答の日内変動 ………………34

③ 運動負荷時の生体反応に及ぼす外部環境の影響 ·· 34
文 献 ·· 37

2　運動療法の適用と効果　41

● 1．一次予防のために ··（藤井　暁）41
① 運動習慣と糖尿病発症 ·· 41
② IGT から糖尿病への進展予防 ·· 44

● 2．運動療法が勧められる場合と勧められない場合 ··················（藤井　暁）44
① 運動療法の適応と禁忌 ·· 44
② 注意してすすめるべき場合 ·· 46
　　1．肥　満　46　　　　　　　　　　2．血管合併症　46

● 3．糖尿病における運動療法効果 ···（田中史朗）47
① インスリン感受性ならびに耐糖能 ·· 47
② 脂質異常 ·· 51
③ 体脂肪とその分布 ·· 53
④ 高血圧 ·· 56
⑤ 骨　量 ·· 57
⑥ その他 ·· 59
文 献 ·· 59

3　運動療法を始める前のチェックポイント　61

● 1．日常生活活動量の把握 ··（鈴木政登）61
① エネルギー代謝 ·· 61
　　1．基礎代謝　61　　　　　　　　　　4．特異動的作用　62
　　2．睡眠時代謝　62　　　　　　　　　5．運動（労作）時代謝　62
　　3．安静時代謝　62
② エネルギー代謝測定法 ·· 62
　　1．生活活動調査法　63　　　　　　　3．簡便なエネルギー消費量測定
　　2．酸素消費量実測法および HR-$\dot{V}O_2$　　　　　装置　66
　　　　回帰式を用いる方法　64

● 2．運動療法を始める前のメディカルチェック ·········（望月健太郎・河盛隆造）67
① メディカルチェックの目的 ·· 67
② 問　診 ·· 68
③ 診察所見 ·· 70

④ 各種検査項目 ………………………………………………………………………70
● 3．体力測定……………………………………………（望月健太郎・河盛隆造）71
① 体力測定の繰り返しの重要性 ………………………………………………71
② 体力測定の方法 ……………………………………………………………71
③ 呼吸循環機能における持久力 ………………………………………………71
④ 体力測定を行う際の注意点 …………………………………………………75
● 4．施設などに示す処方書式の例示………………………（望月健太郎・河盛隆造）76
文　献 ……………………………………………………………………………78

4　糖尿病治療のための運動処方の原則　79

● 1．運動の種類とその質 ……………………………………………（浅野知一郎）79
● 2．運動強度……………………………………………………………（浅野知一郎）81
● 3．運動時間および運動頻度…………………………………………（鈴木政登）83
● 4．運動実施時間帯……………………………………………………（鈴木政登）84
文　献 ……………………………………………………………………………85

5　運動プログラムの管理とすすめ方　（藤沼宏彰）86

● 1．運動のとらえ方………………………………………………………………86
① 運動療法の前段階 ……………………………………………………………87
② 運動療法としての運動 ………………………………………………………87
③ 運動療法の枠を超えた運動 …………………………………………………88
● 2．目的に応じた運動プログラムの実際………………………………………88
① ストレッチング ………………………………………………………………88
　1．弾みをつけない　89
　2．伸ばされている筋肉を意識する　89
　3．呼吸を止めずに一定時間保持する　89
② レジスタンストレーニング …………………………………………………90
　1．目的に合わせた大きな筋群をトレーニングする　92
　2．中等度の負荷で行う　92
　3．3セットを目標とする　92
　4．運動中呼吸を止めない　92
　5．負荷を漸増する　92
③ 有酸素運動 ……………………………………………………………………97
④ スポーツ ………………………………………………………………………97
　1．スポーツが実施可能な対象を選定する　99
　2．勝負にこだわらない　99
　3．対戦相手を考える　99
　4．用具やルールを見なおす　99

- ● 3．ウォーミングアップ，クーリングダウンの重要性と行い方 …………………………… **99**
  - ① ウォーミングアップ ……………………………………………………………… 100
  - ② クーリングダウン ……………………………………………………………… 100
- ● 4．処方に沿った運動ができない人に …………………………………………………… **101**
  - ① 日常生活と運動 …………………………………………………………………… 101
  - ② 仕事と運動 ……………………………………………………………………… 101
  - ③ 人目が気になる人へ ……………………………………………………………… 103
- ● 5．運動療法を行う際の注意点 …………………………………………………………… **103**
  - ① 運動実施を見合わせるべきとき ………………………………………………… 103
  - ② 運動を中止すべきとき …………………………………………………………… 104
  - ③ 靴と服装 ………………………………………………………………………… 104
  - ④ 水分摂取の必要性 ………………………………………………………………… 104
  - ⑤ 運動記録のつけ方 ………………………………………………………………… 105
- ● 6．運動施設の利用法 ……………………………………………………………………… **105**
  - ① 厚生労働大臣認定　運動型健康増進施設 ……………………………………… 105
  - ② 厚生労働大臣認定　指定運動療法施設 ………………………………………… 105
  - ③ 医療法第42条施設 ……………………………………………………………… 106
  - ④ フィットネス（アスレチック）クラブ ………………………………………… 106
  - ⑤ 公共運動施設 …………………………………………………………………… 106
  - 文　献 ……………………………………………………………………………………… 106

6　運動処方の実際　　107

- ● 1．病型からみた運動処方の実際 ……………………………………………（田中史朗）**107**
  - ① 運動処方の実際 …………………………………………………………………… 109
  - ② 病型別にみた運動処方上のチェックポイント ………………………………… 111
    - 1．肥満を有する2型糖尿病の場合　111
    - 2．1型糖尿病などインスリン治療下の場合　113
- ● 2．糖尿病性合併症の有無，種類，程度からみた場合 ………………………（渥美義仁）**115**
  - ① 糖尿病網膜症を有する場合 ……………………………………………………… 116
  - ② 糖尿病性腎症を有する場合 ……………………………………………………… 117
  - ③ 糖尿病性神経障害や足病変を有する場合 ……………………………………… 119
    - 1．足病変でウォーキングができないとき　121
- ● 3．糖尿病性合併症あるいはそのリスクを有する場合 ………………………（林　達也）**121**
  - ① 心血管系疾患の評価 ……………………………………………………………… 121

② 運動処方 …………………………………………………………………………122
③ 運動処方の注意点 ………………………………………………………………124
　1．低血糖の防止　124
　2．糖尿病性神経障害，とくに自律神経障害を合併する場合　124
　3．薬剤の影響　124

● 4．治療方法別にみた場合 …………………………………………（佐藤祐造）**125**
① 食事療法単独で治療を行っている症例 ………………………………………126
　1．身体運動と2型糖尿病　126
　2．運動の種類と組み合わせ　128
　3．運動量　129
　4．運動強度　129
　5．運動療法実施上の注意点　130
　6．食事療法と運動療法併用の成功例と失敗例　130
　7．運動療法の実施により，短期的には糖尿病，高血圧，脂質異常症が改善したが，長期的には悪化した症例　133
② 糖尿病経口薬 ……………………………………………………………………134
③ インスリン療法 …………………………………………………………………134
　1．身体運動と1型糖尿病　134
　2．運動の具体的実施法　135
文　献 …………………………………………………………………………………137

7　運動療法のフォローアップと再処方のすすめ方　（河盛隆造・田村好史）**138**

● 1．運動療法のフォローアップの概要 ……………………………………………138
● 2．運動療法の効果判定の目的と動機付けの方法 ………………………………140
● 3．運動療法の効果判定 ……………………………………………………………142
① 糖尿病や糖尿病に付随する高血圧や高脂血症の治療としての有効性の評価 …143
② 自覚症状の改善 …………………………………………………………………144
③ 運動能力と体力 …………………………………………………………………146
　1．有酸素運動能力の評価　146
　2．無酸素運動のフォローアップ　148

● 4．再処方のすすめ方 ………………………………………………………………148
文　献 …………………………………………………………………………………149

付録1　長期にわたり運動療法を継続し，良好なコントロールを維持している症例 ………151
　　　　（藤沼宏彰）

付録2　運動器具の紹介と選び方 ………………………………（藤沼宏彰）　157

付録3　厚生労働大臣認定健康増進施設（運動型）一覧表 …………（鈴木政登）　163

索　引 …………………………………………………………………………………177

1 運動の人体に及ぼす影響

1. 運動と糖代謝の分子メカニズム

運動療法による血糖コントロールの改善には、運動時に収縮した骨格筋（以下、運動筋）が重要な役割を演じる。運動筋では、運動中のみならず運動終了後も2～3日間にわたって血液中から細胞内へのブドウ糖取り込みが亢進している。この現象は運動筋にエネルギー産生やグリコーゲン合成の基質であるブドウ糖を供給する過程と関連が深い。本項では運動がどのようなメカニズムを介して運動筋の糖取り込みを亢進するのか、これまでに明らかにされた知見を中心に有力な仮説を含めて述べる。

1 運動の急性血糖降下作用

糖尿病患者が食後血糖値が上昇する時間帯に合わせて20～30分間持久運動を行うと、運動しない場合より血糖上昇の程度が小さくなる。また血糖値が安定した時間帯に持久運動を行うと、血糖値は運動前よりも低下する。このような急性の血糖降下作用は、あたかもインスリンが作用した状態に似ていることから、「運動のインスリン様作用」とよばれる。これは、運動筋に血液中のブドウ糖が急速に取り込まれ、ヘキソキナーゼによって速やかにリン酸化を受けてグルコース-6-リン酸（G6P）が生成されることによる。G6Pは筋細胞のエネルギー状態に応じて、解糖系を経てATP再合成に用いられる場合や、グリコーゲンに変換されて骨格筋内に蓄積される場合がある。

インスリンと運動はともに急性に骨格筋への糖取り込みを促進する。しかし、運動の作用は、インスリンと関係なく生じる現象、つまりインスリン非依存性（insulin-independent）糖取り込みの促進である。実際、ラットの骨格筋を単離してインスリンが存在しない緩衝液中で収縮させると糖取り込みが促進される[1]。また、遺伝子操作によって骨格筋のインスリン受容体を消失させたノックアウトマウスにおいても、運動による筋への糖取り込みは正常に認められる[2]。

一方、肝臓への作用は、運動とインスリンでは異なっている。インスリンは肝臓か

● 表 1-1 糖輸送担体の種類と作用形式

	主な発現部位	トランスロケーション	働き	輸送形式
GLUT1	脳・赤血球（全身に分布）	−〜＋	基礎糖輸送	促進拡散
GLUT2	肝臓・膵β細胞	−	グルコセンサー	促進拡散
GLUT3	胎児筋・脳	−？	基礎糖輸送	促進拡散
GLUT4	骨格筋・脂肪・心筋	＋＋＋	インスリンや運動による糖輸送	促進拡散
GLUT5	小腸・骨	−	フルクトース輸送	促進拡散
GLUT6			GLUT3 の pseudogene で，機能をもたない	促進拡散
GLUT7	肝臓	−	肝ミクロゾーム内への糖輸送	促進拡散
GLUT8	精巣，マウス胞胚	−？	マウス胞胚にてインスリンによる糖輸送？	促進拡散
GLUT9	脳・白血球	−？	不明	促進拡散
SGLT1,2,3	腸・腎臓	−	腸管，尿細管における糖吸収	Na 依存性

ヒトでは少なくとも9種類の促進拡散型糖輸送担体と3種類のNa依存性糖輸送担体が存在する．前者は糖の濃度勾配に従って糖が輸送され，糖輸送にエネルギーを必要としない．後者はATPをエネルギー源としてNaイオン輸送を共役する．骨格筋の糖輸送担体はGLUT4が大半を占める．

らの糖放出を抑制して血糖を降下させるが，運動は肝臓からの糖放出を抑制しないからである[3]．また，インスリンはβ細胞から分泌され血流に乗って全身の骨格筋に作用するが，運動の効果は実際に収縮した運動筋のみに生じる現象である．

2 GLUT4 トランスロケーション

骨格筋を含めたほとんどの細胞では糖の取り込みは糖輸送担体（glucose transporter：GLUT）とよばれるキャリア蛋白を介して行われる．ほ乳類の糖輸送担体としては，GLUT1〜9 と SGLT1〜3 の12種類が知られているが（表1-1），骨格筋に分布する糖輸送担体はそのほとんどがGLUT4である．GLUT4は運動しない状態，あるいはインスリンが作用していない状態では筋細胞内のミクロソーム分画にGLUT4小胞（GLUT4-containing vesicle）として存在する．そして，筋収縮やインスリン刺激に反応して，細胞膜やT管（transverse tubule）にトランスロケーション（translocation）し，間質液中のブドウ糖を細胞内に流入させる（図1-1）．血液中のブドウ糖が筋細胞に取り込まれてエネルギー源として利用される，あるいはグリコーゲンとして貯蔵される過程においては，GLUT4を介して糖が細胞膜を通過する過程（糖輸送：glucose transport）が律速段階と考えられている．GLUT4を糖が通過する過程は，エネルギーを必要としない促進拡散（facilitated diffusion）とよばれる形式である．骨格筋にはGLUT4以外にもGLUT1，GLUT3，GLUT5が少量存在するが，これらは大半が細胞膜表面に存在しており，トランスロケーションの程度はGLUT4よりはるかに小さい．

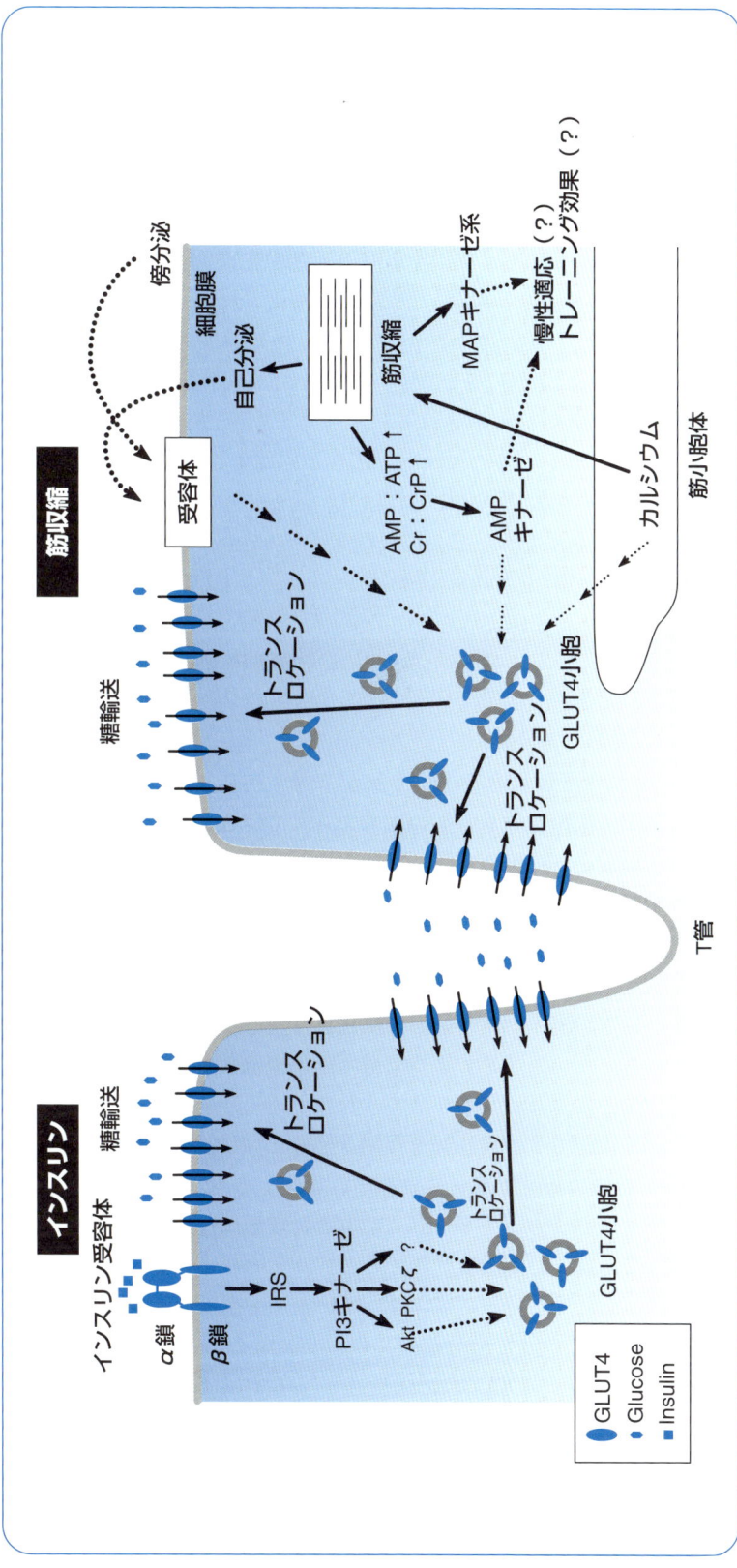

● 図1-1 骨格筋糖輸送とGLUT4トランスロケーション

骨格筋ではインスリンや筋収縮に反応してGLUT4が細胞膜表面（細胞膜やT管）にトランスロケーションし、糖輸送が促進される。骨格筋にはGLUT1、GLUT3、GLUT5も存在するが量的には少なく、大半が細胞膜上にあってトランスロケーションの程度は小さい。インスリン受容体からのシグナル伝達は、インスリン受容体基質（IRS）、PI3キナーゼを介して、トランスロケーションが引き起こされる。筋収縮のシグナル伝達過程や、インスリン受容体やPI3キナーゼは関与せず、インスリンとは異なった分子機構を介してトランスロケーションを惹起するものと考えられている。筋収縮のシグナル伝達過程には、これまで、細胞内カルシウムの変化、細胞骨格への機械的刺激、自己分泌・傍分泌、グリコーゲンの関与などが想定されてきたが、詳細は明らかではない。最近では、筋細胞のエネルギー状態の変化（AMP/ATP比上昇、クレアチン/クレアチンリン酸比上昇）に応じて活性化を受けるAMPキナーゼの役割が注目されている。

③ GLUT4 トランスロケーションに至るシグナル伝達機構 （図1-1）

1. インスリンの場合

インスリン受容体は細胞膜外に位置する2本のα鎖と細胞膜を貫通する2本のβ鎖から構成される4量体（heterotetoramer）である．インスリンがインスリン受容体α鎖に結合すると，β鎖に存在するチロシンキナーゼ活性が亢進し，β鎖自身のチロシン残基がリン酸化を受ける（自己リン酸化）．自己リン酸化されたβ鎖ではチロシンキナーゼ活性がさらに亢進し，細胞質に存在するインスリン受容体基質（insulin receptor substrate-1 あるいは-2：IRS）のチロシン残基がリン酸化される．リン酸化を受けたIRS蛋白にはホスファチジルイノシトール3キナーゼ（phosphatidylinositol 3-kinase：PI3キナーゼ）が結合し，そのキナーゼ活性が亢進する．

PI3キナーゼ活性の亢進はインスリンによるGLUT4トランスロケーションに必須と考えられており，骨格筋にPI3キナーゼの特異的阻害薬 wortmannin を作用させると，インスリンによる糖輸送が阻止される．PI3キナーゼからGLUT4に至るシグナル伝達経路については，Akt[4,5]やPKCζ[6]を介した系などが想定されているが，いまだ明らかではない．

2. 筋収縮の場合

筋収縮によってGLUT4のトランスロケーションが誘導されるメカニズムは，インスリンとは異なったシグナル伝達を介するものと考えられている．その理由として，①筋収縮はそれ単独でGLUT4のトランスロケーションを惹起し，インスリンの存在を必要としない[1]，②筋収縮はインスリン受容体β鎖の自己リン酸化，IRS蛋白のリン酸化，PI3キナーゼ，Aktなどのインスリンシグナル伝達分子を活性化しない[4,5,7,8]，③インスリンによる糖取り込みと異なり，PI3キナーゼ阻害薬 wortmannin によって糖取り込みが抑制されない[9〜11]，④インスリンと運動による糖取り込み促進には加算効果が認められる．すなわち，インスリンによって最大限に糖取り込みを促進しておいても，その筋を収縮させるとさらなる亢進が認められる．逆に，筋収縮による糖取り込みを最大限に促進させた状態でインスリンを作用させると，さらに糖取り込みが亢進する（図1-2），⑤筋収縮によってトランスロケーションするGLUT4小胞は，インスリンによってトランスロケーションするGLUT4小胞とは別に存在し，小胞に含まれる分子の構成も異なっていることが示唆されている[12]，ことなどがあげられる．

運動によるGLUT4のトランスロケーションは，インスリン抵抗性状態の骨格筋でも正常に惹起する．肥満ZuckerラットとDtの骨格筋では，非肥満Zuckerラットと同程度のGLUT4が存在するにもかかわらず，インスリンによるGLUT4トランスロケーションが顕著に低下している．しかし一方で，運動によるGLUT4トランスロケーションは正常に認められる[13,14]（図1-3）．ヒトにおいても同様の成績が得られており，2型糖尿病患者や肥満患者の骨格筋ではGLUT4量は健常人と差を認めないが[15,16]，インスリンによるGLUT4のトランスロケーションは障害されている．しかし，運動療

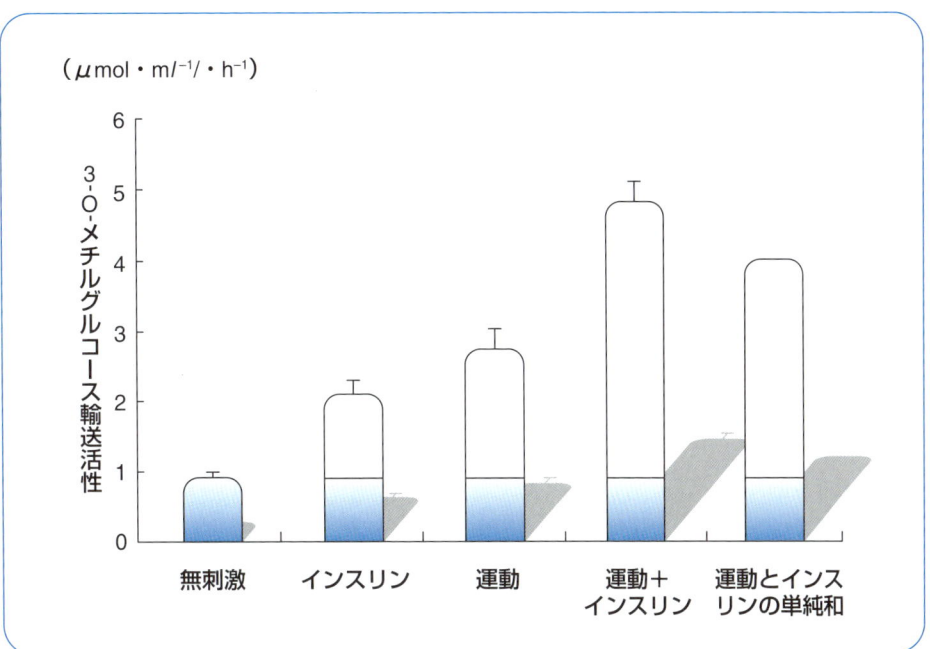

● 図 1-2 ヒト骨格筋糖輸送における運動とインスリンの加算効果（文献[38]より改変）
健常人から外側広筋を安静時に生検し，緩衝液中でインスリン（1,000 μU/ml）で刺激すると，糖輸送活性化が約2倍に増加した．また自転車運動を疲労困憊まで行った後に生検した筋では，糖輸送活性は約2.5倍に増加していた．運動を行った後に筋を生検し，さらに緩衝液中でインスリンで刺激を行うと，運動あるいはインスリン単独の場合より糖輸送活性が亢進し，糖輸送の加算効果（additive effect）が認められた．

法に用いるレベルの持久運動（60〜70% $\dot{V}O_2max$，45〜60分）によって健常人と同程度に GLUT4 トランスロケーションが生じる[17]．

具体的に，筋収縮がどのような分子を介して GLUT4 をトランスロケーションさせるのかは現在十分には明らかではない．収縮時の骨格筋細胞は，細胞内カルシウムや AMP/ATP，細胞内 pH，グリコーゲンの変化，細胞壁や細胞骨格の収縮や伸張など多様な代謝的・機械的変化にさらされている．これらのいずれもが GLUT4 トランスロケーションを誘導するシグナル伝達に関与する可能性が示唆されている（文献[18]において総括）．

筋細胞内のカルシウム濃度は1回の収縮ごとに大きく変化することから，筋収縮による糖取り込みとの関連が研究されてきた．また，筋収縮によって筋肉内のグリコーゲンが減少することから，グリコーゲンと GLUT4 との結合がトランスロケーションを抑制するなどの仮説を生んできた．収縮刺激によって，骨格筋自身からアデノシンや酸化窒素（NO）などが分泌され，それが自身や近隣の細胞を制御する機構，すなわち自己分泌・傍分泌機構の関与も提唱されている．

近年，5'AMP-activated protein kinase（AMP キナーゼ）と GLUT4 トランスロケーションの関連が注目されるようになった．AMP キナーゼは α・β・γ サブユニットか

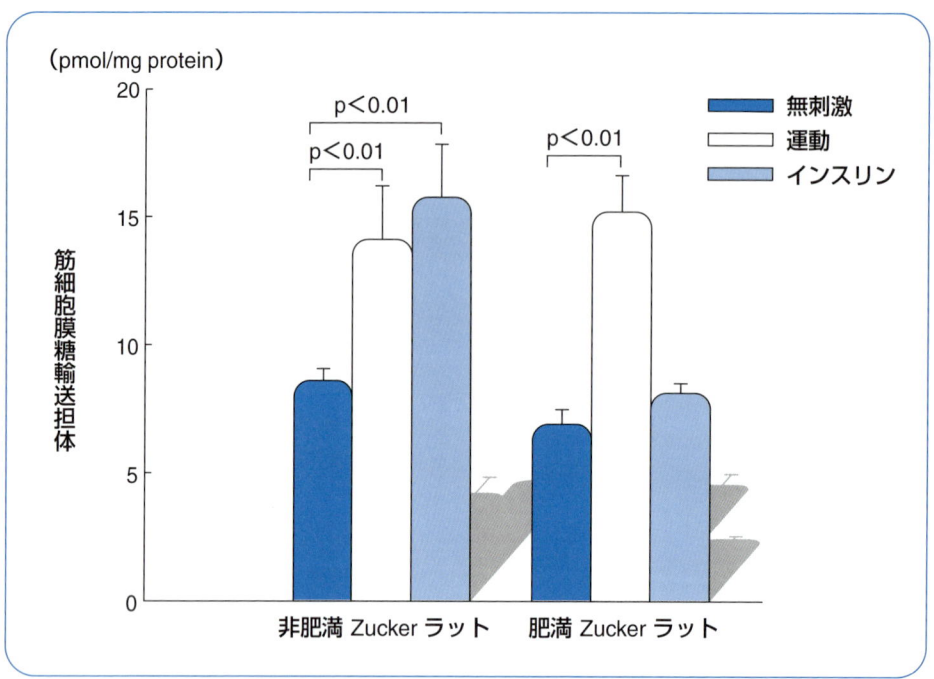

● 図 1-3　インスリン抵抗性モデル動物の GLUT4 トランスロケーション（文献[13,14]より改変）

インスリン抵抗性のない非肥満 Zucker ラットでは，インスリンと運動はともに GLUT4 トランスロケーションを惹起し細胞内への糖輸送を促進する．一方，インスリン抵抗性を有する肥満 Zucker ラットではインスリンの作用が認められず，運動のみが GLUT4 トランスロケーションを惹起する．運動の糖輸送活性化機構がインスリン抵抗性状態においても正常に機能することを示す一例である．

らなる蛋白リン酸化酵素で，酵素活性は α サブユニットに存在し，骨格筋では α1 と α2 の 2 種類のアイソフォームが存在する[19]．健常人下肢筋での検討では，50% $\dot{V}O_2max$ の自転車運動では α1, 2 ともに活性化されないが，70〜75% $\dot{V}O_2max$ では α2 アイソフォームが顕著に活性化を受けることが報告された[20,21]．

　AMP キナーゼは，エネルギー消費によって生じる運動筋内での生化学的変化（AMP/ATP 比の上昇，クレアチン/クレアチンリン酸比の上昇）に反応して活性化される性質をもつ[22]．また，ラット骨格筋に AMP キナーゼ活性化薬である AICAR を作用させると，GLUT4 トランスロケーションが惹起され[23]，運動刺激と同様に，インスリン非依存性糖輸送が促進される[24]．これらのことから，AMP キナーゼは運動時の骨格筋のエネルギー低下を感知して，糖輸送というエネルギー基質の供給反応を惹起する役割をもつ可能性が考えられる．AMP キナーゼは運動時の脂質利用（遊離脂肪酸酸化）の亢進[25]や運動トレーニングによる骨格筋 GLUT4 増加[26]（後述）への関与も示唆されている．

4 運動によるインスリン感受性の改善―1回運動の効果

運動筋においては，筋収縮による糖取り込み促進効果が消失した後もインスリン感受性の亢進が持続し，インスリンによる糖取り込み促進効果が増強される．インスリン感受性亢進に伴う耐糖能の改善は，典型的には50〜85％$\dot{V}O_2max$，30〜60分間程度の有酸素運動を行った後に認められ，2〜3日間にわたって持続する[27]．インスリン感受性の持続時間は筋グリコーゲンの回復と相関しており，グリコーゲン減少の程度が高い場合やグリコーゲンの回復が遅い場合，インスリン感受性亢進の期間は長くなる[28]．

インスリンはグリコーゲン合成酵素を活性化する作用があるので，インスリン感受性が亢進した筋では細胞内に取り込まれたブドウ糖はもっぱらグリコーゲン合成に利用される．こうして運動筋は非運動筋に比べてより多くのブドウ糖を取り込むとともに，運動によって消費したグリコーゲン貯蔵を早期に回復させることが可能となる．

5 1回の運動によるインスリン感受性の改善の分子機構

運動筋のインスリン感受性亢進は，インスリン刺激に対して，より多くのGLUT4蛋白がトランスロケーションすることによって生じる．しかし，どのようなメカニズムによってこの現象が生じるのかは明らかではない．ラットを実際に運動させたり電気刺激によって筋収縮を起こした場合と異なり，骨格筋を単離して電解質緩衝液中で収縮させるとインスリン感受性の亢進が起こらないことから，体液に含まれる何らかの液性因子が関与する可能性も示唆されている[29]．また，アデノシン受容体阻害薬によって運動後のインスリン感受性亢進が抑制されること[30]などから，自己分泌・傍分泌機構の関与も示唆されている．

運動後，インスリンのインスリン受容体への結合量の増加や，活性化されるインスリン受容体の総量，あるいはインスリン受容体チロシンキナーゼ活性の増加は認められない[7,8]．したがって，1回の運動によって得られるインスリン効果の増強は，インスリン受容体より下流のシグナル伝達経路の活性増強やGLUT4小胞への作用によるものと考えられている．

また，グリコーゲンが蓄積するにつれてインスリン感受性の亢進が認められなくなることから，グリコーゲンがインスリン感受性の制御に直接関与する仮説も提唱されている[31]．

6 運動の積み重ね（トレーニング）効果

運動によるインスリン感受性の改善には，運動を繰り返し行うことによる積み重ね効果（トレーニング効果）も寄与している．

継続的な運動トレーニングにより骨格筋GLUT4の総量が増加するとともに，インスリンに反応してトランスロケーションするGLUT4が増加する[32,33]．GLUT4の増加が生体のインスリン感受性亢進や耐糖能改善に貢献することは，GLUT4過剰発現トランスジェニックマウスを用いた研究によって示された．とりわけ，骨格筋GLUT4を

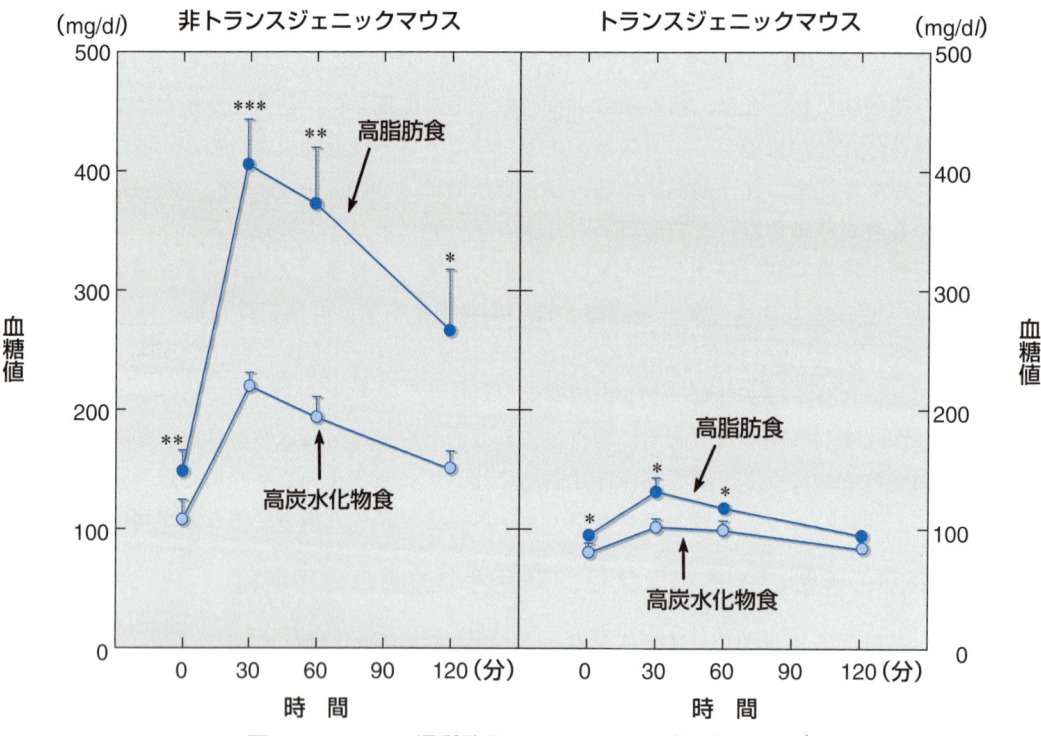

●図1-4 GLUT4過剰発現マウスにおける耐糖能の改善[34]

GLUT4を筋・脂肪に約2倍量発現したGLUT4 minigeneトランスジェニックマウスと対照マウス（非トランスジェニック）を高脂肪食または高炭水化物食で14週間飼育し，それぞれに経口糖負荷試験を行った．対照マウスでは高脂肪食摂取によって耐糖能が顕著に低下したが（左）トランスジェニックマウスでは耐糖能の低下が抑制された（右）．
*$p<0.05$，**$p<0.01$，***$p<0.001$　対高炭水化物食飼育群

軽度（＜2倍）に増加させたトランスジェニックマウスが（心筋・脂肪組織でも同様に発現）耐糖能の改善と高脂肪食による糖尿病発症に対する抵抗性を示したことは，ヒトの運動による生理的なGLUT4増加（＜2倍）の重要性を示唆するものとして興味深い[34]（図1-4）．近年，マウスGLUT4遺伝子の上流に，運動によるGLUT4の発現に必須な塩基配列（exercise-responsive cis-regulatory element）が存在することが明らかにされた[35]．また，AMPキナーゼ活性化薬AICARをラットに繰り返し投与すると骨格筋GLUT4が増加することが報告され[26]，AMPキナーゼの活性化がGLUT4の発現亢進に関与する可能性が注目されている．一方，トレーニングの効果はGLUT4に限定されたものではなく，インスリン受容体やIRS蛋白，PI3キナーゼ，Aktなどのシグナル伝達分子の増加や活性増強も報告されている[36]．

運動によって活性化を受けるシグナル伝達系であるmitogen-activated protein kinase（MAPK）系は，骨格筋ではextracellular-regulated protein kinase（ERK）系，c-jun N-terminal kinase（JNK）系，p38 kinase系の3系統が知られている[37]．MAPK系は多くの細胞において遺伝子発現調節に関与していることから，運動による筋肥大に

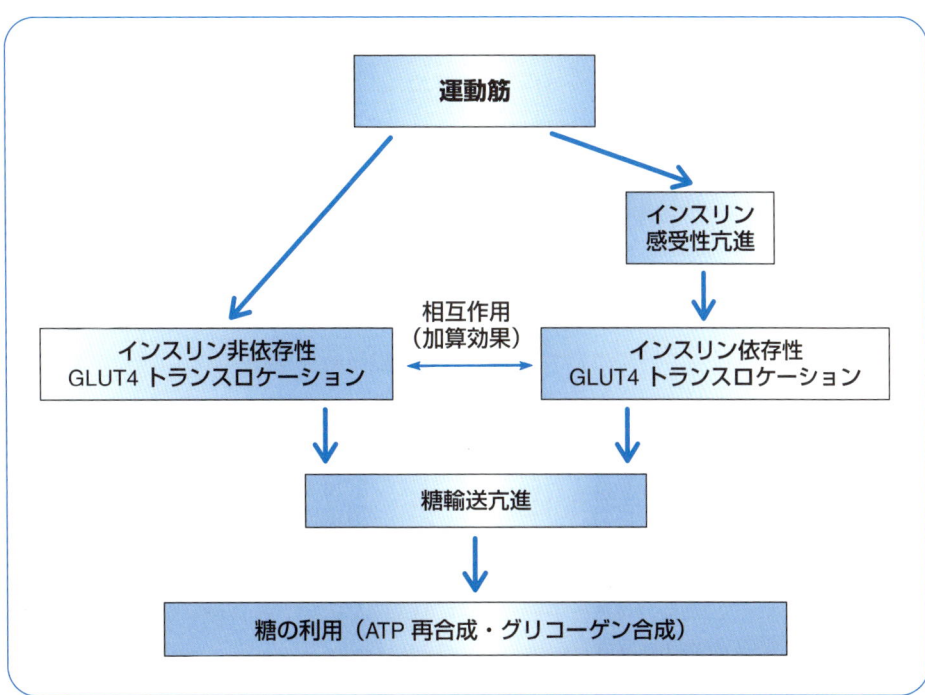

●図 1-5 運動筋における糖輸送活性化，その2つのメカニズム

運動筋では急性に GLUT4 トランスロケーションが惹起され，運動筋への糖輸送が促進される（インスリン非依存性糖輸送）．さらにインスリン感受性が亢進し，インスリンの GLUT4 トランスロケーション作用が増強される．インスリン非依存性糖輸送はインスリン抵抗性状態においても正常に機能するとともに，インスリン作用との加算効果が認められる．運動筋に取り込まれたブドウ糖は，筋のエネルギー状態に応じて，ATP 再合成やグリコーゲン合成に利用される．これらの効果を運動療法として適切に利用することによって，血糖コントロールの改善が期待できる．

関与している可能性が考えられるが，糖代謝自体に対する生理的意義は明らかにされていない．

運動は急性にインスリン非依存性糖輸送を促進するとともに，インスリン感受性を改善させることによって，血液中から運動筋への糖取り込みを促進する（図 1-5）．インスリン非依存性糖輸送は，インスリン抵抗性状態においても正常に作動する．今後，運動による糖代謝改善の分子機構がさらに解明されるにつれて，そのメカニズムに基づいたより効率のよい運動方法が明らかにされることが期待される．

2. 運動時の呼吸・循環反応

1　運動時のエネルギー供給機構

　身体運動は骨格筋の収縮によってなされるが，その筋収縮にはエネルギーを要する．筋収縮の直接的エネルギー源はアデノシン三リン酸（ATP）である．図1-6 に示したように，身体活動初期のエネルギーは骨格筋含有 ATP やクレアチンリン酸（CrP）など高エネルギーリン酸化合物の分解や解糖（anaerobic metabolism）によって賄われるが，歩行やジョギングなど強度が低い場合には乳酸やピルビン酸など解糖系代謝産物の血中濃度が上昇することはない．つまり，運動初期の高エネルギーリン酸化合物や解糖系によるエネルギー供給は車のエンジンにたとえればバッテリーによる始動であり，40〜60 秒以上持続する運動の場合にはガソリンに相当する糖質や脂肪などのエネルギー源が酸素（O_2），二酸化炭素（CO_2）および水（H_2O）にまで分解される酸化（aerobic metabolism）によって賄われる．

　運動強度（単位時間当たりのエネルギー需要量）が低い場合には運動遂行に要するエネルギーは酸化によって賄われるが，強度が増し，あるレベル以上になると，酸素の供給が需要に追いつかず酸素不足（酸素負債；oxygen debt）が生じ，解糖によるエネルギー供給が加わる．図1-7 に示したように，強度漸増に伴いエネルギー需要と供給の均衡が崩れるレベル（図1-7 の A 点）から O_2 不足量に応じて乳酸が産生され，血中乳酸濃度が上昇する．

　運動時にはエネルギー需要量の増加に伴い，換気量（$\dot{V}E$），酸素摂取量（$\dot{V}O_2$），二酸化炭素排泄量（$\dot{V}CO_2$），心拍数（HR），収縮期（SBP）および拡張期血圧（DBP）が上昇する．これらの変化はエネルギー需要に対する供給応答である．一方，運動強

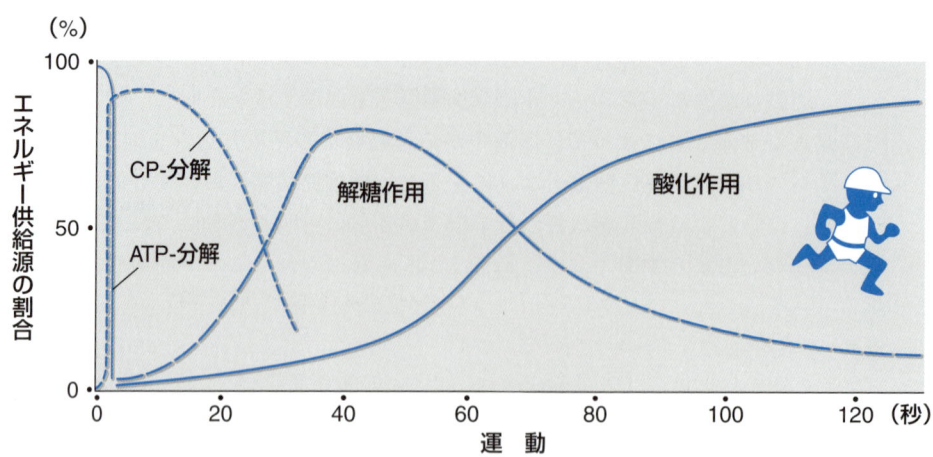

●図 1-6　運動時におけるエネルギー供給源の想定（Keul, J. ら，1972）
（糖尿病運動療法のてびき．医歯薬出版，1998，p.8）

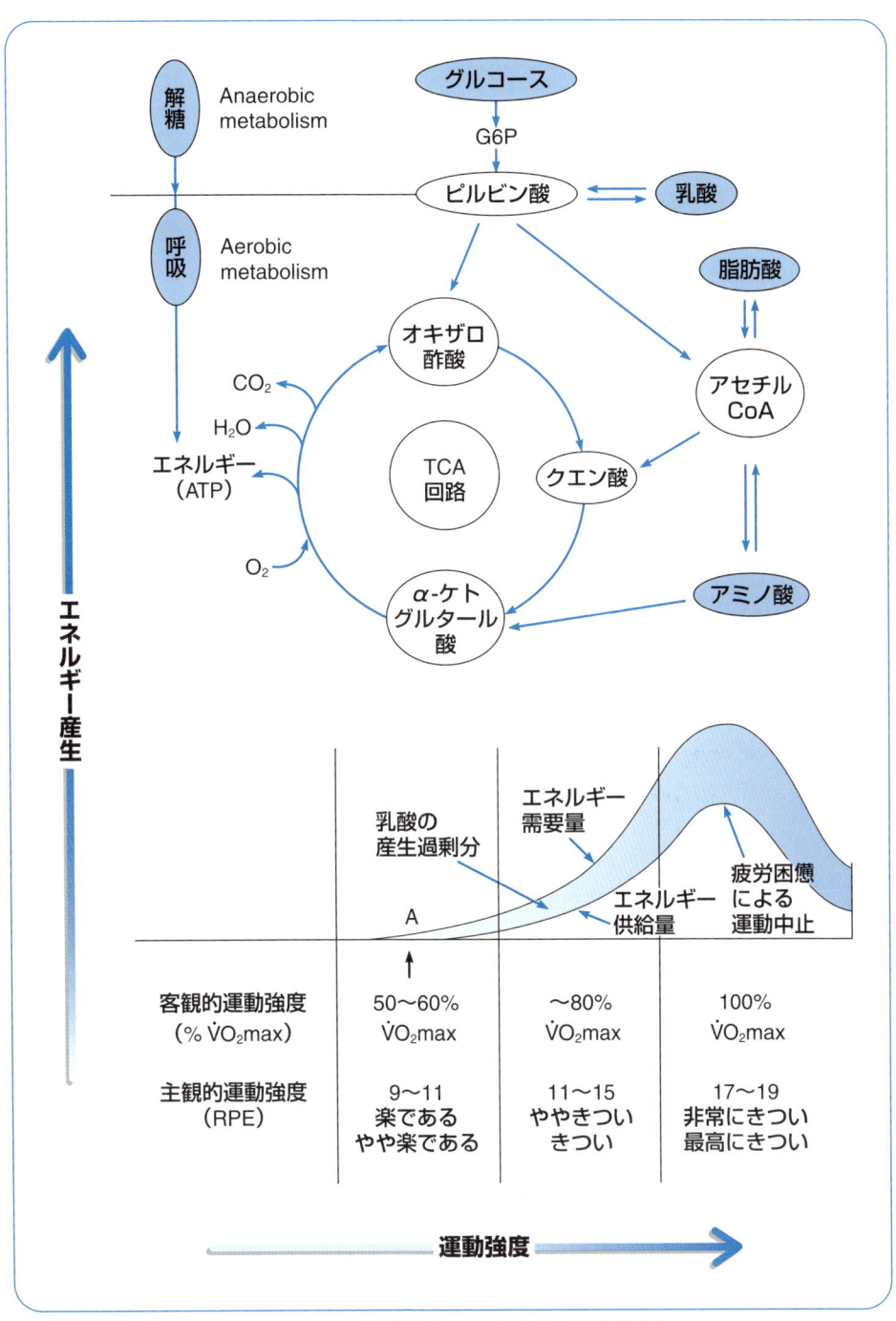

● 図 1-7 運動強度とエネルギー産生機構

度の漸増に伴い，血中二酸化炭素分圧（$PaCO_2$）や乳酸濃度上昇に起因した［H^+］の増加によるアシドーシスおよび発汗による血液濃縮など生体内部環境が乱され，これら攪乱された内部環境を是正するため神経系や内分泌系機能が亢進する．さらに，負荷漸増運動時には心拍出量（CO）も強度依存的に増加するが，ほとんどが活動筋に供

給され,肝臓や腎臓など内臓臓器に供給される血流量は減少する.たとえば,腎血漿流量(RPF)および糸球体濾過量(GFR)の指標であるパラアミノ馬尿酸クリアランス(C_{PAH})やイヌリンクリアランス(C_{in})と運動強度(%$\dot{V}O_2max$)との関連は次式[1]

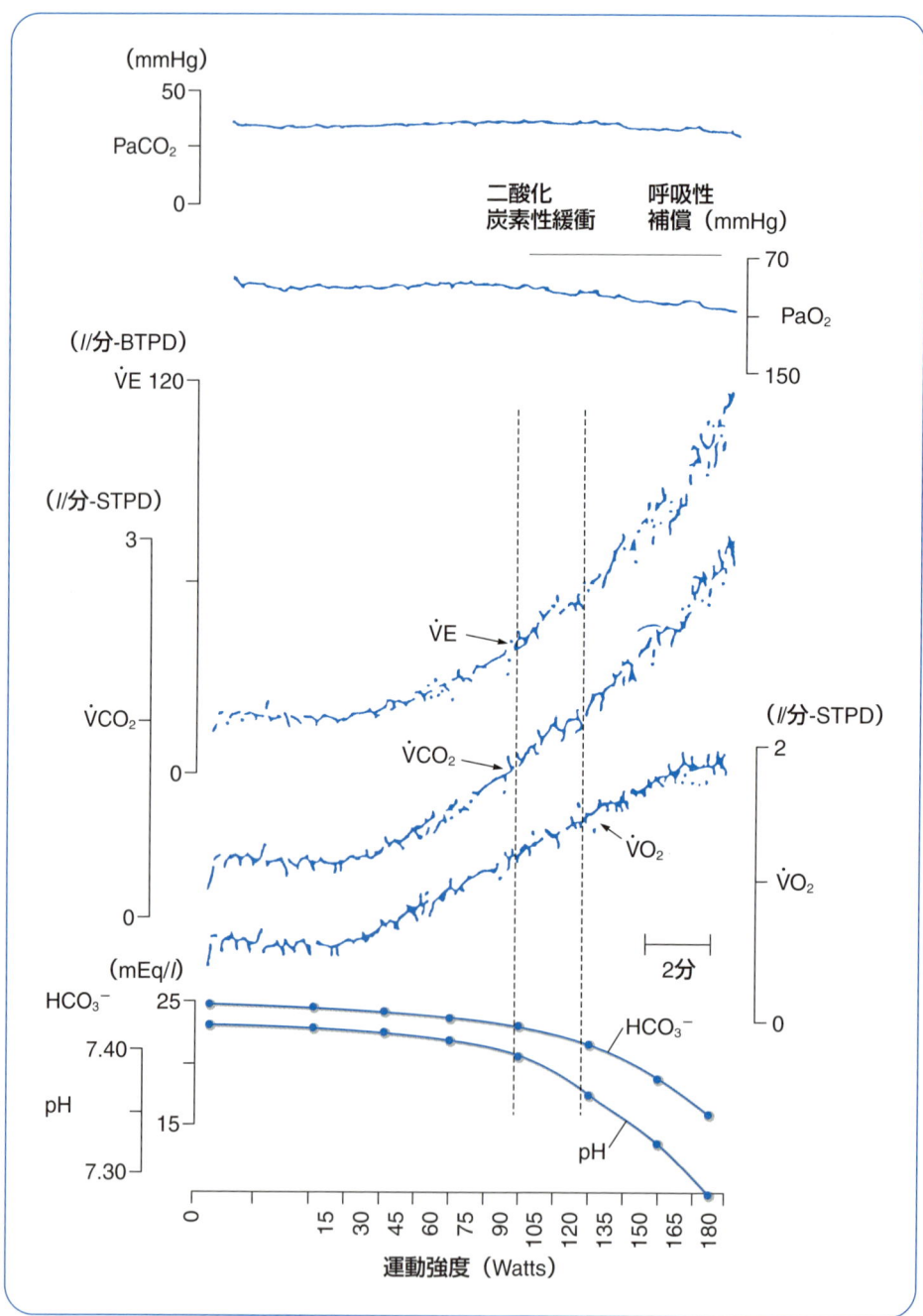

● 図 1-8 **運動負荷中の呼吸応答** (Wasserman, K.:Breathing during exercise. *N. Engl. J. Med.*, 298:780-785, 1978.)
〔本間生夫:スポーツ医科学(中野昭一編).杏林書院,1999, p. 69.〕

で示されている.

$\%C_{PAH} = 1.94 \times 10^{-4} \cdot X^3 - 3.51 \times 10^{-2} \cdot X^2 + 1.05 \cdot X + 95$ （r＝0.959, p＜0.001）

$\%Cin = -8.53 \times 10^{-3} \cdot X^2 + 3.01 \times 10^{-1} \cdot X + 101$ （r＝0.879, p＜0.001）

ただし，$\%C_{PAH}$および$\%Cin$はそれぞれ安静値に対する百分率であり，Xは相対的運動強度（$\%\dot{V}O_2max$）である．この回帰式によれば，RPFは35％から，GFRは49％$\dot{V}O_2max$からそれぞれ強度依存的に低下し，60％$\dot{V}O_2max$の中等度運動では安静時RPFの73.5％に，GFRは88.4％に低下することがわかる．つまり，運動負荷時には生体内のほとんどの臓器の負担が強いられ，障害を有する臓器は増悪する可能性があり，運動遂行に直接かかわる臓器・器官の機能低下は運動パフォーマンスの低下となって現れる．したがって，病気の治療手段として運動療法を選択する場合には，対象者の体力レベル（$\dot{V}O_2max$）や重篤度および合併症の有無などを考慮して処方されなければならないことになる．

2 運動負荷時の呼吸および代謝応答

負荷強度漸増に伴い$\dot{V}E$や$\dot{V}O_2$も増加するが，際限なく増加するわけではない．あるレベルの強度以上になると，$\dot{V}O_2$の増加は僅少，平坦（プラトー）化を経て逆に減少（leveling off）経過をたどる．この一連の$\dot{V}O_2$変化における最高値を最大酸素摂取量（$\dot{V}O_2max$）とよび，もっとも信憑性の高い全身持久性能力（体力）指標で，運動の処方には欠かせない指標である．しかし，スポーツ選手ならともかく病人，虚弱者および高齢者を対象に$\dot{V}O_2$のleveling offが出現するまで運動を負荷することは危険であ

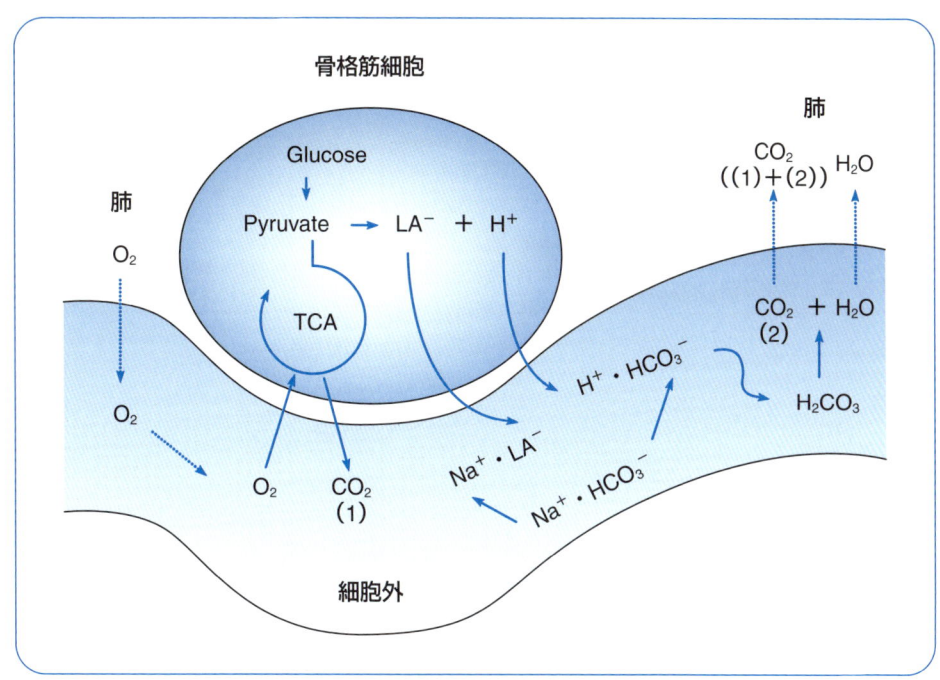

図 1-9 二酸化炭素（CO_2）排泄亢進の機序

り，現実には種々の簡便法や最大下運動負荷（submaximal exercise）による推定法で得られた$\dot{V}O_2$max が用いられている．

漸増負荷運動時にはあるレベルまでは図 1-8 に示したように$\dot{V}O_2$と$\dot{V}CO_2$は直線的に増加するが，それを越えると$\dot{V}CO_2$および$\dot{V}E$が上昇し，動脈血 pH や HCO_3^- 濃度は低下し始める．この現象は，負荷強度の増加に伴い乳酸（LA）生成が過剰となり，それが血中に拡散し $Na^+ \cdot HCO_3^-$ によって緩衝され，乳酸（$LA^- \cdot H^+$）由来の H^+ は弱酸である H_2CO_3 を経て CO_2 と H_2O となり肺から体外に排泄され（図 1-9），さらに，H^+ の上昇による呼吸中枢刺激を介して換気亢進（$\dot{V}E$ の上昇）がもたらされたと解釈されている．しかし，乳酸が生成されず，$[H^+]$ の上昇が認められない MacArdol 患者でも漸増運動時に換気が亢進することから，この解釈には異論もある．

いずれにしても，呼吸によるエネルギー産生に解糖系供給機構が関与し始める時点（anaerobic threshold：AT）から乳酸の産生が増加し，血中乳酸濃度が急激に増加（lactate threshold：LT）し，$\dot{V}O_2$と$\dot{V}CO_2$の直線関係が崩れ$\dot{V}CO_2$が急激に上昇する点を換気性閾値（ventilation threshold：VT）とよび，病人，虚弱者および高齢者の体力指標として用いられている．

③ 運動負荷時の心拍数（HR）および血圧応答

運動負荷時にはエネルギー需要量（運動強度）に応じて HR や血圧が上昇する．健康成人男性 9 名（37.6±6.6 歳）を対象に，自転車エルゴメーターを用いた負荷漸増運動時の$\dot{V}O_2$, HR, 収縮期血圧（SBP）および心筋仕事量（DP＝SBP×HR）の変化を観察し，図 1-10 に示した．また，図 1-11 には，漸増負荷運動時の$\dot{V}O_2$（有酸素的

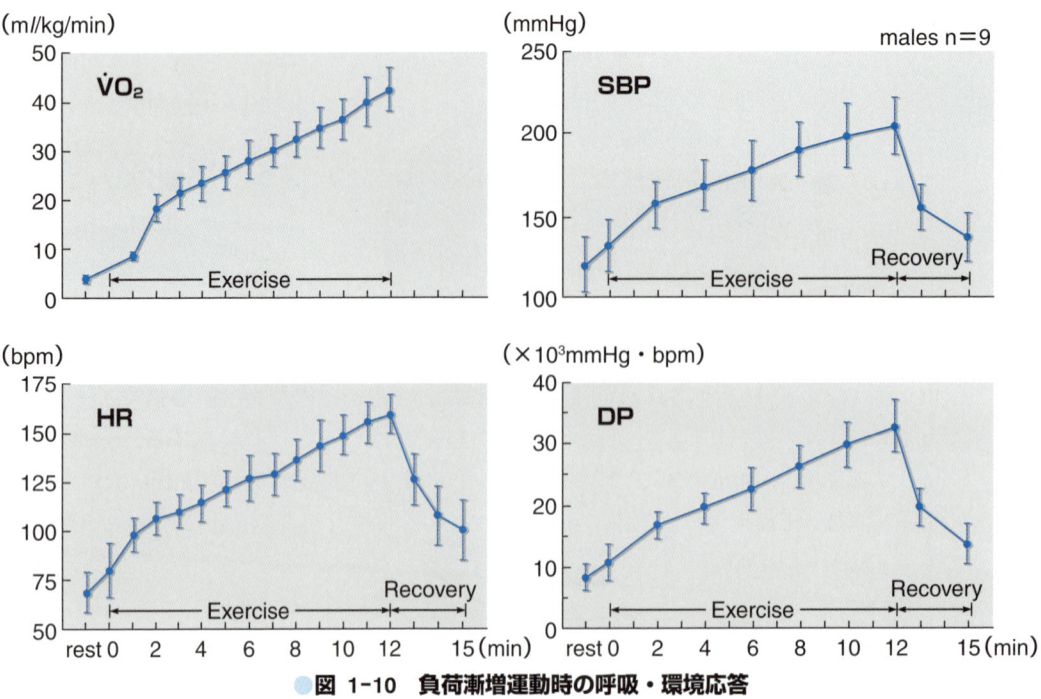

● 図 1-10　負荷漸増運動時の呼吸・環境応答

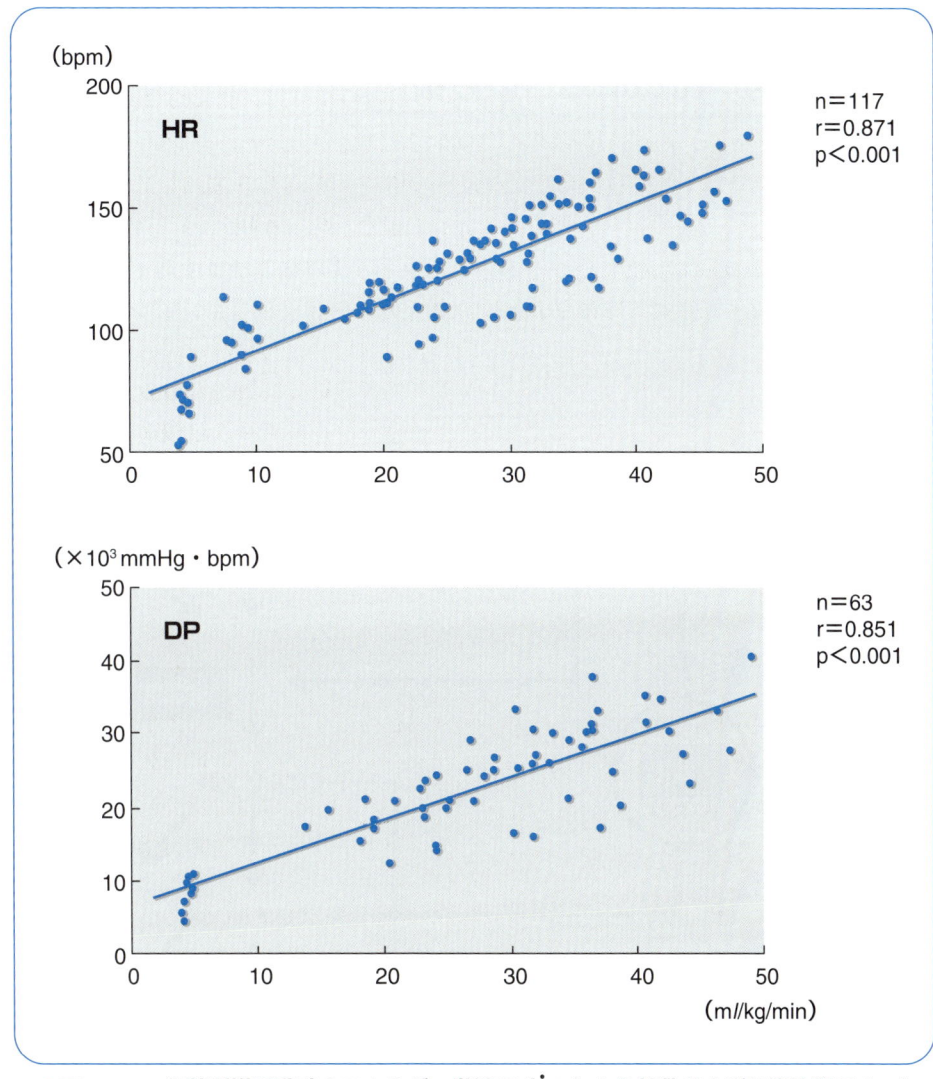

● 図 1-11　負荷漸増運動時のエネルギー供給量（$\dot{V}O_2$）と心拍数および心筋仕事量（DP）との関連

エネルギー供給量）変化とHRおよび心筋仕事量との関連を示した．HRやDPなど循環機能指標は運動時のエネルギー供給量と高い関連性のあることがわかる．なお，$\dot{V}O_2$のみならず漸増負荷運動時のHRや血圧増加にも上限があり，心拍数の最高値（HRmax）は年齢に影響され，おおむね220－年齢（拍/分）に一致する．健康人のSBPの最高値（SBPmax）は，図1-10にみられるようにほぼ200 mmHg程度であるが，拡張期血圧（DBP）は一定の変化を示さない．

3. 筋肉・脂肪組織への影響

1 筋肉組織への影響

運動トレーニングに対する適応の結果として骨格筋には生理学的，生化学的な変化が生じる．一般に，トレーニングの効果は，日常発揮している身体活動レベルを越え

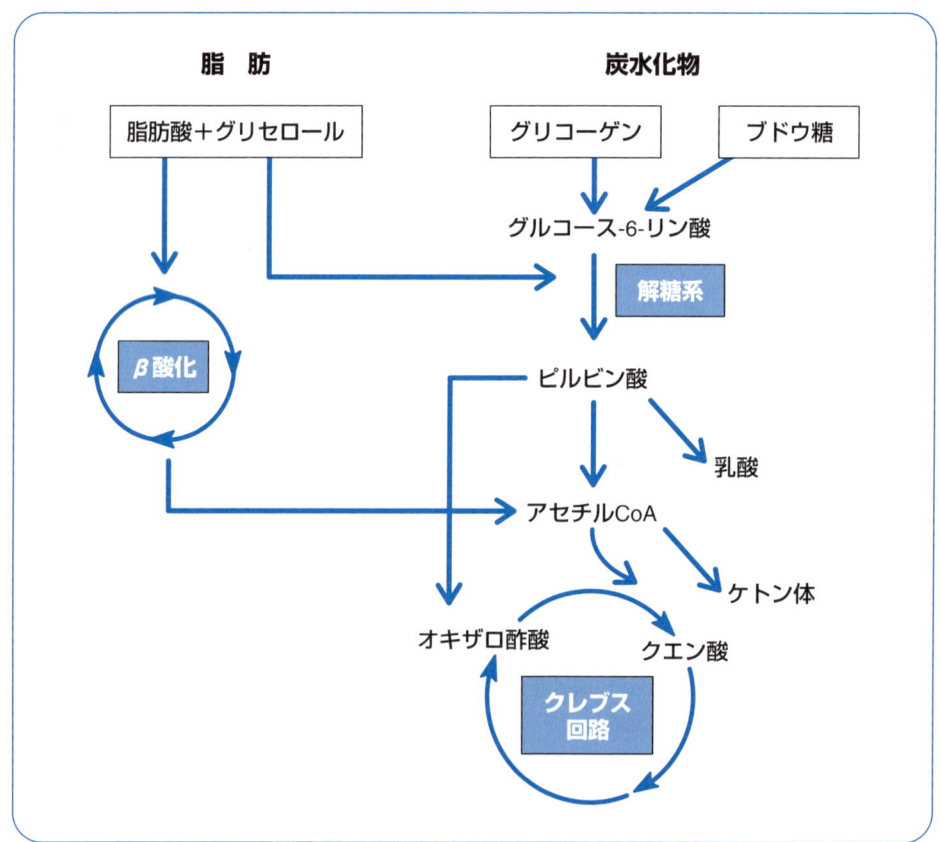

●図 1-12　エネルギー源としての糖・脂質の代謝過程

糖質は無酸素的にも有酸素的にも代謝される．無酸素的な代謝を受ける場合，解糖系においてピルビン酸まで分解されたのち乳酸を生成する．この過程ではブドウ糖 1 分子当たり 2 分子の ATP を生じる．有酸素的に代謝される場合，ピルビン酸はアセチル CoA に変換されたのちクレブス回路に組み込まれ完全に酸化される．有酸素的代謝では最終的にブドウ糖 1 分子当たり 36 分子の ATP を生じる．脂肪は脂肪酸とグリセロールとに加水分解され，前者はβ酸化を経てクレブス回路に，後者はグリセルアルデヒド 3 リン酸に代謝され解糖系に入る．脂肪酸は無酸素的には代謝されない．18 炭素脂肪酸からなるトリグリセリド 1 分子が完全に酸化される場合，計 460 分子の ATP を生じる．一般に単位時間当たりの ATP 産生速度は脂質より糖質のほうが速い．

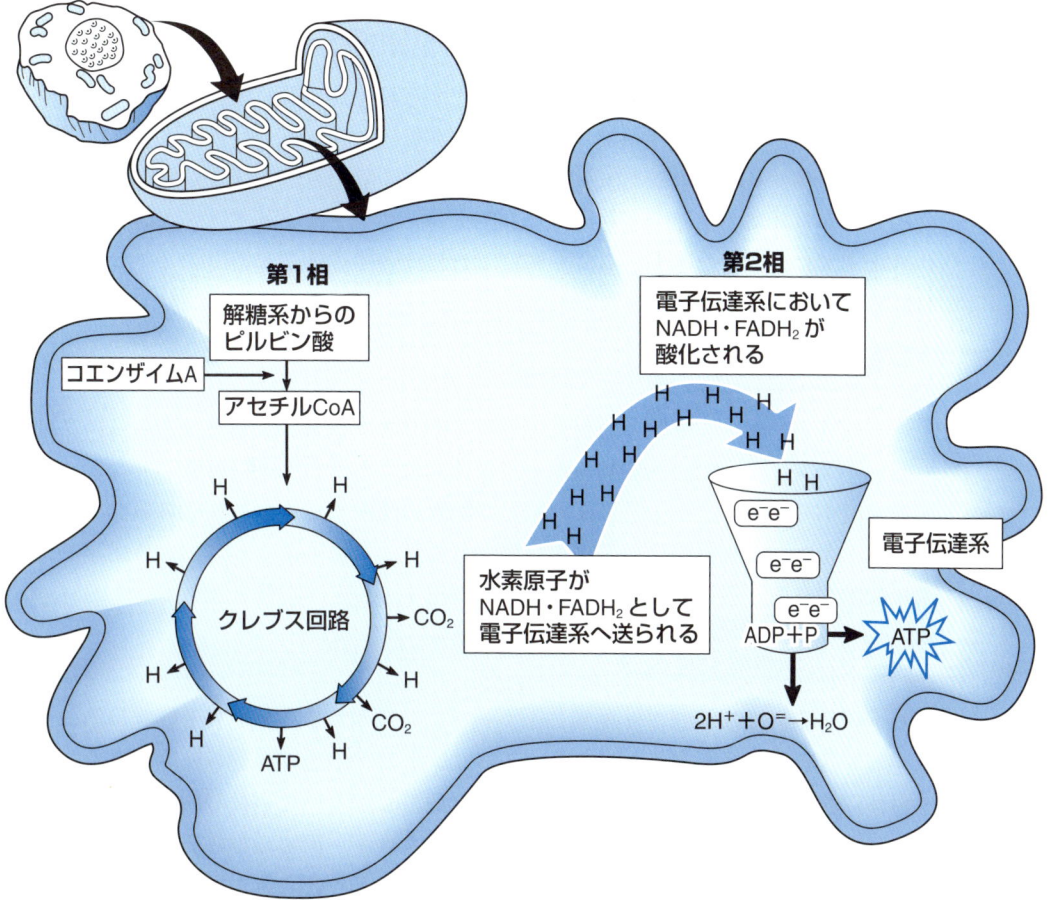

● 図 1-13 ミトコンドリアにおけるクレブス回路と電子伝達系の関係[1]

第1相：解糖系からのピルビン酸や脂肪酸β酸化を経てアセチルCoAが生成され，クレブス回路で代謝を受け水素原子が生成される．

第2相：水素原子は還元型補酵素（NADH・FADH$_2$）として電子伝達系に運ばれ酸化される．このとき生じるエネルギーがATPの再合成（ADP＋P→ATP）に利用される．1分子のアセチルCoAから12分子のATPが生成される（クレブス回路にてGTPから生成する1分子を含む）．

る運動負荷をかけることによって効率よく発現させることができる（過負荷の原則）．持久運動トレーニング（運動強度：50〜80％$\dot{V}O_2$max）を行うともっぱら持久運動能力が向上し，レジスタンストレーニングを行うともっぱら筋力や筋持久力が向上する．逆に，持久運動トレーニングに筋力の向上を期待したり，レジスタンストレーニングに持久運動能力の向上を期待することは困難であり，それぞれの目的に応じた適切なプログラムが必要である．

通常の運動では筋収縮の糖や脂肪がエネルギー源として使用される（**図 1-12**）．持久運動トレーニングを行った骨格筋では，糖や脂質の酸化能力（有酸素的にATPを産生する能力）が亢進して，持久運動の施行により適した状態に変化する．この反応は以下に述べるメカニズムの総合的な効果と考えられる．

1. ミトコンドリアの大きさと密度の増加，酸化系酵素活性の増大

　ミトコンドリアは骨格筋細胞のなかに存在する細胞内小器官で，クレブス回路や電子伝達系が存在する（**図1-13**)[1]．持久運動トレーニングを受けたミトコンドリアでは，コハク酸脱水素酵素やクエン酸合成酵素などの酸化系酵素活性が亢進し，ATP生産能力が顕著に増大する．さらに持久運動トレーニングによって，ミトコンドリア自体のサイズが大きくなるとともに，密度（骨格筋の単位体積当たりのミトコンドリア数）も増加する．

2. 毛細血管密度の増加

　毛細血管の分布は筋細胞と血液との物質のやりとりにおいて重要である．持久運動トレーニングによって，筋線維当たりや単位面積当たりの毛細血管数，すなわち毛細血管密度が増大する．その結果筋細胞との物質の交換にあずかる血管の表面積が大きくなるとともに，物質の拡散距離が短縮される．このことによって，より効率的に酸素や栄養素を取り込むとともに，老廃物を排出することが可能となる．

3. タイプ1筋線維の肥大

　ヒトの筋線維は基本的に3種類のグループに分類される．タイプ1線維は筋のミオグロビン含有量が多く赤色を呈する．ミトコンドリアや毛細血管の密度が高く，筋線維自体の酸化能が高い．収縮速度は遅いが，疲労しにくいため長時間の反復運動に適する．タイプ1線維はグリコーゲン蓄積量は少ないが，糖輸送担体（GLUT4）が多く細胞外から糖を取り込む活性は高い．トリグリセリドの含有量も多い．

　タイプ2b線維はミオグロビン含有量が少なく白色を呈する．ミトコンドリア密度や毛細血管密度が低く酸化能は低い．筋線維内のトリグリセリドも少ない．しかし，グリコーゲンを多く含むとともに解糖系の酵素活性が高く，無酸素的なATP産生能力が高い．迅速で大きな筋力が必要な動作に適している反面，疲労しやすい性質をもつ．糖輸送担体（GLUT4）の含有量は少ない．タイプ2aはタイプ1とタイプ2bの中間的性質をもつ．

　タイプ1線維を多く含む筋肉はその色調から赤筋とよばれ，姿勢保持筋（下肢筋，とくにヒラメ筋）など長時間連続して作用する筋に多い．タイプ2bを多く含む筋は白筋とよばれ，手掌に分布する筋や眼筋など早い動きを必要とする筋に多い．

　持久運動トレーニングを行った骨格筋ではタイプ1線維が選択的に肥大する．タイプ2線維の肥大はほとんど生じない．タイプ2bからより酸化能の高いタイプ2aへの転換が報告されているが，トレーニング効果発現における線維組成の変化の意義は小さいと考えられている．先に述べたミトコンドリアや酸化系酵素活性，毛細血管数の変化は筋線維のタイプを問わず生じるので，筋線維全体として基質酸化能が向上する．

4. 筋肉内のエネルギー貯蔵の増加

　持久運動トレーニングによって，骨格筋細胞内のグリコーゲンやトリグリセリドの

安静時貯蔵量が増加する．一般に，筋グリコーゲンが枯渇すると運動の続行が困難になり，運動開始前の筋グリコーゲン含有量が多いと持久運動パフォーマンスが向上する．したがって，競技成績という観点からは競技開始前のグリコーゲン含有量を高く保つことが重要とされる．実際，運動トレーニングによってグリコーゲンをいったん枯渇させた後に糖質を多く含んだ食事を十分にとることにより，前値の2〜3倍以上にグリコーゲンを再蓄積させることが可能である（超回復：supercompensation)[2]．supercompensation はマラソンや距離スキーなど持久運動レースにおける競技成績向上のためにしばしば利用されている．

　筋細胞内のトリグリセリドは，血漿由来の遊離脂肪酸と同様に，持久運動中のエネルギー源として重要である（図1-20参照）．筋細胞内のトリグリセリドは酸化能の高いタイプ1線維に多く含まれる．運動の持続時間が増加するにつれて脂肪酸化によるATPの再合成の割合が増し，最終的には総エネルギーの大半が脂肪から供給される．また持久運動トレーニングとともに，同じ運動強度でエネルギーを脂質に依存する割合が高くなる．

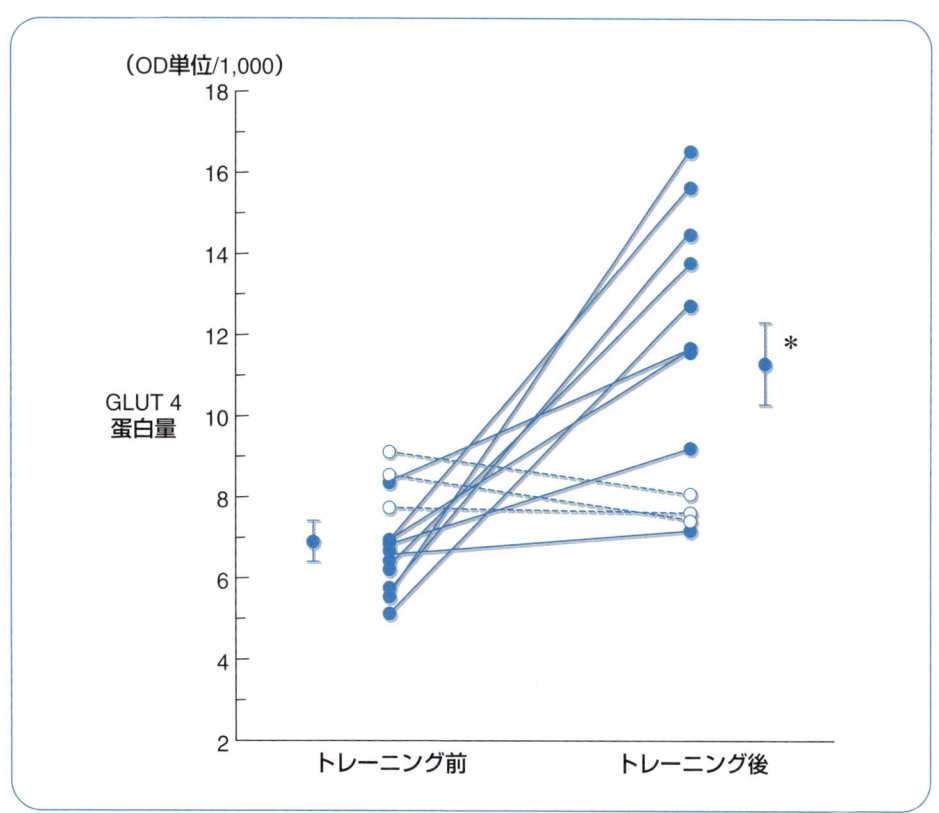

● 図 1-14　持久運動トレーニングによる骨格筋糖輸送担体の増加[4]
　耐糖能障害（IGT）の被験者に持久運動トレーニングを12週間行い，その前後で下肢筋（外側広筋）を生検し，イムノブロット法で骨格筋中の糖輸送担体（GLUT4）を定量した．12名中9名でGLUT4の増加が認められ，平均増加率は60%であった．
　*$p<0.02$

5. 運動トレーニングによる糖輸送担体の増加

　持久運動トレーニングに伴って骨格筋の糖輸送担体（GLUT4）が増加するとともに，インスリンや運動に反応してトランスロケーションするGLUT4が増加する（1章第1項参照）．このことによって骨格筋にブドウ糖を取り込む能力が増強される．横断的研究によれば，持久運動競技選手の骨格筋GLUT4の発現は同年齢の非鍛錬者よりも亢進している[3]．また持久運動トレーニングによって，健常者や耐糖能異常者で骨格筋GLUT4蛋白量が20〜80％増加することが報告されている（図1-14）[4]．GLUT4の発現増加は，運動がインスリン感受性や耐糖能を改善させる一つの要因と考えられている（1章1項参照）．

　レジスタンストレーニングでは，とくにタイプ2線維が肥大するとともに，解糖系の酵素活性が亢進し無酸素的にATPを産生する能力が向上する．この結果，筋の最大出力の増加や短時間・高強度運動パフォーマンスの増加，高強度運動を持続する持久力の増加などをきたす．しかし，持久運動能力の向上や糖輸送担体の増加の目的のためには持久運動トレーニングが必要である．レジスタンストレーニングによって筋が肥大する一方で，それにみあったミトコンドリア数の増加がないため，ミトコンドリアの密度は減少することになる．また，単位筋重量当たりの酸化系酵素活性や毛細血管密度も低下する．したがって，持久運動能力の向上の目的のためには持久運動トレーニングを併せて行うことが必要である．

2 脂肪組織への影響

1. 運動による体脂肪の減少

　運動トレーニングによってカロリーのマイナスバランスが保たれる場合，体脂肪量が減少するとともに体重が減少する．効率的な体脂肪の減少という観点からは，運動療法単独よりもダイエットと運動を組み合わせた減量プログラムのほうが有効と考えられている．

　脂肪細胞はその組成体積の95％以上がトリグリセリドからなる．持久運動に反応して，蓄えられたトリグリセリドが加水分解され遊離脂肪酸とグリセロールに分解される（図1-15）[5]．この反応は脂肪細胞中のホルモン感受性リパーゼによって制御されている．ヒトの運動において，脂肪分解の制御にもっとも重要なホルモンはカテコールアミンとインスリンである．カテコールアミンは運動によって血中濃度が上昇し，インスリンは血中濃度が減少する．これらの変化はいずれもホルモン感受性リパーゼを活性化し脂肪分解を促進させる．

　主な体内の脂質の貯蔵はトリグリセリドであり，その大半が白色脂肪組織に局在している．低〜中等強度の持久運動時に酸化される遊離脂肪酸は，そのほとんどが末梢の白色脂肪組織と筋細胞内に蓄えられたトリグリセリドから供給される（図1-20参照）．とくに低強度の持久運動では，白色脂肪組織から循環血液中に遊離された脂肪酸が主要なエネルギー源となる．通常の状態では血漿中のリポ蛋白から脂肪酸が供給さ

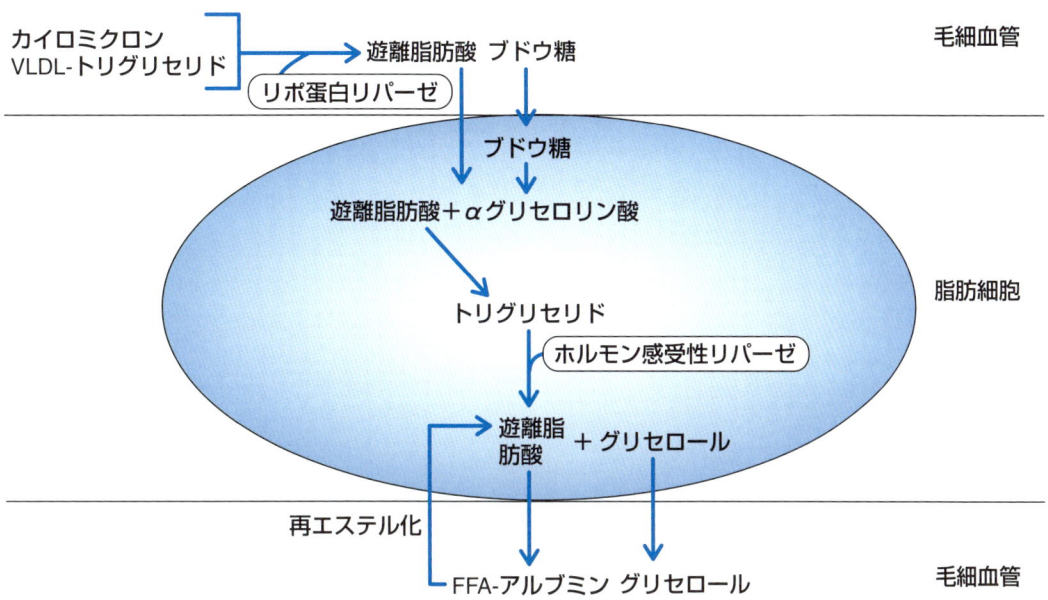

●図 1-15　脂肪細胞におけるトリグリセリド合成と分解の主要経路[5]

脂肪細胞への脂肪酸供給の大半は血漿中のリポ蛋白に由来する．リポ蛋白リパーゼは毛細血管の内皮に存在し，血漿中のカイロミクロンやVLDLを加水分解して脂肪酸を生成する．インスリンは強力な脂肪合成促進ホルモンで，リポ蛋白リパーゼの活性化とともに脂肪細胞の糖取り込みを亢進させる．一方，脂肪細胞内に蓄積されているトリグリセリドの分解は，主にホルモン感受性リパーゼによって調節される．ホルモン感受性リパーゼはカテコールアミン（ノルエピネフリン，エピネフリン）やグルカゴンなどによって活性化され，トリグリセリドを遊離脂肪酸とグリセロールとに加水分解する．インスリンは脂肪分解を阻害する方向に作用する．運動時はインスリン濃度が減少するとともにカテコールアミンやグルカゴン濃度が上昇して脂肪分解が促進される．

れることはあまりない．VLDL (very low density lipoprotein) はリポ蛋白リパーゼによる分解を受けて遊離脂肪酸の供給源となりうるが，通常の持久運動中のエネルギー源としての意義は少ない．

2．運動と脂肪細胞の縮小

脂肪細胞の大きさはそのなかに含まれるトリグリセリドの貯蔵量によって規定される．成人では体脂肪量が減少しても脂肪細胞の数自体はほとんど変化しない．したがって，体脂肪量は脂肪細胞の大きさ，つまり一個一個の細胞に貯蔵された脂肪の量によって調節される（図 1-16）[6]．運動トレーニングによって脂肪細胞のサイズが小さくなるが，ダイエットによっても同様の変化が認められるため，脂肪細胞の縮小効果にはエネルギーのマイナスバランスが重要な要素と考えられている．

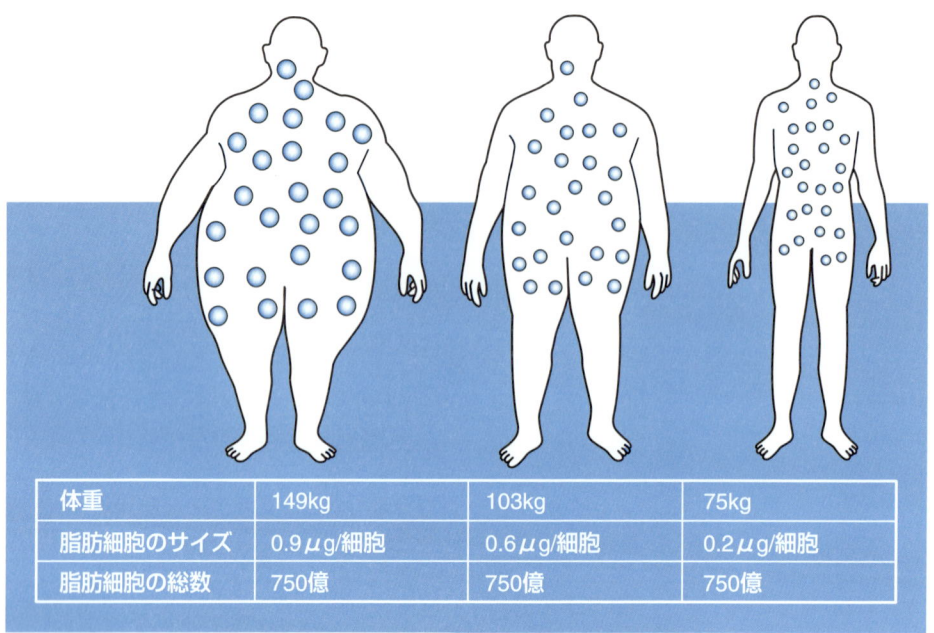

●図 1-16　肥満患者の減量による体脂肪の変化[6]

成人では体重の増減にかかわらず脂肪細胞の総数は一定である．肥満者が減量を行うと，脂肪細胞に含まれる脂肪量が減少することによって体脂肪が減少する．

3．運動と内臓脂肪の減少

　脂肪分解の受けやすさはその脂肪組織がどこに分布するかによってある程度決定される．一般的に，腹部の脂肪細胞，とりわけ内臓周囲の脂肪組織は，臀部や大腿部の脂肪組織に比してカテコールアミンの脂肪分解作用を受けやすいと考えられている．さらに，脂肪細胞のカテコールアミン反応性は，運動中のみならず運動終了後も亢進し，脂肪分解を起こしやすい状態が続く．

　上半身肥満あるいは内臓脂肪肥満は，それ以外の肥満に比べて多くの心血管系危険因子（高脂血症，高血圧症，耐糖能障害，インスリン抵抗性）と深く関連しており，心血管系疾患による死亡率も増加することが明らかになっている．欧米人を対象とした疫学調査では，持久運動能力が高い人ほどウエストヒップ比が小さいことが報告されている[7]．また日ごろの運動量が少ない人ほど上半身肥満の割合が高くなっている[7,8]．このように，近年，運動習慣と内臓脂肪の減少との関連を示唆する成績が多数報告されるようになった．しかし，運動トレーニングによって効果的に内臓脂肪を減少させることが可能かについて結論を出すには，さらに今後の研究成果（無作為割付試験）が必要である[9]．

4．内分泌・代謝への影響

1 糖代謝の観点から

　運動は2型糖尿病患者の血糖コントロールに有用であるのみならず，2型糖尿病の発病を抑制する[1]．実際，活動的な生活習慣を維持している人は，活動的でない人に比べてインスリン感受性が高い．加齢に伴い耐糖能は低下するが，活発な運動トレーニングを定期的に行っている人は同年齢で体重が同じ人に比べ耐糖能は良好である．

　運動時に収縮した筋（運動筋）では，糖の取り込みが活性化されるとともに，エネルギー状態に応じてATP再合成やグリコーゲン合成などの糖利用が促進される．運動筋への糖取り込みには，「インスリン非依存性糖輸送」と，「インスリン感受性の亢進」を介する異なった2つのメカニズムが存在する（1章1項参照）．

　健常者では，血液中から運動筋への糖取り込みが増加しても血糖値が大きく低下することはない．これは運動中インスリン分泌が抑制されるとともにインスリン拮抗ホルモンが分泌され，肝臓からの糖放出が増加することによる．しかし，2型糖尿病患者では運動に伴う肝臓からの糖放出反応が減弱しており[2]，結果的に運動筋に取り込まれるブドウ糖の量のほうが多くなり，血糖値が低下する（**図1-17**）[3]．また，インスリン注射やインスリン分泌促進薬の服用によって運動中の血中インスリン濃度が保たれる場合には，運動の血糖降下作用が増強される．

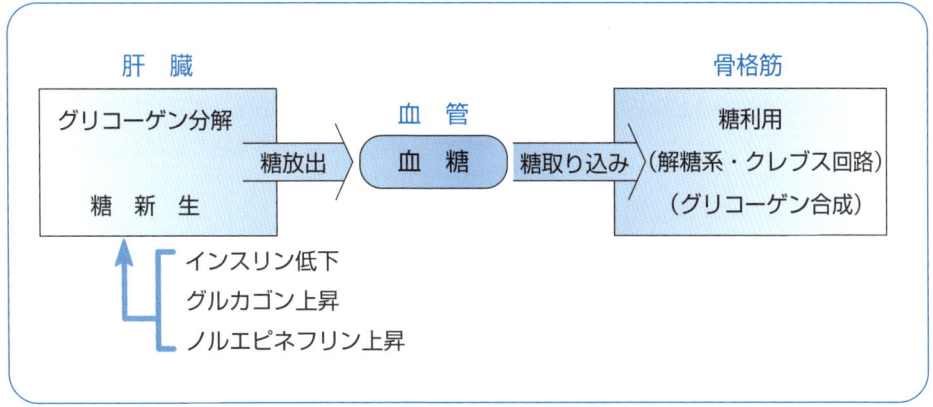

●**図1-17　運動に伴う血糖値の制御**[3]
　運動時は，ブドウ糖が運動筋へ取り込まれる一方，血中インスリン低下やインスリン拮抗ホルモンの上昇に反応して，肝臓から糖が放出される．健常人では筋での取り込み量と肝での放出量が等しいため，運動中も血糖値は正常範囲に安定している．2型糖尿病患者では，健常人と同様に骨格筋に糖が取り込まれるが，肝臓からの糖放出がそれに見合うだけ亢進しないため血糖値が低下する．経口血糖降下薬服用やインスリン注射を行うと，運動の効果とインスリン作用（肝糖放出抑制・筋糖取り込み亢進）が加算されて血糖値がさらに低下する．

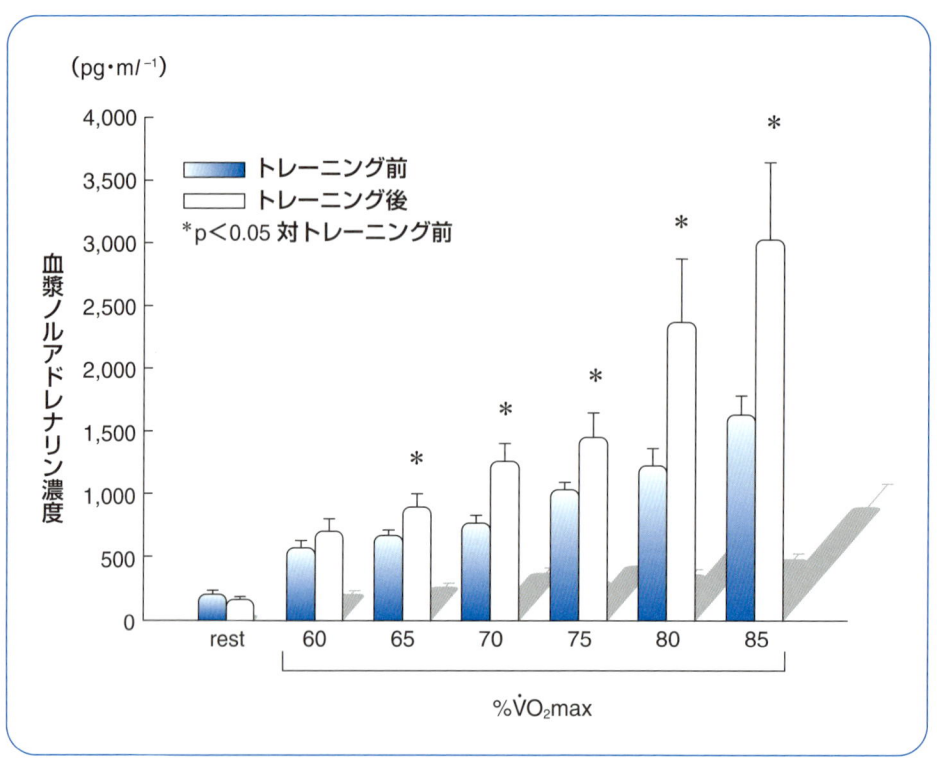

● **図 1-18　運動による血中ノルアドレナリン上昇と運動トレーニングの影響**[4]

　9名の健常人を対象に，60〜85%$\dot{V}O_2max$ の運動強度で15分間トレッドミル運動を行った後に，血漿ノルアドレナリンを測定した．トレーニングはランニングと自転車エルゴメーターにて10週間行い，トレーニング前に比して$\dot{V}O_2max$で平均20%（前値 39.2±7.7 ml/kg/分，トレーニング後 46.9±8.1 ml/kg/分）の向上をみた．

　トレーニング前・後ともに，運動強度（%$\dot{V}O_2max$）に比例して血漿ノルアドレナリン濃度が増加したが，同じ%$\dot{V}O_2max$ではトレーニング前に比しトレーニング後のノルアドレナリンの上昇が顕著となった．図には示されていないが，同じ絶対強度の運動負荷に対しては，トレーニング前に比しトレーニング後，ノルアドレナリンの上昇度，心拍数ともに有意の低下を認めた．

　インスリン拮抗ホルモンには，カテコールアミン（アドレナリン・ノルアドレナリン），グルカゴン，コルチゾール，成長ホルモンなどがある．これらの過度の分泌は，肝臓における糖産生亢進，末梢組織でのインスリン抵抗性の増悪，インスリン分泌の抑制などを介して，血糖コントロールを悪化させる可能性がある．拮抗ホルモンの血中濃度は，運動強度や運動時間と相関して増加し，とくに運動強度が嫌気性閾値（anaerobic threshold：AT）あるいは乳酸閾値（lactic threshold：LT）を越える場合（おおよそ 60%$\dot{V}O_2max$ 以上）で顕著となる（**図 1-18**）[4]．

　運動トレーニングを行っていると，同じ絶対強度の運動に対する拮抗ホルモンの分泌が緩和される．しかし，運動の相対強度（%$\dot{V}O_2max$）を一定にして（たとえば，運動中の心拍数を一定に決めて）長期に運動療法を行う場合，トレーニング効果によってその%$\dot{V}O_2max$に対応した絶対強度がしだいに高くなる．この場合，絶対強度の上昇

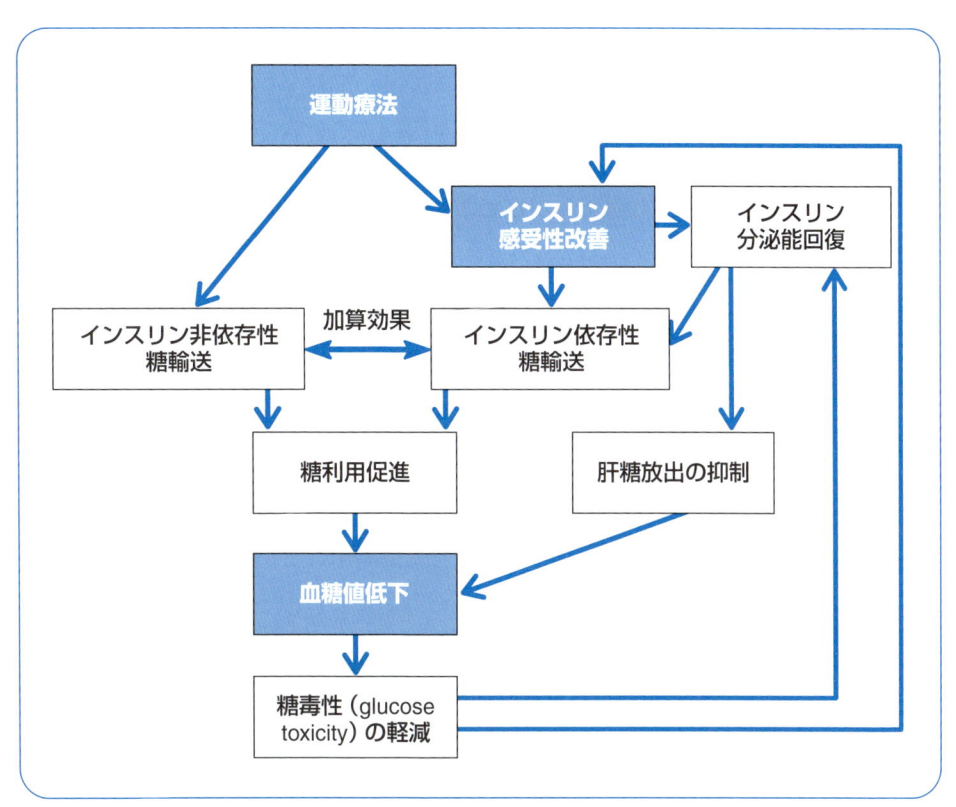

● **図 1-19 運動による骨格筋糖代謝の活性化と血糖コントロールの改善**（文献3）より改変）

運動時に用いた筋（運動筋）において，インスリン非依存性糖輸送が促進されるとともに，インスリン感受性が亢進してインスリン依存性糖輸送が促進される．血糖値低下に伴う，糖毒性（glucose toxicity）の軽減によって，骨格筋ではインスリン感受性のさらなる改善，膵ランゲルハンス島β細胞ではインスリン分泌能の回復が期待できる．また，インスリン抵抗性の改善はβ細胞への負担軽減あるいは疲弊軽減の意義を有し，このことによってもインスリン分泌が改善しうる．

に伴って，運動中過度の拮抗ホルモン分泌をきたしていることがあり（図 1-18）[4]，自覚症状の有無にかかわらず注意が必要である．

運動による血糖コントロールの改善においては運動筋がその主役を演じる．運動が直接に膵β細胞に働きかけて糖尿病患者のインスリン分泌を改善する作用はない．しかし，インスリン抵抗性改善によるβ細胞の負担軽減，血糖値の低下によるβ細胞への糖毒性の軽減によって，代謝異常や細胞疲弊が是正され，運動療法によってインスリン分泌機能が二次的に回復する可能性がある（**図 1-19**）[3]．

運動による糖代謝の改善は，運動終了後も 2～3 日持続しうる．しかしその効果は，行った運動の運動強度や運動時間，運動後の休息や食事内容によって影響を受けるので，個人のなかでも必ずしも一定しない．したがって，運動療法の効果を安定して享受するためには，運動を日常生活のなかに組み入れ，できれば毎日一定のプログラムを行うことが望ましい．

2 脂質代謝の観点から

運動時の骨格筋のエネルギー源として，ブドウ糖と並んでトリグリセリドは重要である．運動に伴うカテコールアミン血中濃度の上昇やインスリンの減少などに反応して，脂肪組織からの脂肪分解が亢進し，遊離脂肪酸の放出が亢進する．遊離脂肪酸は

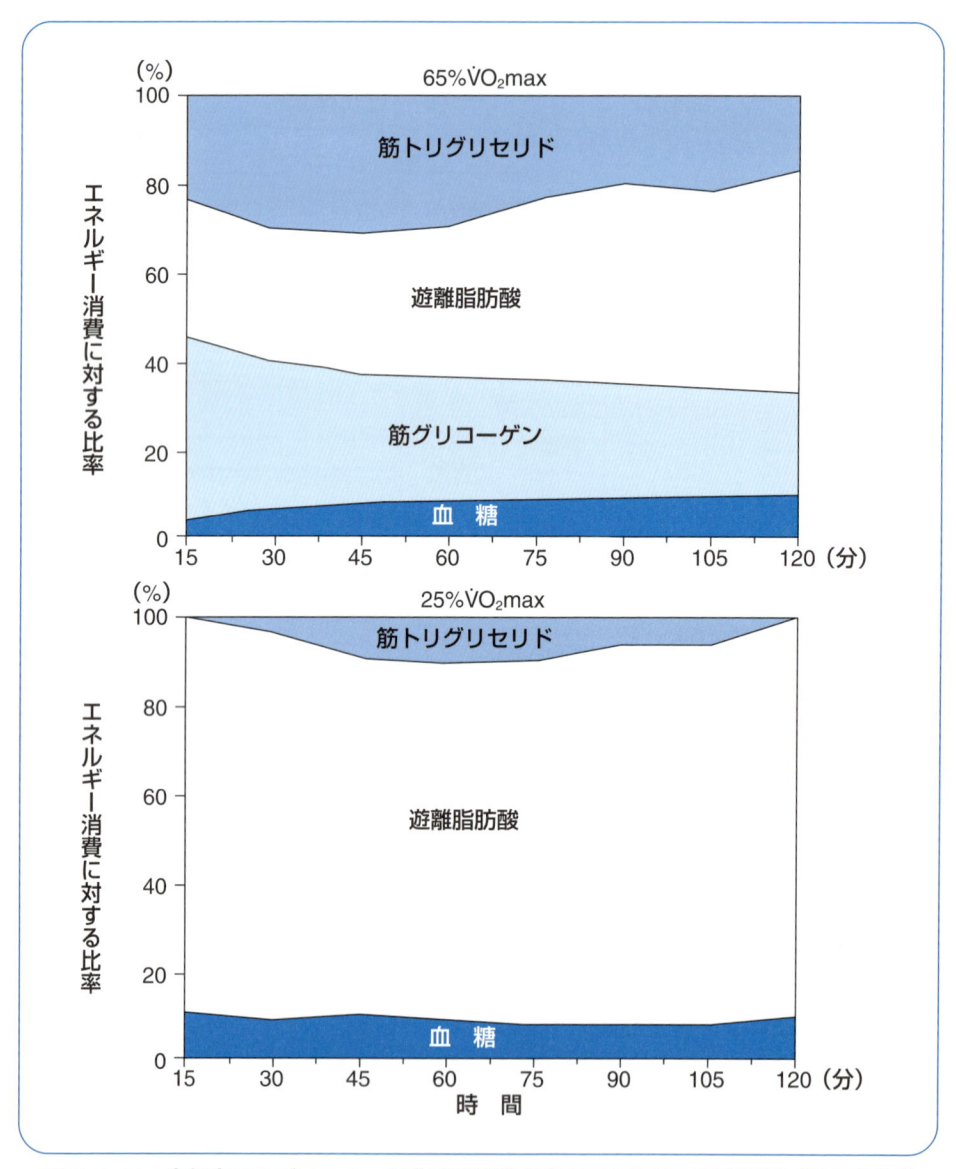

● 図 1-20 自転車エルゴメーター運動時の運動強度とエネルギー源の関係（持久運動鍛錬者）[5]

25%$\dot{V}O_2$max の低強度での運動では，運動中のエネルギー源の 90％が脂肪（血液中の遊離脂肪酸と筋肉内のトリグリセリド）で賄われる．65%$\dot{V}O_2$max の中等強度運動では，筋グリコーゲンが消費されるようになり，脂肪の比率は約 60％程度に低下する．また，脂肪利用のうち，筋肉のトリグリセリドの比率が増加する．

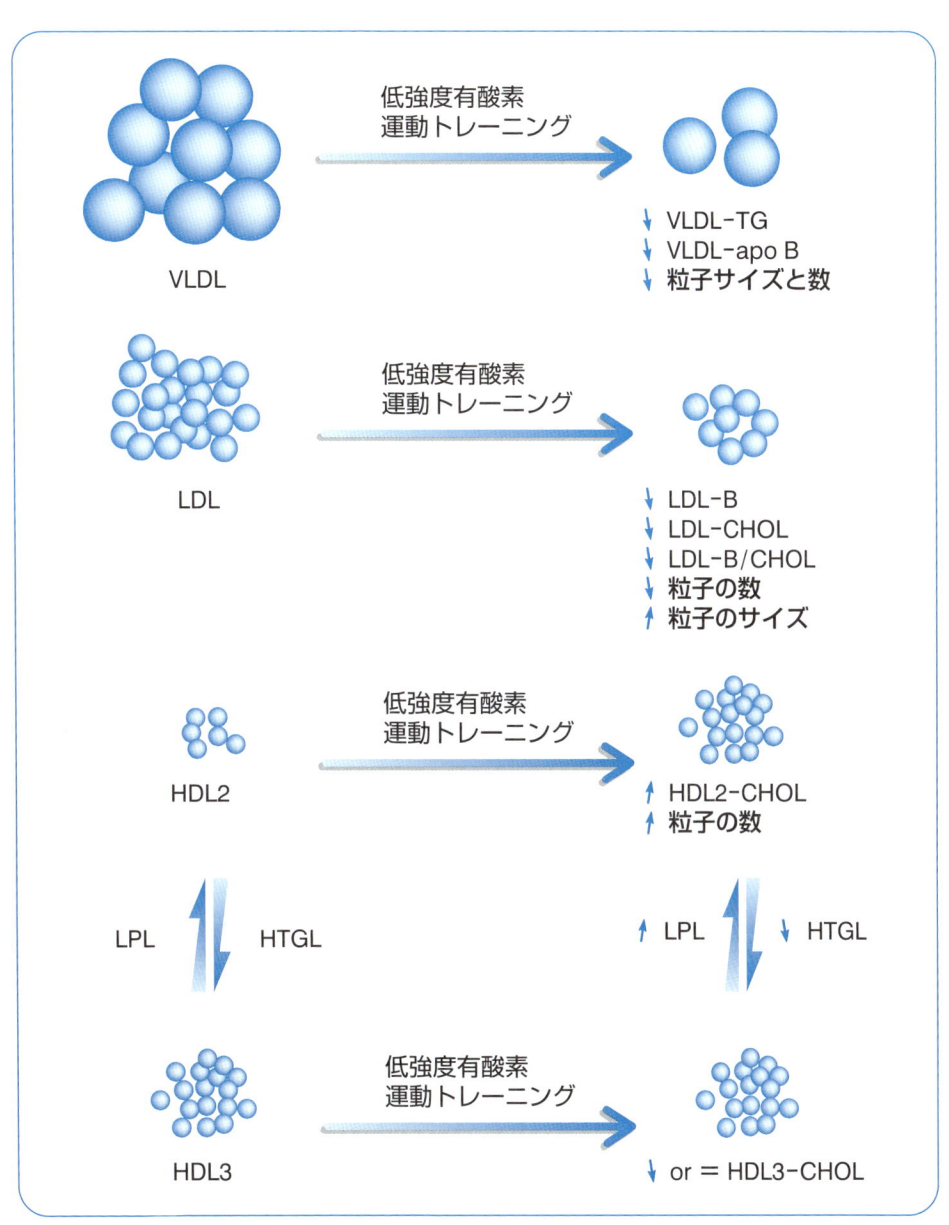

●図 1-21 持久運動トレーニングによるリポ蛋白の変化[6]

　内臓肥満や 2 型糖尿病の血液脂質プロフィールは，高中性脂肪（TG）と低 HDL（high density lipoprotein）コレステロールが特徴的であり，しばしば高 LDL（low density lipoprotein）コレステロール血症も合併する．運動は LPL（lipoprotein lipase）の活性化を介して VLDL（very low density lipoprotein）の異化を亢進しトリグリセリドを減少させるとともに，HDL を増加させる．抗動脈硬化性の高い HDL2 は，LPL 活性や HTGL（hepatic triglyceride lipase）活性抑制との相関が認められる．図には示されていないが，HDL3 から HDL2 の生成には運動による LCAT（lecithin cholesterol acyltransferase）の活性化の関与が示唆される．また，運動による血中 LDL 濃度の低下は顕著ではないが，動脈硬化誘導性の低い LDL 粒子への「質」の向上が期待される．

LDL-B/CHOL：LDL-アポ B 蛋白対 LDL コレステロール比

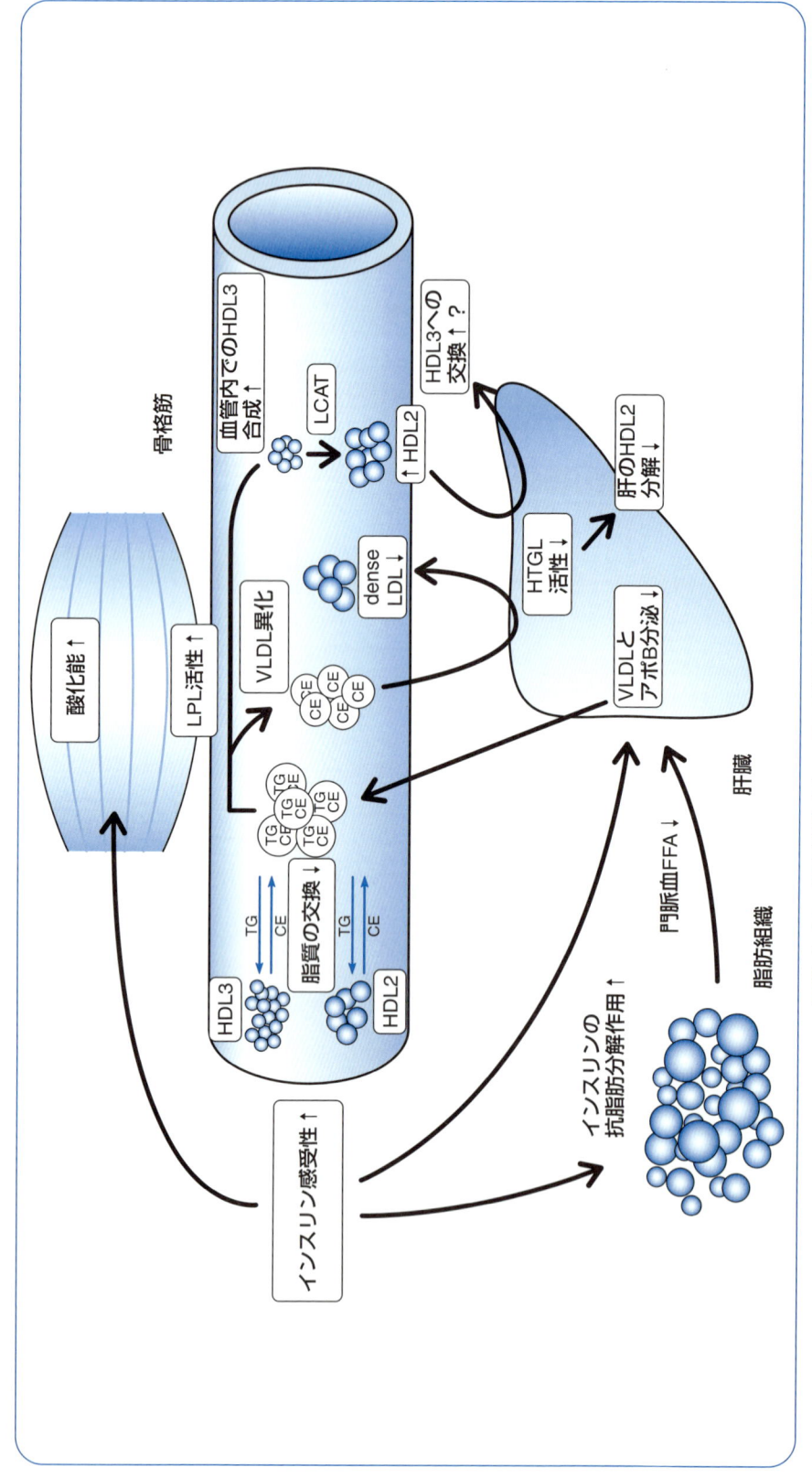

● 図 1-22 **持久運動トレーニングによる脂質代謝の改善**[7]

血清脂質の改善は運動トレーニングによる脂質酸化能力（有酸素運動能力）の向上よりも，その期間に行った総運動量との相関が強いので，低～中等強度の有酸素運動を長く行うことが推奨される．有酸素運動によって，脂肪細胞由来の遊離脂肪酸や筋肉内のトリグリセリドが消費されるのみならず，骨格筋，脂肪組織，肝臓におけるインスリン作用の増強がインスリン作用の改善が脂質代謝の改善に寄与する可能性が示唆される．

濃度依存性に骨格筋に取り込まれ，β酸化過程，クレブス回路を経てATP再合成に利用される．

トリグリセリドは骨格筋内にも存在し，中等強度（65％$\dot{V}O_2$max程度）の持久運動では，筋内のトリグリセリドが筋グリコーゲンと並んで重要なエネルギー供給源となる（図1-20）[5]．運動強度が高くなるに応じて，エネルギー源の糖質利用率が高くなるとともに脂肪利用率が低下するので，体脂肪の減少などの脂肪代謝活性化を目的とする場合には，軽～中等強度の有酸素運動が推奨される．

運動トレーニングは糖尿病や肥満患者の血液中のリポ蛋白プロフィールを改善する（図1-21，図1-22）[6,7]．2型糖尿病や内臓肥満などインスリン抵抗性を有する患者では，高トリグリセリド血症，低HDL（high density lipoprotein）コレステロール血症を呈するとともに，しばしば動脈硬化促進作用の強いsmall dense LDL（low density lipoprotein）の出現をみる[8]．

運動トレーニングは，LPL（lipoprotein lipase）活性の亢進を介してVLDL（very low density lipoprotein）の異化を亢進させ，血液中のトリグリセリドを低下させる．また，VLDL分解産物からのHDL3の合成が促進されるとともに，動脈硬化抑制作用の強いHDL2への成熟を促進する．この現象には，運動によるLCAT（lecithin cholesterol acyltransferase）活性増強によるHDL3からHDL2への変換促進や，HTGL（hepatic triglyceride lipase）抑制によるHDL2からHDL3への変換抑制の関与が示唆される．

運動によるインスリン感受性の改善は，骨格筋のみならず，脂肪組織や肝臓にも及ぶ．ただし，この効果は運動が直接に脂肪細胞や肝細胞に作用するというよりは，運動に伴う全身の代謝改善に伴った二次的な変化と考えられる（図1-22）．

血清脂質プロフィールの改善は運動トレーニングによる脂質酸化能力（有酸素運動能力）の向上よりも，その期間に行った総運動量，すなわち運動によって消費したエネルギーとの相関が強いことが示されている[6,7]．したがって，呼吸循環能を向上させる運動トレーニングよりも，低～中等強度の運動を，ある程度長時間行うことが推奨される．

5. 運動能力（体力）への影響

広い意味での体力は，身体的な要素と精神的な要素の両面によって規定される．身体的な要素としては，肉体的に働きかける動的な能力と，防衛的側面の体力に分けて考えることができる．たとえば，風邪をひきやすい，よく発熱する，けがや病気からの回復が遅いという人は，防衛的な体力が低いと判断される．一方，身体活動を意味する運動能力に関しては，筋力，敏捷性，持久力，柔軟性などが要素としてあげられる．これらは，すべてが筋肉の状態のみによるものではなく，敏捷性は筋肉以外に神経系の支配するところも多い．持久力は，骨格筋以外に心肺機能に大きく依存している．柔軟性は，関節や靭帯および筋緊張の状態に関するものである．トレーニングの

種類が異なれば，上記の各要素について得られる効果も異なってくるため，どういった要素を向上させたいのか目的を考えて運動トレーニングは計画的に行わなければならないし，運動療法として行うのであればなるべく多くの項目に効果のあるものが望ましい．一般的な法則として，トレーニングによって効果が期待されるためには，特定の運動負荷を，一定水準以上の負荷で繰り返し行わなければならないとされている．

筋重量の増加や筋力の増強を目的とする場合には，運動強度が高く短時間の無酸素トレーニングを，定期的に行えばよい．筋肉量に関しては，たとえば大腿では，25歳ごろから減少が始まり，60歳ごろからその減少の速度がさらに早くなることが知られている．筋線維は，有酸素下で持久力の高い特徴をもつタイプ1線維と無酸素運動で強い力を発揮するタイプ2線維に分類されるが，加齢に伴う減少はタイプ2線維に優位であるため，老人では俊敏な動きができにくくなる．また，年齢とは無関係に，運動不足の状態では筋力が低下するが，この場合もタイプ2線維の減少がより高度である．しかし，「力強さ」を高めるトレーニングによって高齢者でも，若いスポーツ選手と同様に，筋肉の肥大や筋力の上昇が認められることは，多くの報告が明らかにしている．

糖尿病の患者では，インスリン作用の不足も加わるため，筋肉量は減少や筋力の低下はより一層，深刻である．糖尿病を含む成人病の患者や高齢者の運動療法として，筋肉を強化するトレーニングは必須とまでは考えられていないが，筋力を向上させることができるなら，骨折の原因となる転倒や腰背部の関節障害の予防にもなり，体力の増進に結びつく．ただし，無酸素トレーニングの場合には，心血管系の好影響はほとんど期待できないため，それのみではなく，有酸素トレーニングと併用するべきである．

一方，持久トレーニングを継続的に行うと，有酸素性エネルギーを産生しながら高い運動強度を保つことが可能になる．無酸素トレーニングと逆に，足や腕の短時間における最大筋力の増強は起こらないものの，以前なら筋肉の疲労が起きた強度でも長時間持続して行うことができるようになる．これは，主として筋肉の周囲の毛細血管数が増加することによるが，呼吸器系に加え循環器系への機能向上ももたらし，酸素摂取能力の向上が導かれることにもよる．比較的高齢者の多い2型の糖尿病患者の場合には，心肺機能の向上の点からも持久トレーニングがとくに推奨されている．さらに，ストレッチングを行うことでは，体の柔軟性が向上する．柔軟性の向上は，転倒した際の骨折や捻挫の予防にも有効であり，長期的な体力の向上に役立つ．

いずれにしても，運動トレーニングの種類によって，効果が異なるわけであるから，事情が許せば，持久トレーニングのほかにも，ストレッチングと筋力トレーニングを加えることが理想的と考えられる．しかし，忘れてはならないことは，このような体力の向上は，運動トレーニングを中止すれば，1カ月から数カ月以内には完全に失われてしまうことである．したがって，①一定水準以上の負荷が必要でありながらも，②個人の適応能力に配慮し，反復，継続できるよう計画する必要がある．また，③運動をする目的意識を自覚することが重要である．

定期的な体力測定は，現在の体力を理解し，実践した運動トレーニングが適切であっ

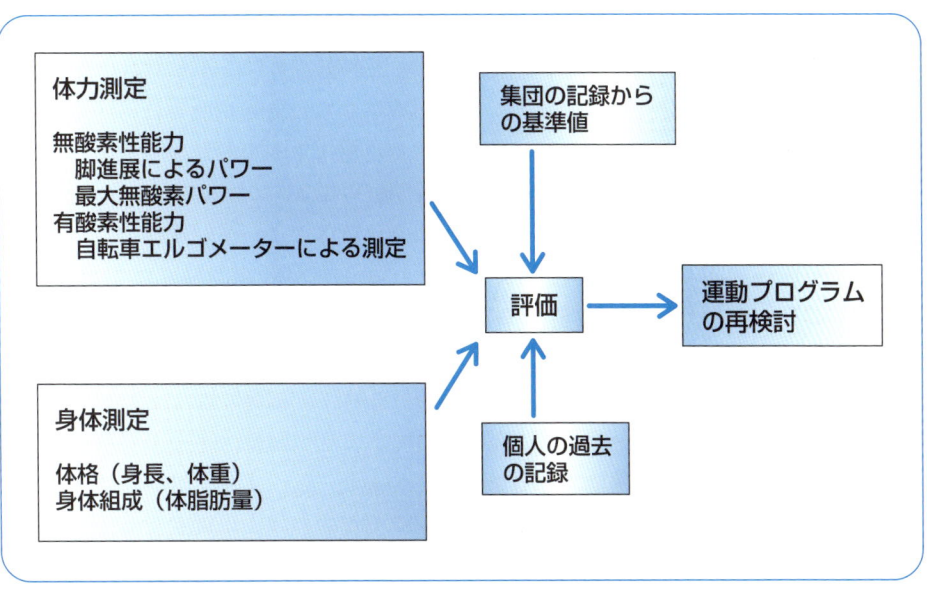

図 1-23　体力測定のフィードバック（宮下充正：体力を考える．杏林書院，1997．より改変）

たかを判断することに役立つ．また，運動を実践する人にとって，体力測定の結果は運動を継続する動機付けになるであろう．したがって，身長，体重，体脂肪の測定などの身体検査に加え，年に1～2回の体力測定が望まれるところである．体力測定の方法には，文部科学省が青少年向きに行っている方法も含めて多くの方法があるが，設備，時間などの制約もあるので項目を絞ってもかまわない．たとえば自転車エルゴメーターを用いるのみであれば，比較的簡便で時間がかからないであろう（**図 1-23**）．

6．ストレスの解消と精神機能の賦活化への影響

　健康的に円滑な日常活動や仕事ができるためには，身体的体力に加え，精神的要素も重要である．「健全なる精神は健全なる肉体に」という言葉は，人間の一つの理想像を示した言葉である．近代社会においては，ストレスの増加が指摘されており，心も体も調子が悪い，意欲が起きない，不安，焦燥感が強いなどよく耳にする．実際，抑うつ傾向が高くなり，うつ病に罹患する人口も増加の一途をたどってきている[1]．

　糖尿病を含めたいわゆる生活習慣病の患者にとって，規則正しく，食事や運動，睡眠などをとる生活を行うことは，治療を成功させるうえで非常に重要である．しかし，糖尿病患者では，しばしば一般の健常者以上に，将来への不安や，焦燥感，抑うつ傾向が高いことが報告されている．したがって，ストレスを解消させ，前向きな精神状態を形成させるようにしなければならない．抑うつ，不安などの精神的症状の強い患者に関しては，心療内科や精神科の専門医によるカウンセリングや，場合によっては，

薬物療法が必要かもしれない．しかし，軽度の不安や抑うつ傾向を感じている大多数の患者に関しては，運動を含めた行動療法が奏効することも多い．これは，一つには，運動を規則正しく行うことで，その達成感から自分の行動力に対する自信を取り戻すことによる．この自己の行動力に対する自信によって，仕事や他の日常生活，さらには糖尿病の治療に対しても積極的に取り組めるようになることもしばしば経験される．

しかし，注目すべきことは，運動はそれ自体によって一過性ではあるが，精神的に抗うつ作用や抗不安作用がもたらされることが広く認識されてきていることである[1,2]．たとえば，数年間以上ジョギングを継続して行っている人々に共通した理由として，運動に伴って快感が得られるという要素が，その継続する理由の大きな部分を占めていることが明らかになっている．これほど顕著でなくとも，ほとんどの人が運動後には，爽快感を感じたことがあるであろう．国際スポーツ心理学会では，運動による心理的効果を次のようにまとめている[3]．それは，①運動は抑うつ感情や不安を軽減させる，②長期間の運動は神経症や不安症の減少に貢献する，③運動はうつ病患者の治療の補助療法となりうる，などというものである．正常な精神状態にある人の場合は，明らかな抗うつ効果などは起こらない．すなわち，正常者では，躁状態を引き起こすものではなく，一過性の爽快感を感じさせる程度にとどまる．

しかし，運動によって，なぜそのような心理的な効果が生じるのか，メカニズムに関しては，いくつかの仮説が提唱されているものの解明には至っていない．以前より，脳内には刺激されることによって快感を感じる部位と不快感を感じる部位があることが，さまざまな部位を電気刺激することによって証明されていた．快感を感じさせる部位は報酬系とよばれ，辺縁系の側坐核がその代表としてあげられており，この刺激によって人では，「緊張から解放される」とか「静かな，くつろいだ感じ」と表現される感覚が生じる．運動によって，報酬系に何らかの刺激が伝達される可能性が考えられる．

現在，運動による精神的作用の機序を説明する仮説のうち代表的なものとしては，①脳内におけるノルエピネフリン，ドーパミン，セロトニンなどのモノアミン神経伝達物質の分泌量が増加するという「モノアミン仮説」，②脳下垂体前葉で鎮痛作用や麻薬様作用を有するβ-エンドルフィンという内因性モルヒネ様物質が運動によって増加するという「エンドルフィン仮説」，③運動による体温上昇が不安を低減させるという「温熱仮説」，④運動負荷時の苦痛とは逆の感情が，運動後に生じるという「反動仮説」，⑤日常的な状況から一時的に気をそらしたり，忘れることによって不安の軽減が起きるとする「気晴らし仮説」，などがあげられる．しかしこれらの仮説はいまだに推測の域を出ておらず，今後の研究の進展が望まれる．

運動による気分の変化に関しては，運動の種類（無酸素運動と有酸素運動），運動強度などの多くの指標で検討されている．筋力トレーニングなどの無酸素運動が無効であるとの証拠はないが，少なくとも15分以上持続させる有酸素運動の後の精神的効果に関しての報告が圧倒的に多く存在している．また，ストレスの解消や爽快感をもたらすポジティブな作用を導く運動の強度は，個々の人によってそれぞれ異なっているようである．

すなわち運動強度が高すぎれば，むしろ運動を達成できるかの不安から，不快感を感じるようになり，この不快感は運動中から運動終了後しばらくの間，持続することになる．逆に運動強度が軽過ぎれば，退屈を感じ，爽快感や抗うつ的な作用がもたらされないことになる．理想的な強度と時間の運動を行った場合には，運動終了後の精神的効果は，2時間から4時間くらいにわたって継続することが，今までの研究報告で明らかにされている．この至適条件は，各人が快適と感じる程度の強度と時間を意味しており，必ずしも，肉体的体力と密接な関連があるわけではないようである．

　糖尿病の治療や健康づくりのために，いかに効率的であると思える運動強度や時間を含んだ運動処方が与えられても，運動後の快感が得られないようなものであれば長期間持続させることは困難であろう．逆に運動後の爽快感が得られるような運動処方であれば，運動の継続に大いに役に立つものである．これには，運動者の体力に基づく判断ではないために，個々の患者の意思や感じ方をよく聞いたうえで判断することが肝要である．

7. 運動時の生体反応に及ぼす環境要因

　運動負荷時の生体反応は，運動遂行に要するエネルギー供給にかかわる反応系および運動時に攪乱された生体内部環境を恒常的に維持するための反応系に大別される．これらの反応系には，外因性および内因性生体リズム，外部環境要因（温度，湿度，陸上，水中）および性や年齢，身体鍛錬度など多くの要因が関与する．したがって，病気の治療として運動を用いる場合には，突然死など運動事故の防止や特定の臓器を悪化させないような配慮が必要となる．

1　交感神経系および心拍数，血圧の日内リズム

　ヒトにも体温，心拍数，血圧および種々のホルモン分泌にサーカディアンリズム（概日リズム）がある．このリズムは生物が自然環境に適応し生息するための合目的的反応であり，長い進化の過程で獲得されたものと考えられている．たとえば，昼間活動し夜間休息する習性をもつヒトでは，図1-24[1])に示したように，交感神経系活動の指標とされるノルアドレナリン分泌は午前4〜6時ごろもっとも少なく，その後夜明けとともに漸増し午前10時ごろにもっとも多くなる．副腎皮質ホルモン（ACTH，コルチゾールなど）分泌や体温もおおむねカテコールアミン（アドレナリン；Ad，ノルアドレナリン；NorAd）と同様の動態を示す．

　ヒトを含めた動物にみられるこのようなホルモン分泌動態や体温のリズムは，早朝から活動するためにエネルギー基質をあらかじめ貯蔵組織から血中へ放出し，その活動を容易にするため体温を高く維持し，逆に夜間は余分なエネルギーの喪失を防ぐため体温を低く維持しているのだろう，と解釈される．心拍数（HR）や血圧も血漿NorAdの動態と同様夜間睡眠時にもっとも低値を示し，午前6時ごろから上昇し始め，日中

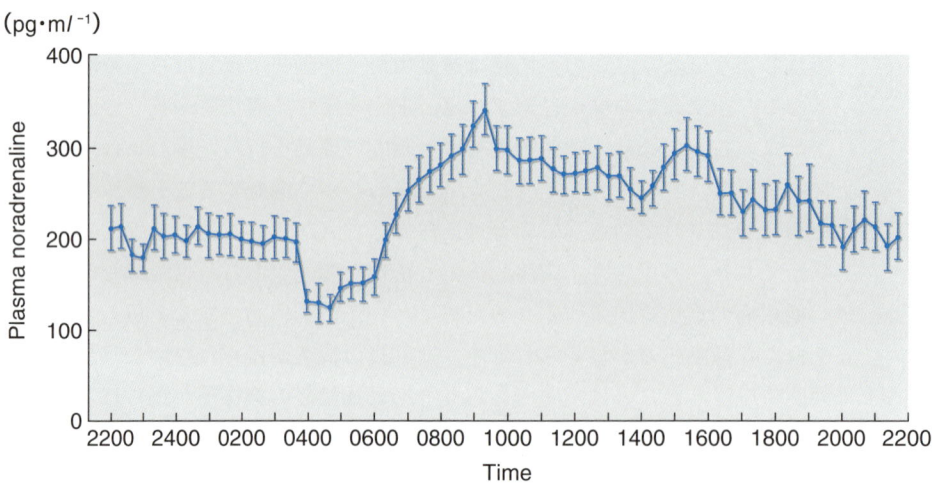

●図 1-24　血漿ノルアドレナリン濃度の日内リズム[1]

の活動時は高値が持続する．高度に進んだ文明社会の今日においてもこれらの生体リズムには大きな差異はないと思われる．したがって，エネルギー供給態勢が不十分な早朝時の運動は生体に無理を強いることになる，と推測される．

2　運動負荷時の心拍数，血圧およびカテコールアミン応答の日内変動

鳥居ら[2]は，午前，午後および夜間にそれぞれ推定60%$\dot{V}O_2$max強度の自転車エルゴメーター運動を30分間負荷し昼間運動負荷時のHR応答がもっとも低く，4週間のトレーニング効果も昼間運動群がもっとも高かったことを観察している．また，塩田ら[3]は健康女性5名（平均19.8歳）を対象に，トレッドミルを用い中等度強度の走運動を早朝（07：54〜），昼間（13：46〜）および夕方（18：40〜）にそれぞれ30分間負荷し，早朝運動後の尿中への正味のカテコールアミン排泄量（⊿）が有意に高かったことを報告している．

一方，われわれ[4]は健康成人男性9名（平均37.6歳）を対象に，早朝（06：00〜07：00），昼間（12：00〜13：00）および夕方（17：00〜18：00）にそれぞれ自転車エルゴメーターによる漸増負荷運動（おおむね12分間）を荷し，運動時のHR，血圧，血中乳酸，白血球数および血漿カテコールアミンの動態を観察した．血圧や血漿カテコールアミン動態には差異はなかったが，早朝運動時の心筋仕事量（DP）やリンパ球，好中球および乳酸濃度が高値を示す傾向であった．

以上の知見は，健康な若年者を対象とした結果である．加齢に伴いストレスに対する昇圧反応性が亢進し，とくに高血圧患者では顕著であることから，高血圧を合併した中・高年齢糖尿病患者の場合は早朝は避け，昼間または夕方の運動が望ましいと思われる．

3　運動負荷時の生体反応に及ぼす外部環境の影響

運動時の生体反応は，運動強度のみならず運動時の姿勢や運動する環境の温度，湿

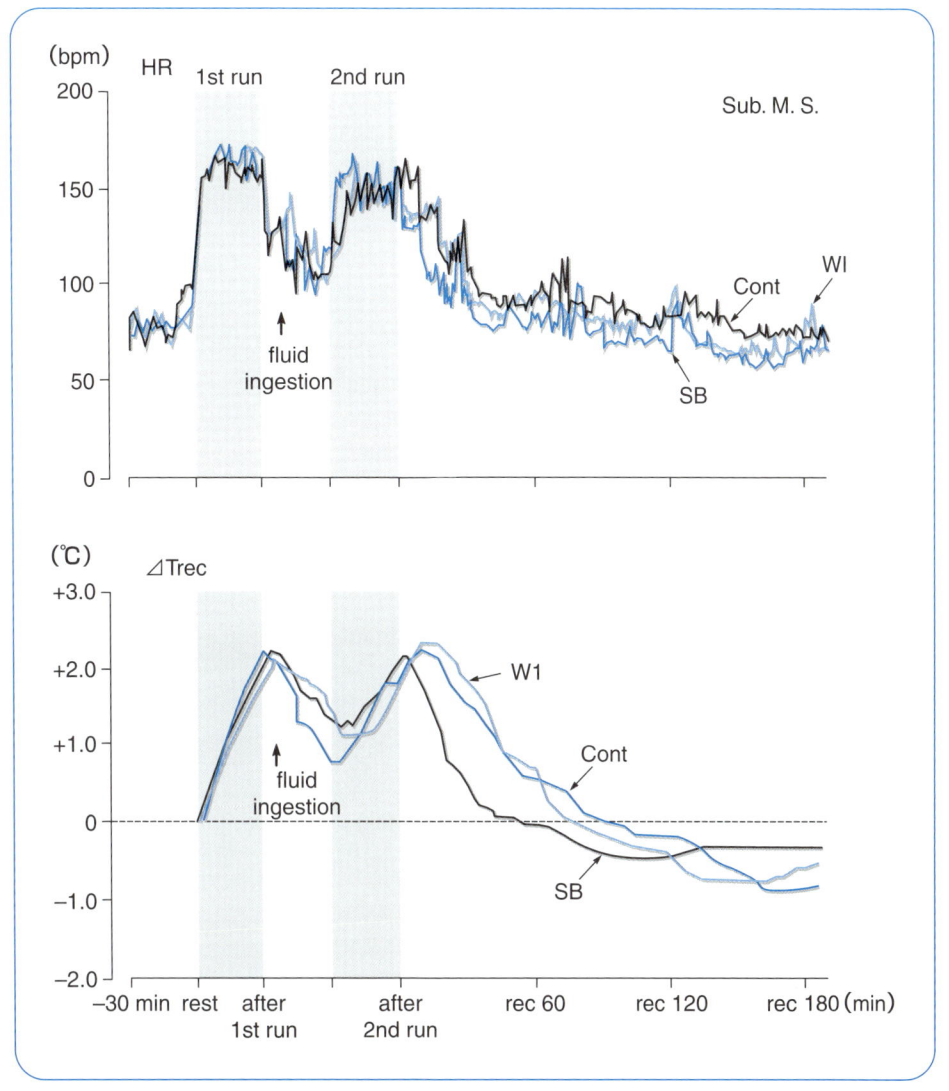

図 1-25　暑熱環境下における走運動前・後の心拍数（HR）および直腸温（⊿Trec）変化に及ぼす水分摂取の影響[5]

Cont：対照，WI：水摂取，SB：スポーツドリンク摂取

度および陸上と水中の運動でも異なる．

　健康成人男性5名（平均28.8歳）を対象に，酸素摂取量が同じ中等度強度の運動を，6，18.6および32.9℃の環境下でそれぞれ日を替えて負荷した結果，高温下（32.9℃）の運動時にはHRの上昇が著しく，血漿レニン，アルドステロンおよびアンギオテンシンⅡ（AⅡ）濃度の上昇が顕著となった．また，高温環境下での運動時に発汗により水分，塩分を喪失したにもかかわらずまったく水分を補給しないと，血清電解質や浸透圧および血清FFA濃度が上昇し続け3時間経ても回復しなかった[5]．しかし，運動の途中で水または市販スポーツ飲料を摂取させるとそれらの回復が速く，図1-25[5]に示したように心拍数（HR）や直腸温（⊿Trec）の回復も速くなった．高齢

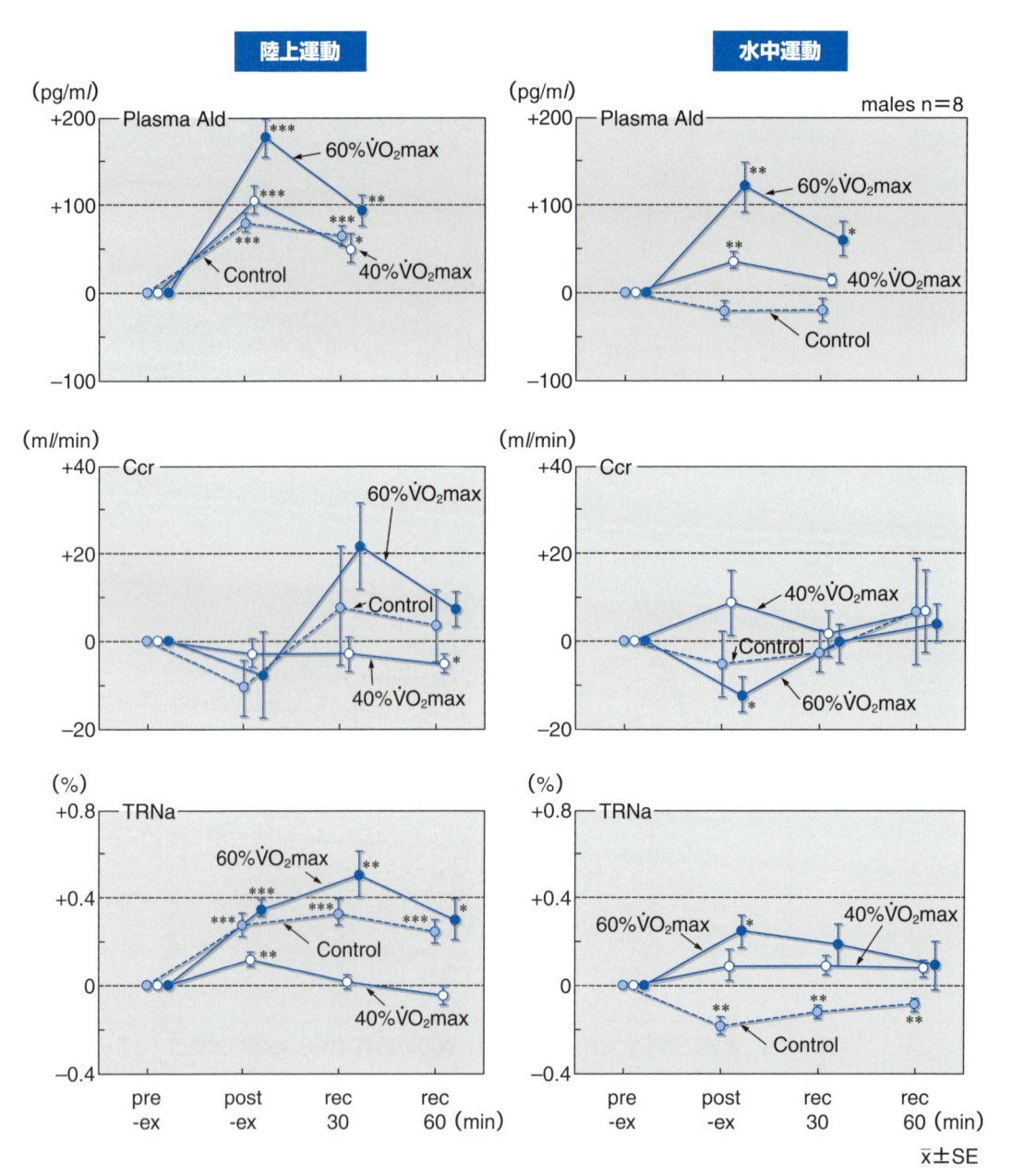

●図 1-26　陸上および水中歩行運動時血漿アルドステロン（plasma Ald），クレアチニンクリアランス（Ccr）および腎尿細管 Na 再吸収率（TRNa）の変化
*p＜0.05，**p＜0.01，***p＜0.001

者や小児では体内水分が喪失しやすく，高温環境下での運動時には熱障害を起こす可能性が高く，渇感により水分を補給する必要がある．

　水浸によって，心拍数およびノルエピネフリン分泌が抑制され，腎血漿流量（RPF），糸球体濾過量（GFR）および尿量や尿中電解質排泄量が増加する．図 1-26 には，40%と 60%$\dot{V}O_2$max 強度の 30 分間歩行運動を陸上と水中で負荷した場合の血漿アルドス

テロン（plasma Ald），GFR 指標（Ccr）および腎尿細管 Na 再吸収率（TRNa）の推移を示した．安静対照（control）および 40％$\dot{V}O_2$max 運動後では plasma Ald および TRNa の上昇は僅少であった．つまり，水環境を利用した運動は交感神経緊張状態にある者や体液保存的傾向の高血圧患者および軽症腎症を伴った肥満・糖尿病患者の運動として望ましいと思われる．

文献

〔1．運動と糖代謝のメカニズム〕

1) Nesher, R. et al.：Dissociation of effects of insulin and contraction on glucose transport in rat epitrochlearis muscle. *Am. J. Physiol.*, **249**（3 Pt 1）：C226-C232, 1985.
2) Bruning, J. C. et al.：A muscle-specific insulin receptor knockout exhibits features of the metabolic syndrome of NIDDM without altering glucose tolerance. *Mol. Cell.*, **2**：559-569, 1998.
3) 米国糖尿病学会：燃料代謝のホメオスタシス．*In*：最新糖尿病の運動療法ガイド．The Health Professional's Guide to Diabetes and Exercise（中尾一和監訳）．メジカルビュー社，1997, pp. 25-41.
4) Lund, S. et al.：Evidence against protein kinase B as a mediator of contraction-induced glucose transport and GLUT4 translocation in rat skeletal muscle. *FEBS Lett*, **425**：472-474, 1998.
5) Brozinick, J. T. Jr. and Birnbaum, M. J.：Insulin, but not contraction, activates Akt/PKB in isolated rat skeletal muscle. *J. Biol. Chem.*, **273**：14679-14682, 1998.
6) Etgen, G. J. et al.：In vivo adenoviral delivery of recombinant human protein kinase C-zeta stimulates glucose transport activity in rat skeletal muscle. *J. Biol. Chem.*, **274**：22139-22142, 1999.
7) Treadway, J. L. et al.：Effect of exercise on insulin receptor binding and kinase activity in skeletal muscle. *Am. J. Physiol.*, **256**（1 Pt 1）：E138-E144, 1989.
8) Goodyear, L. J. et al.：Effects of contractile activity on tyrosine phosphoproteins and PI 3-kinase activity in rat skeletal muscle. *Am. J. Physiol.*, **268**（5 Pt 1）：E987-E995, 1995.
9) Lee, A. D. et al.：Wortmannin inhibits insulin-stimulated but not contraction-stimulated glucose transport activity in skeletal muscle. *FEBS Lett*, **361**：51-54, 1995.
10) Yeh, J. I. et al.：The effects of wortmannin on rat skeletal muscle. Dissociation of signaling pathways for insulin-and contraction-activated hexose transport. *J. Biol. Chem.*, **270**：2107-2111, 1995.
11) Lund, S. et al.：Contraction stimulates translocation of glucose transporter GLUT4 in skeletal muscle through a mechanism distinct from that of insulin. *Proc. Natl. Acad. Sci. USA*, **92**：5817-5821, 1995.
12) Sherman, L. A. et al.：Differential effects of insulin and exercise on Rab4 distribution in rat skeletal muscle. *Endocrinology*, **137**：266-273, 1996.
13) King, P. A. et al.：Insulin resistance in obese Zucker rat（fa/fa）skeletal muscle is associated with a failure of glucose transporter translocation. *J. Clin. Invest.*, **90**：1568-1575, 1992.
14) King, P. A. et al.：Exercise, unlike insulin, promotes glucose transporter translocation in obese Zucker rat muscle. *Am. J. Physiol.*, **265**（2 Pt 2）：R447-R452, 1993.
15) Pedersen, O. et al.：Evidence against altered expression of GLUT1 or GLUT4 in skeletal muscle of patients with obesity or NIDDM. *Diabetes*, **39**：865-870, 1990.
16) Handberg, A. et al.：Expression of insulin regulatable glucose transporters in skeletal muscle from type 2（non-insulin-dependent）diabetic patients. *Diabetologia*, **33**：625-627, 1990.
17) Kennedy, J. W. et al.：Acute exercise induces GLUT4 translocation in skeletal muscle of normal human subjects and subjects with type 2 diabetes. *Diabetes*, **48**：1192-1197, 1999.
18) Hayashi, T. et al.：Exercise regulation of glucose transport in skeletal muscle. *Am. J. Physiol.*, **273**（6 Pt 1）：E1039-E1051, 1997.

19) Hardie, D. G. and Carling, D.：The AMP-activated protein kinase-fuel gauge of the mammalian cell? *Eur. J. Biochem.,* **246**：259-273, 1997.
20) Fujii, N. et al.：Exercise induces isoform-specific increase in 5'AMP-activated protein kinase activity in human skeletal muscle. *Biochem. Biophys. Res. Commun.,* **273**：1150-1155, 2000.
21) Wojtaszewski, J. F. et al.：Isoform-specific and exercise intensity-dependent activation of 5'-AMP-activated protein kinase in human skeletal muscle. *J. Physiol.,* **528** (Pt 1)：221-226, 2000.
22) Ponticos, M. et al.：Dual regulation of the AMP-activated protein kinase provides a novel mechanism for the control of creatine kinase in skeletal muscle. *EMBO J.,* **17**：1688-1699, 1998.
23) Kurth-Kraczek, E. J. et al.：5'AMP-activated protein kinase activation causes GLUT4 translocation in skeletal muscle. *Diabetes,* **48**：1667-1671, 1999.
24) Hayashi, T. et al.：Evidence for 5'AMP-activated protein kinase mediation of the effect of muscle contraction on glucose transport. *Diabetes,* **47**：1369-1373, 1998.
25) Winder, W. W.：Malonyl-CoA-regulator of fatty acid oxidation in muscle during exercise. *Exerc. Sport Sci. Rev.,* **26**：117-132, 1998.
26) Holmes, B. F. et al.：Chronic activation of 5'-AMP-activated protein kinase increases GLUT-4, hexokinase, and glycogen in muscle. *J. Appl. Physiol.,* **87**：1990-1995, 1999.
27) Devlin, J. T.：Effects of exercise on insulin sensitivity in humans. *Diabetes Care,* **15**：1690-1693, 1992.
28) Cartee, G. D. et al.：Prolonged increase in insulin-stimulated glucose transport in muscle after exercise. *Am. J. Physiol.,* **256** (4 Pt 1)：E494-E499, 1989.
29) Gao, J. et al.：Contraction-induced increase in muscle insulin sensitivity：requirement for a serum factor. *Am. J. Physiol.,* **266** (2 Pt 1)：E186-E192, 1994.
30) Vergauwen, L. et al.：Adenosine receptors mediate synergistic stimulation of glucose uptake and transport by insulin and by contractions in rat skeletal muscle. *J. Clin. Invest.,* **93**：974-981, 1994.
31) Ivy, J. L. and Kuo, C. H.：Regulation of GLUT4 protein and glycogen synthase during muscle glycogen synthesis after exercise. *Acta Physiol. Scand.,* **162**：295-304, 1998.
32) Etgen, G. J. Jr. et al.：Exercise training reverses insulin resistance in muscle by enhanced recruitment of GLUT-4 to the cell surface. *Am. J. Physiol,.* **272** (5 Pt 1)：E864-E869, 1997.
33) Reynolds, T. H. 4th et al.：Effects of exercise training on glucose transport and cell surface GLUT-4 in isolated rat epitrochlearis muscle. *Am. J. Physiol.,* **272** (2 Pt 1)：E320-E325, 1997.
34) Ikemoto, S. et al.：High fat diet-induced hyperglycemia：prevention by low level expression of a glucose transporter (GLUT4) minigene in transgenic mice. *Proc. Natl. Acad. Sci. USA,* **92**：3096-3099, 1995.
35) Tsunoda, N. et al.：Localization of exercise-and denervation-responsive elements in the mouse GLUT4 gene. *Biochem. Biophys. Res. Commun.,* **267**：744-751, 2000.
36) Chibalin, A. V. et al.：Exercise-induced changes in expression and activity of proteins involved in insulin signal transduction in skeletal muscle：differential effects on insulin-receptor substrates 1 and 2. *Proc. Natl. Acad. Sci. USA,* **97**：38-43, 2000.
37) Goodyear, L. J. et al.：Effects of exercise and insulin on mitogen-activated protein kinase signaling pathways in rat skeletal muscle. *Am. J. Physiol.,* **271** (2 Pt 1)：E403-E408, 1996.
38) Zierath, J. R.：In vitro studies of human skeletal muscle：hormonal and metabolic regulation of glucose transport. *Acta Physiol. Scand.,* **626** (Suppl)：1-96, 1995.

〔2．運動時の呼吸・循環反応〕
1) Suzuki, M.：Exercise and renal function. *Adv. Exerc. Sports Physiol.,* **2** (2)：45-56, 1996.

〔3．筋肉・脂肪組織への影響〕
1) McArdle, W. D. et al.：6. Energy transfer in the body. *In*：Exercise Physiology, 4th ed., Williams & Wilkins, Baltimore, 1996.
2) McArdle, W. D. et al.：23. Special aids to performance and conditioning. *In*：Exercise Physiology, 4th

ed., Williams & Wilkins, Baltimore, 1996.
3) Andersen, P. H. et al.：Increased insulin-stimulated glucose uptake in athletes：the importance of GLUT4 mRNA, GLUT4 protein and fibre type composition of skeletal muscle. *Acta Physiol. Scand.*, **149**：393-404, 1993.
4) Hughes, V. A. et al.：Exercise increases muscle GLUT-4 levels and insulin action in subjects with impaired glucose tolerance. *Am. J. Physiol.*, **264**：E855-E862, 1993.
5) Nicklas, B. J.：Effects of endurance exercise on adipose tissue metabolism. *Exerc. Sport Sci. Rev.*, **25**：77-103, 1997.
6) Hirsh, J.：Adipose cellularity in relation to human obesity. *In*：Advances in Internal Medicine, vol 17 (ed. by Stollerman, G. H.). Year Book, Chicago, 1971.
7) Tremblay, A. et al.：Effect of intensity of physical activity on body fatness and fat distribution. *Am. J. Clin. Nutr.*, **51**：153-157, 1990.
8) Seidell, J. C. et al.：Body fat distribution in relation to physical activity and smoking habits in 38-year-old European men. The European Fat Distribution Study. *Am. J. Epidemiol.*, **133**：257-265, 1991.
9) Ross, R. and Janssen, I.：Is abdominal fat preferentially reduced in response to exercise-induced weight loss? *Med. Sci. Sports Exerc.*, **31**（11 Suppl）：S568-S572, 1999.

〔4．内分泌・代謝への影響〕
1) US Department of Health and Human Services：The effects of physical activity on health and disease. *In*：Physical Activity and Health, A Report of the Surgeon General（ed. by US Department of Health and Human Services, Centers for Disease Control and Prevention, and National Center for Chronic Disease Prevention and Health Promotion）. US Govt. Printing Office, Washington DC, USA, 1996, pp. 81-172.
2) Martin, I. K. et al.：Splanchnic and muscle metabolism during exercise in NIDDM patients. *Am. J. Physiol.*, **269**：E583-590, 1995.
3) 林 達也：糖代謝の可逆性．運動と生体諸機能―適応と可逆性（森谷敏夫編著）．ナップ，東京，1999，pp. 135-153.
4) Greiwe, J. S. et al.：Norepinephrine response to exercise at the same relative intensity before and after endurance exercise training. *J. Appl. Physiol.*, **86**：531-535, 1999.
5) Romijn J. A. et al.：Regulation of endogenous fat and carbohydrate metabolism in relation to exercise intensity and duration. *Am. J. Physiol.*, **265**：E380-E391, 1993.
6) Despres, J. P. and Lamarche, B.：Low-intensity endurance exercise training, plasma lipoproteins and the risk of coronary heart disease. *J. Intern. Med.*, **236**：7-22, 1994.
7) Despres, J. P.：Visceral obesity, insulin resistance, and dyslipidemia：contribution of endurance exercise training to the treatment of the plurimetabolic syndrome. *Exerc. Sport Sci. Rev.*, **25**：271-300, 1997.
8) 馬渕 宏・他：特集糖尿病と血清脂質．*Diabetes Frontier* **11**：471-522, 2000.

〔6．ストレスの解消と精神機能の賦活化への影響〕
1) 竹中晃二，征矢英昭監訳：身体運動とメンタルヘルス（Morgan, W. P. 編著）．Physical activity and mental health, 1999, p. 362.
2) Dishman, R. K.：Brain monoamines, exercise, and behavioral stress：animal model. *Med. Sci. Sports Exerc.*, **29**：63-74, 1997.
3) International Society of Sport Phychology：Physical activity and phychological benefits：a position statement. *Int. J. Sport Psychol.*, **23**：86-90, 1992.

〔7．運動時の生体反応に及ぼす環境要因〕
1) Sowers, J. R. et al.：Acute changes in noradorenaline levels do not alter lymphocyte β-adrenergic receptor concentrations in man. *Cardiovas. Res.* **17**：184-188, 1983.
2) 鳥居純子・他：運動実施時刻が生体反応に与える影響．日衛誌，**44**：197, 1989.

3）塩田正俊・他：一日のどの時間帯に運動を行えば安全かつ効果的か．デサントスポーツ科学, **12**：93-99, 1991.
4）鈴木政登・他：朝，昼および夕刻時漸増負荷運動に対する生体応答の比較―呼吸・循環応答，血液生化学成分および内分泌応答の比較―．体育科学, **21**：209-219, 1993.
5）鈴木政登・他：暑熱環境下における持久走運動時水分摂取の影響―糖・脂質および水・電解質代謝におよぼす糖―電解質含有溶液摂取の影響―．体力科学, **47**：427-442, 1998.

2 運動療法の適用と効果

1. 一次予防のために

　糖尿病患者数は世界的に増加しているが，わが国においても最近（2002年）の厚生労働省の糖尿病実体調査によれば，糖尿病が強く疑われる者が約740万人，糖尿病の可能性を否定できない者が約880万人とされている．これは，予備軍を含めると，成人の6.3人に1人の割合になる．近年，増加している糖尿病は主に2型糖尿病であるが，その増加の背景には食生活の欧米化，運動不足，肥満，ストレスなど，ライフスタイルの変化が大きく影響していると考えられている．運動不足をはじめとしたこれらの環境因子は2型糖尿病の発症に密接なかかわり合いをもつインスリン抵抗性を招く要因でもある．一方，一定期間の運動習慣はインスリン抵抗性を防ぎ，糖尿病発症予防にもつながる．

1 運動習慣と糖尿病発症

　長期の安静臥床や運動不足の耐糖能に及ぼす影響については，健常人でも35日間安静臥床を続けた場合，明らかな耐糖能障害がみられるが，1日60分間，自転車エルゴメーターでの運動を行わせると耐糖能の改善がみられたとするLipmanらの成績がある（**図2-1**）．

　最近の住民を対象にした疫学調査でも肥満の有無にかかわらず，日常の身体活動度の少ない群では多い群に比べ2型糖尿病の罹患率が高く，運動不足が耐糖能低下に密接に関連していることが指摘されている（**図2-2**）．

　一方，**表2-1**はこれまで報告された主な前向きコホート研究の成績を示したものである．余暇時間における身体活動度とその後の糖尿病発症との関連では，身体活動によるエネルギー消費量の増加に伴い糖尿病発症の明らかな減少がみられる．また，速歩，ジョギングなどで週1回以上汗をかく運動をした場合でも，その後の糖尿病発症率が低く，糖尿病の発症予防のためには日常の歩行運動でも運動量を増やすことによ

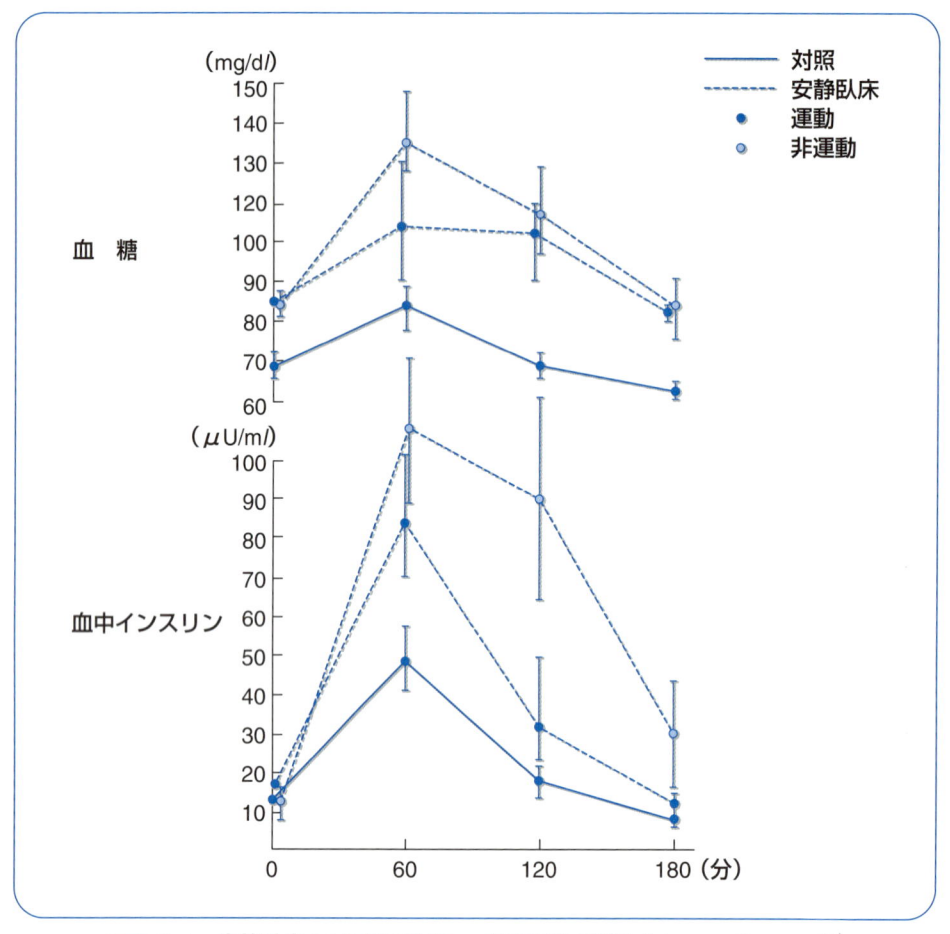

●図 2-1　安静臥床 35 日後の血糖，インスリン曲線（Lipman ら，1972）[1]

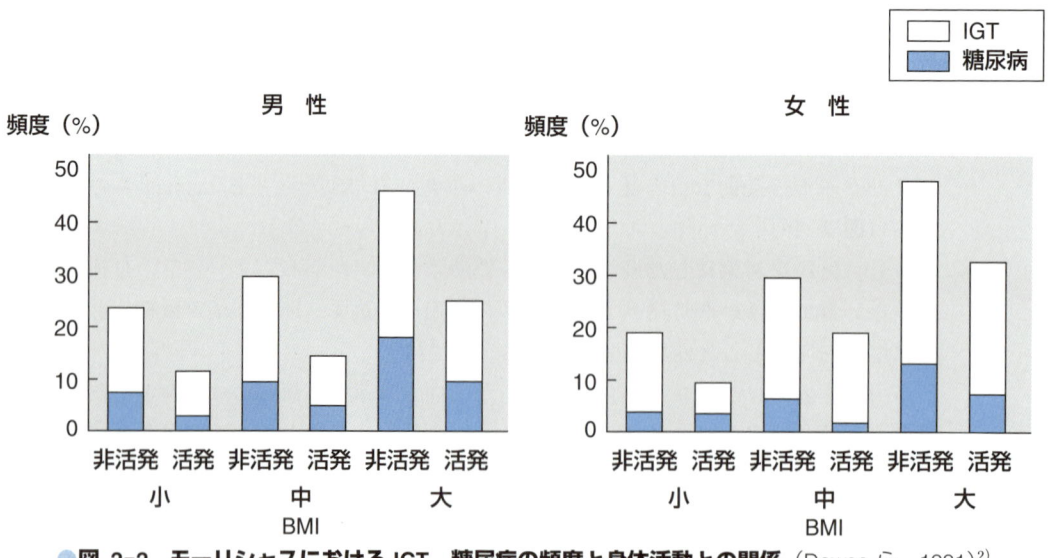

●図 2-2　モーリシャスにおける IGT，糖尿病の頻度と身体活動との関係（Dowse ら，1991）[2]

● 表 2-1 運動の糖尿病発症予防効果を示すコホート研究成績

	対象	追跡期間	運動強度・頻度など	糖尿病の発症率など
University of Pennsylvania Alumini Study, USA Helmrich ら（1991）	非糖尿病 男性 5,990 名 39～68 歳	14 年	仕事以外の身体活動度（kcal/週）	500kcal/週増えるごとに 6%減少
Nurse Health Study, USA Manson ら（1991）	非糖尿病 女性 87,253 名 34～59 歳	8 年	汗をかくような激しい運動の回数/週	週1回以上の運動群の相対的危険度：0.67
Physician's Health Study, USA Manson ら（1992）	非糖尿病 男性 21,271 名 40～84 歳	5 年	汗をかくような激しい運動の回数/週	週1回以上の運動群の相対的危険度：0.64
British Regional Heart Study, England Perry ら（1995）	非糖尿病 男性 7,735 名 40～59 歳	12.8 年	身体活動の頻度，強度により 6 群（非運動，ときに運動，軽度運動，中等度運動，強度運動，激運動群）	非運動群に比べ運動群では減少 中等度運動群の相対的危険度：0.4 ともっとも低値
Honolulu Heart Program, USA Burchfiel ら（1995）	非糖尿病 男性 6,815 名 45～68 歳	6 年	行動記録から身体活動度を 5 段階に群分け	もっとも高い群と他の 4 群との相対的危険度：0.49
Kuopio IHD Risk Factor Study, Sweden Lynch ら（1996）	非糖尿病 男性 897 名	4.2 年	アンケート調査から運動時間と強度（METs）により分類	5.5METs 以上かつ 40 分/週のオッズ比：0.42，5.5METs 以下で 2 時間/週以上：0.52
Nurses' Health Study, USA Hu ら（1999）	非糖尿病 女性 70,102 名	8 年	アンケート調査から身体活動度を 5 段階に群分け（METs 換算）	もっとも少ない群からもっとも多い群のオッズ比 1.0, 0.87, 0.84, 0.77, 0.74

り，糖尿病発症リスクを低下させることが明らかにされている．さらに体力レベルとその後の糖尿病発症との関連については，運動負荷試験により評価した持久性運動能力が高いほど糖尿病発症リスクは低下するとの報告もみられる．

このように身体活動の低下と耐糖能低下との関連が明らかにされているのみならず，一定期間の運動習慣が少なくとも 2 型糖尿病の発症予防に有用であることについては，疑問をはさむ余地はまずない．この点に関して後述のごとく運動鍛練者では健常者に比してインスリン感受性はむしろ亢進傾向が認められるが，これらの事実も一定期間の運動習慣がインスリン感受性の低下を防ぐことにより，糖尿病発症防止につながる可能性を示唆していると思われる．

● 表 2-2　IGT における糖尿病発症率（%）

介入療法群	
食事療法群	47±11*
運動療法群	45±9*
食事＋運動療法群	44±17*
対照群	66±10

*$p<0.05$　　　　　　　　　　　　（Pan ら，1997）[3]

2　IGT から糖尿病への進展予防

　IGT（impaired glucose tolerance）は糖尿病への移行率が年間 1～10% と報告されており，一方，動脈硬化性疾患の合併リスクが高い．したがって，一次予防の観点からも食事・運動などライフスタイルへの介入の意義は大きい．

　スウェーデンの Malmö における中年男性 IGT を対象にした報告では，運動と食事指導が行われた介入群とプログラムに参加しなかった対照群を平均 5 年間追跡し，糖尿病の発症率が調査された．5 年間に糖尿病に進展したものは，介入群の 11% であったのに対して対照群では 21% と約 2 倍多く，糖尿病発症予防としての食事・運動の重要性を示している．

　さらに中国の大慶で行われた介入試験では IGT 530 名を無作為に食事療法単独群，運動療法単独群，食事・運動併用群，無治療群の 4 群に分類し，追跡調査を行い，その後の糖尿病発症についての検討がなされた．なお，食事療法群では 25～30 kcal/kg 体重の食事カロリーが指示され，運動群では余暇時間の運動による消費カロリーを 80～160 kcal 増やすように指導されている．6 年間の追跡調査の結果，糖尿病の発症率は介入群では対照群に比べ有意に低値であることが明らかにされた（**表 2-2**）．

　現在，IGT を対象に食事・運動などライフスタイル改善の有効性を評価する介入試験が，わが国，アメリカ，フィンランドなどで進行中である．糖尿病予防のためにはどのような運動を，どれだけすればよいのか近い将来明らかにされるものと思われ，これら研究の成果が期待される．

2．運動療法が勧められる場合と勧められない場合

1　運動療法の適応と禁忌

　表 2-3 に糖尿病患者における運動療法の適応と禁忌を示した．運動不足はインスリン抵抗性をもたらし，肥満を助長することから耐糖能の悪化につながることは周知の事実である．この点からも広義にはすべての糖尿病患者が運動療法の適応と考えられる．糖尿病患者における運動療法の一義的役割はインスリン感受性の改善にあり，と

● 表 2-3 運動療法の適応と禁忌

❶ 積極的に運動を勧める例
　合併症を認めない2型糖尿病
❷ 注意してすすめていくべき例
　インスリン治療例，インスリン分泌促進薬服用例
　高度肥満者・高齢者
　代謝調節が十分でない例
　単純性網膜症，早期腎症例
　糖尿病性神経障害
　軽症高血圧，軽度のマクロアンギオパチー
❸ いわゆる運動を禁忌とすべき例
　ケトーシス，ケトアシドーシス
　進行した血管合併症，神経障害例
　　出血の危険のある網膜症
　　高度の持続性蛋白尿や腎不全を合併する例
　　高度の自律神経障害例など
　活動期の感染症

りわけ合併症を認めない2型糖尿病はその病態上からも運動療法のもっともよい適応となる．

　運動時には運動筋におけるエネルギー消費が増えるが，それらに見合うエネルギー源の供給が行われる．すなわち，運動筋においては運動開始とともにグリコーゲン，中性脂肪が分解され，その後，血中からグルコースや遊離脂肪酸の取り込みが行われエネルギー源となる．一方，肝においてはグリコーゲン分解，糖新生によるグルコースの産生が高まり，血糖値を維持する．脂肪組織では脂肪分解が起こり，運動筋に遊離脂肪酸の供給を行う．これらの運動時の代謝調節は自律神経系とインスリン，グルカゴン，カテコールアミンなどの内分泌系が中心的な役割を担っている．しかし，糖尿病における運動時の代謝調節は健常者と異なり，インスリン供給状態により大きく影響される．

　図 2-3 のコントロール不良1型糖尿病のごとくインスリンが不足している状態では，運動によりグルカゴンをはじめとしたインスリン拮抗ホルモンが過剰に分泌される結果，肝での糖産生が筋肉の糖利用を上回り血糖値は上昇する．さらに，脂肪組織の異化の亢進による血中遊離脂肪酸，血中ケトン体の増加，グルカゴン／インスリン比の増加による肝でのケトン体産生亢進などさらなる代謝状態の悪化がもたらされる．したがって，空腹時血糖値が 250 mg/dl 以上で，尿ケトン体が陽性など代謝状態が不良のときには運動は禁止すべきである．

　運動はまた，糖尿病代謝状態のほか，種々の合併症にも影響を与える．自律神経障害患者では運動時における心拍，血圧反応が十分でなく，ときに起立性低血圧や突然死をきたすこともある．このため，進行した高度の自律神経障害患者では運動は控えるべきである．

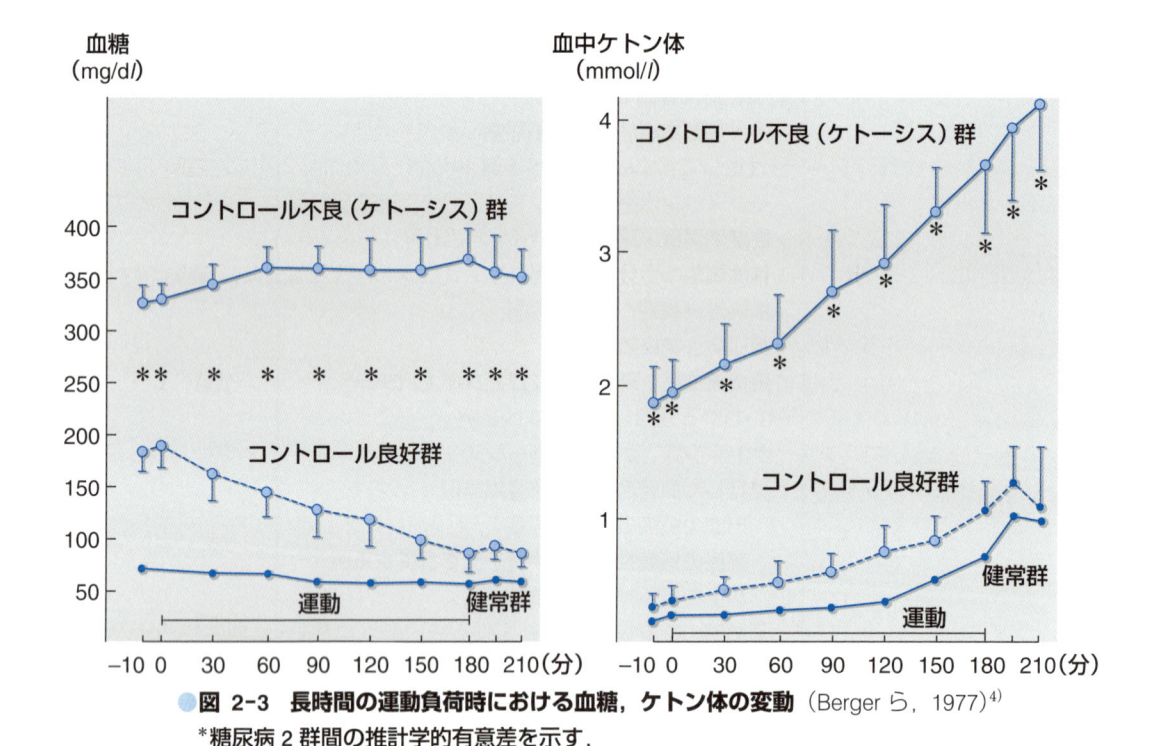

●図 2-3　**長時間の運動負荷時における血糖，ケトン体の変動**（Berger ら，1977）[4]
＊糖尿病 2 群間の推計学的有意差を示す．

増殖性網膜症例では高い強度の運動が網膜出血や網膜剥離を起こす誘因となることもあり，やはり歩行など日常生活程度の運動に留める．また，持続性蛋白尿がみられ，ネフローゼ状態を呈する顕性腎症や何らかの症状のみられる腎不全の時期でも積極的な運動は控える．このほか，糖尿病性足潰瘍・壊疽のみられる場合や発熱など急性感染症では禁忌となる．また，糖尿病の病状以外にも，最近発症した心筋梗塞，不安定狭心症，コントロールされていない不整脈，心筋炎，心筋症などでは運動は中止する．

2 注意してすすめるべき場合

合併症があるからといって必ずしも運動が禁忌となるわけではないが，おのおのの合併症についての定期的チェックとその評価に基づいて運動は実施されるべきである（**表 2-4**）．

1．肥　満

整形外科的観点からも運動処方上の配慮が望まれる．とくに肥満の著しい例では膝や足関節に負担のかからない運動を選ぶべきで，自転車エルゴメーターや水泳（クロール），水中歩行などが勧められる．逆に階段歩行の反復は避けるよう指導する．

2．血管合併症

糖尿病の場合，潜在性虚血性心疾患はもとより，何らかの血管合併症を有していることが少なくない．事実，糖尿病患者では非糖尿病患者に比し無症状であっても，運

● 表 2-4　糖尿病の病状と運動療法指導上の留意点

❶ 血糖コントロール不良時の運動中止
❷ インスリン治療例：運動による低血糖に対する配慮（運動の時間帯，補食，インスリン注射部位，低血糖時の対応，postexercise late-onset hypoglycemia の注意など），血糖自己測定と運動プログラムの変更
❸ 肥　満：フットケアを考慮したプログラム（運動開始時期，運動種目の選択など）
❹ 高血圧・虚血性心疾患：運動負荷試験の重要性（運動強度，運動量の設定を慎重に），運動項目の選択
❺ 網膜症：眼底所見の定期的チェックと運動強度，種目の変更
❻ 腎　症（間欠的ないし軽度の持続蛋白尿期）：運動負荷時の尿蛋白量の変化に伴う運動量の変更
❼ 神経病変
　a．末梢性ニューロパチー（自覚症状重視のプログラム）
　b．自律神経障害（運動強度として修飾された脈拍数の評価）

（藤井，1999）[5]

動負荷心電図で虚血性変化が高率に認められるほか，運動負荷時の収縮期血圧上昇も大きい．また，試験紙法で尿蛋白が陰性でも，とくに網膜症合併例では中等度以下の強度の運動負荷によっても，尿アルブミン排泄量の明らかな増加をみる例が多い[6]．

なお，運動時の血圧上昇は眼底出血の引き金にもなりうる可能性のあることから，出血の危険性のある網膜症合併例では，高血圧を含む動脈硬化性合併症を有する例と同様，つい力みがちとなる等尺性運動（鉄棒のぶら下がりやエキスパンダーなど）は避けるよう指導する．

いずれにしても各症例ごとに運動強度や運動量について，糖尿病の病状に応じた手加減が必要になる．

3．糖尿病における運動療法効果

運動療法の継続効果（トレーニング効果）の主なものを表 2-5 に示した．これらの効果をわかりやすく解説することは運動療法開始の動機付けにもつながる．

① インスリン感受性ならびに耐糖能

健常者ないし肥満者では，有酸素運動を主体とするトレーニングを継続することにより耐糖能は不変であるにもかかわらず，ブドウ糖負荷後のインスリン反応は低下することが知られている（図 2-4）．すなわち，これは耐糖能を正常に保つために必要なインスリン分泌の節約効果を示すものである．また，図 2-5 は長距離選手である運動鍛練者についてグルコースクランプ法によりインスリン感受性を調べたものであるが，健常者に比べむしろインスリン感受性は亢進している．これらの事実は前述したように一定期間の運動習慣がインスリン感受性の低下を防ぐことで糖尿病発症防止に

● 表 2-5 運動療法継続効果

❶ インスリン抵抗性の改善
❷ 耐糖能の改善
❸ 脂質代謝の改善
　血中トリグリセリドの低下，HDL-コレステロールの増加
❹ 体脂肪中心の減量・内臓脂肪の減少
❺ 骨量減少の防止
❻ 軽症高血圧の改善
❼ 心肺機能を良くする
❽ 筋力・筋持久力増強・柔軟性の増加
❾ 心理的機能の改善

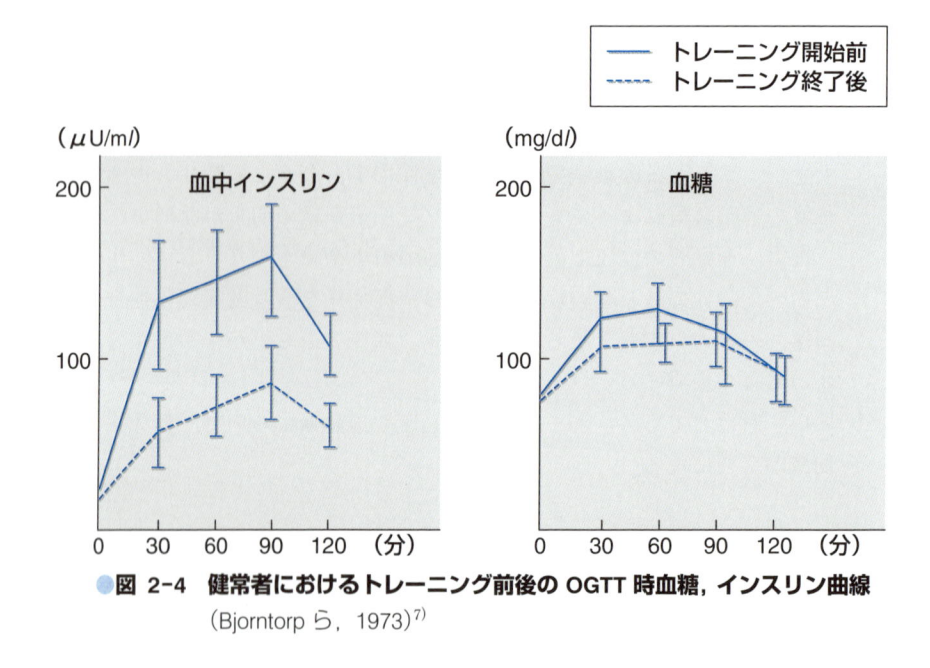

● 図 2-4　健常者におけるトレーニング前後の OGTT 時血糖，インスリン曲線
(Bjorntorp ら，1973)[7]

つながる可能性を示唆するものである．

　また，インスリン感受性の低下が認められる 2 型糖尿病患者においても，食事療法とともに $\dot{V}O_2max$（最大酸素摂取量）40〜60％強度の速歩，ジョギングを主体にした運動を 1 日 60 分，週 5 回，6〜8 週間続けることで，グルコース代謝率が約 50％増加し，骨格筋を中心とした末梢組織のインスリン感受性の顕著な改善がもたらされる（図 2-6）．しかも 2 型糖尿病では運動療法によるインスリン感受性改善の良好な例ほど，その後の糖代謝の改善が大きく（図 2-7），2 型糖尿病における運動療法継続に伴う糖代謝の改善にはトレーニング早期からのインスリン感受性の改善が密接に関与しているものと考えられる．

　一方，1 型糖尿病においては運動療法はインスリン感受性を改善させ，インスリン必要量の減少を期待できるが，必ずしも耐糖能の改善には結びつかない．

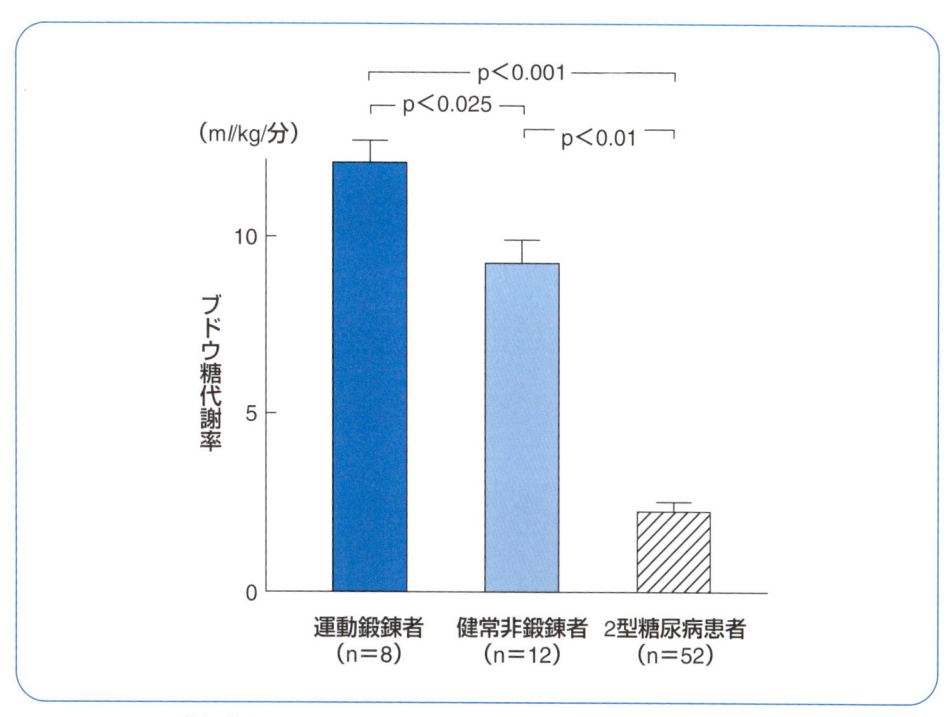

●図 2-5　運動鍛錬者，健常非鍛錬者，2 型糖尿病患者における末梢インスリン感受性
（藤井ら，1994）[8]

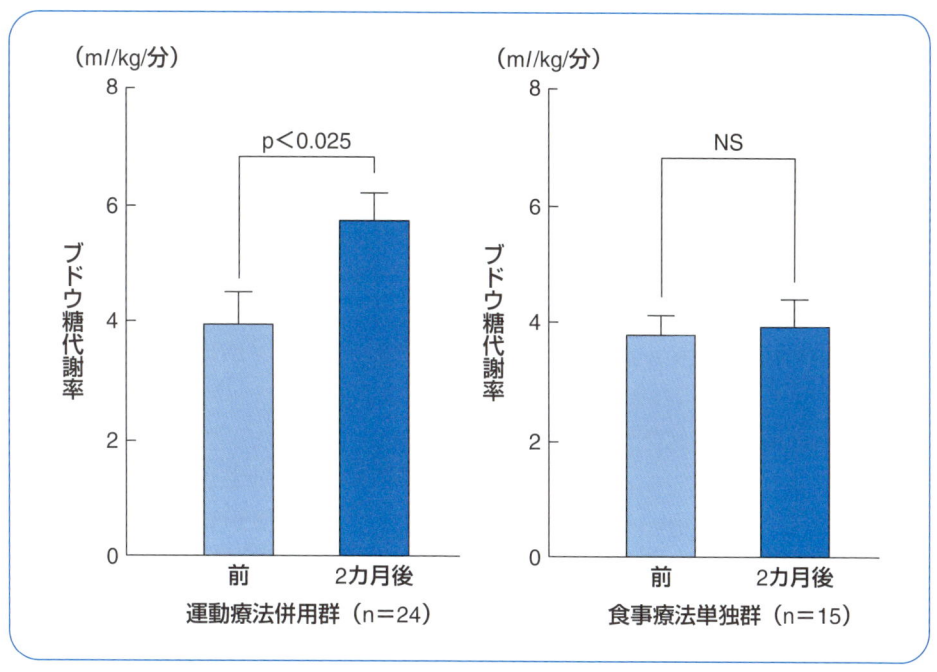

●図 2-6　2 型糖尿病患者におけるトレーニングのインスリン感受性（ブドウ糖代謝率）に及ぼす影響（藤井ら，1987）[9]

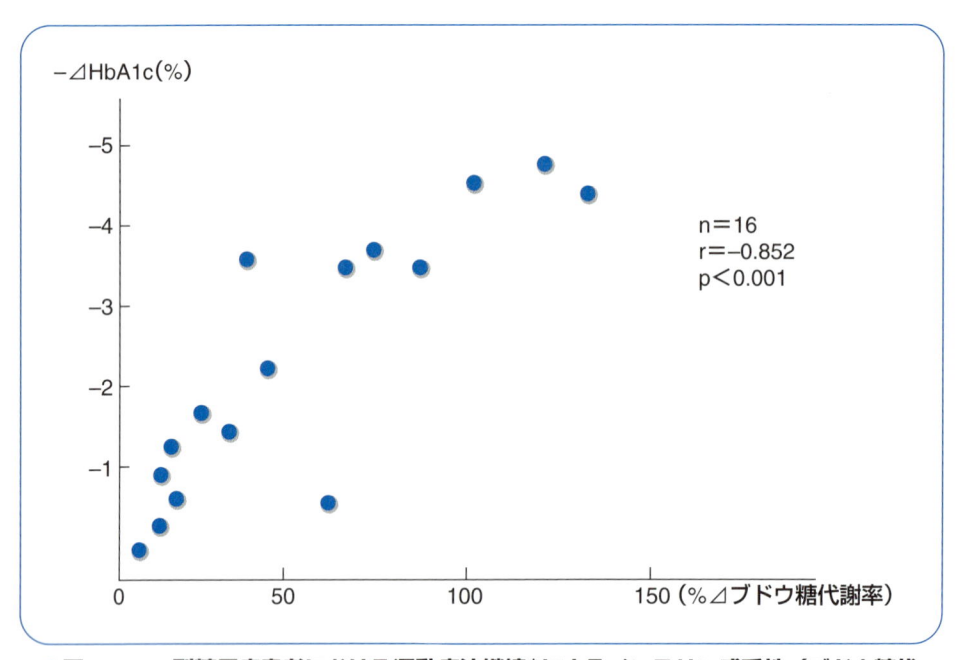

●図 2-7　2 型糖尿病患者における運動療法継続*によるインスリン感受性（ブドウ糖代謝率）の改善とその後の HbA1c の変化
*40〜60％強度，1 日 30〜60 分，週 5 回，8 週間
％⊿ブドウ糖代謝率：運動療法終了後におけるブドウ糖代謝率の増加率

　有酸素運動のインスリン感受性改善効果については，これまで体力の向上が期待できる比較的強度の高い運動が必要とされていた．しかし，最近では速歩など軽度ないしは中等度の運動でも運動量を増やすことでインスリン感受性の改善につながることが明らかとなっている．これらの点からも運動習慣がなく，体力が低下していることが多い糖尿病患者の運動療法に際しても，開始当初は強度を軽くして，エネルギー消費を高める方向で指導していくことがより実際的と思われる．

　従来，負荷が非常に重いレジスタンス運動は筋肥大をもたらし骨格筋量を増加させるが，有酸素運動でみられるようなインスリン感受性の改善（除脂肪体重当たり）が得られないほか，運動時の血圧上昇も顕著であることから，血管合併症を有することが少なくない糖尿病患者では積極的には勧められなかった．しかし，負荷が軽度で，数種類のレジスタンス運動種目を組み合わせたサーキットタイプのものは，十分なスクリーニングのもと，運動処方，指導を的確に行えば安全に実施でき，冠動脈疾患のリスクファクターの改善や糖代謝にも有効であることが明らかにされている．

　図 2-8 は 2 型糖尿病患者を対象に軽負荷，高頻度のレジスタンス運動を 6 週間にわたり実施させ，インスリン感受性に及ぼす効果をグルコースクランプ法により検討された成績である．アームカール，腹筋・背筋運動，スクワットなど 9 種目のレジスタンス運動を実施させた群では，全例で有酸素運動に匹敵するインスリン感受性の改善が認められ，糖尿病運動療法におけるその有用性が示唆される．

　身体トレーニングによりインスリン感受性の改善がもたらされる機序については，

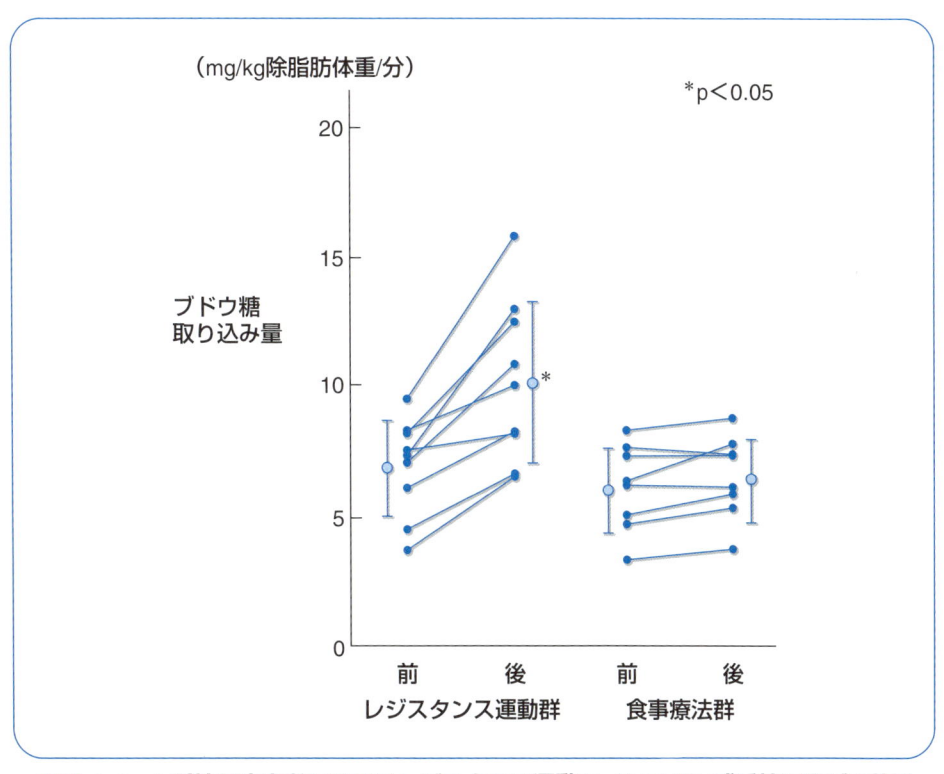

●図 2-8 2 型糖尿病患者におけるレジスタンス運動のインスリン感受性に及ぼす効果
（石井ら，1998）[10]

骨格筋血流量の増加，毛細血管密度の増加，骨格筋グリコーゲン合成酵素やピルビン酸脱炭酸酵素（PDH）など糖代謝関連酵素の活性が高まることのほか，グルコースの取り込みに重要な働きをもつ骨格筋グルコーストランスポーター（GLUT4）の遺伝子発現がトレーニング後に増加し，GLUT4 蛋白量が増えることが明らかにされている（図 2-9）．さらに最近では骨格筋ミトコンドリアのサイズ・量の増加やミトコンドリア機能の改善が，トレーニング後にもたらされ，インスリンシグナル伝達障害の一因である骨格筋内脂質を減少させることが肥満者や糖尿病患者において報告されている[12]．

2 脂質異常

2 型糖尿病患者にみられる脂質代謝異常の特徴は，高トリグリセリド血症と低 HDL-コレステロール血症であり，その原因の一つにはインスリン抵抗性が関与している．すなわち，インスリン作用の低下により脂肪組織におけるホルモン感受性リパーゼ活性が上昇し，遊離脂肪酸（FFA）の動員が促進される．FFA は肝臓に運ばれ，VLDL-トリグリセリド合成に寄与する．また，インスリン抵抗性は毛細血管壁に存在するリポ蛋白リパーゼ（LPL）活性を低下させ，カイロミクロンや VLDL の異化障害をもたらす結果，高トリグリセリド血症をきたすことになる．そして，VLDL から HDL への生成も低下するため低 HDL-コレステロール血症が起こる．

従来，運動選手など身体活動が活発な人では不活発な人に比べて，HDL-コレステ

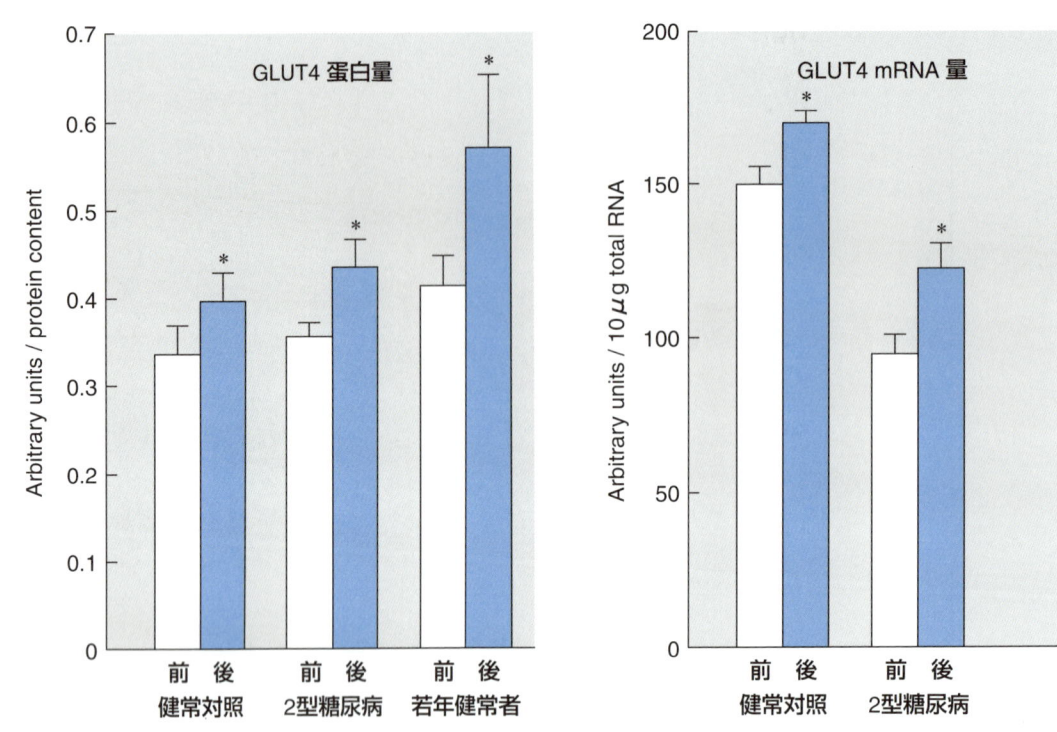

●図 2-9　2型糖尿病患者における 9 週間のトレーニングの大腿筋 GLUT4 蛋白量，および mRNA 量に及ぼす影響（Dela ら，1994）[11]
*p＜0.05 vs 前値

ロールや HDL_2-コレステロールが高値であり，トリグリセリド，VLDL-コレステロールや LDL-コレステロールが低値を示す傾向にある．そして，健常な中年男性にランニングやカントリースキーなど強度の高い運動を実施させた場合には，LDL-コレステロールの低下，HDL-コレステロールの増加，HDL-コレステロール/総コレステロール比の増加が認められる．

しかし，糖尿病患者における運動療法の血清脂質に及ぼす効果については必ずしも一定せず，運動量が少なく，強度が低い場合には，HDL-コレステロールの上昇を認め難く，また，運動療法単独では LDL-コレステロールの低下を認めないことも多い．

図 2-10 は 2 型糖尿病について入院のうえ，食事療法とともに強度が中等度の有酸素運動を 8 週間にわたり継続させ，血中脂質レベルに及ぼす効果をみたものである．トリグリセリドの低下とともに HDL-コレステロールの有意の増加，総コレステロールの低下傾向が認められる．このように脂質異常症における脂質代謝の改善には一定強度および期間の運動が必要であると同時に，食事療法を遵守することが重要である．

身体トレーニングは骨格筋毛細血管の LPL 活性を高め，VLDL の異化を亢進させることにより，血清トリグリセリドの低下や HDL-コレステロールの増加がもたらされる．また，2 型糖尿病において運動療法によるインスリン抵抗性の改善は，脂肪組織における脂肪分解を抑制する結果，肝臓における VLDL-トリグリセリド合成は低下し，血清トリグリセリド値の低下をもたらす．

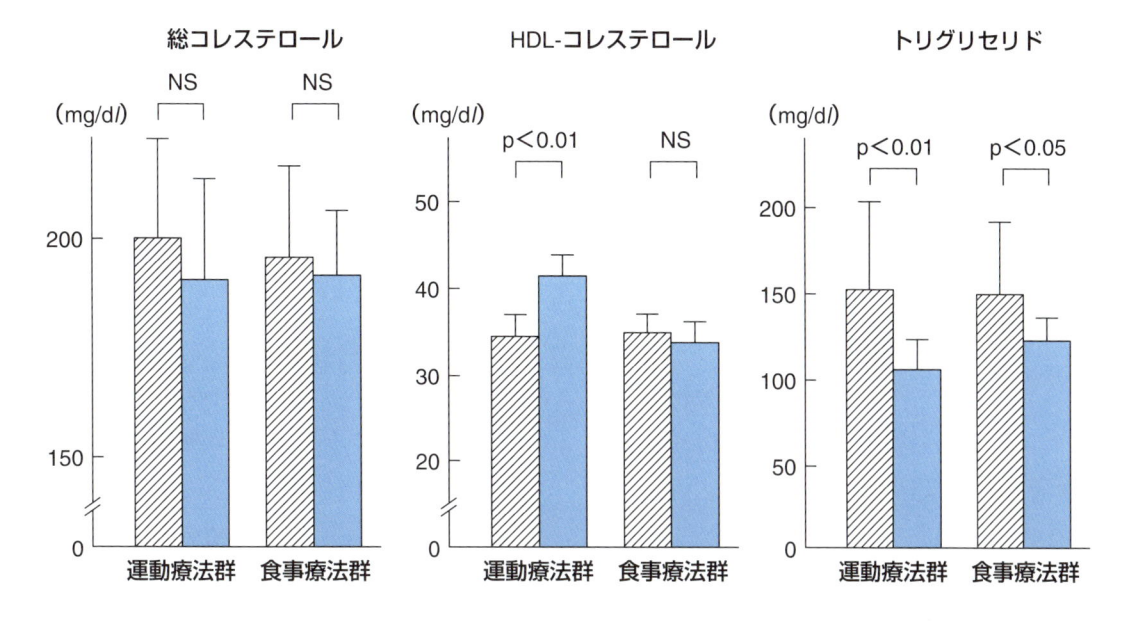

図 2-10　2型糖尿病患者における運動療法継続の血清脂質レベルに及ぼす効果（田中ら，1992）[13]

いずれにしてもこれらの運動療法による脂質代謝の改善は，インスリン抵抗性の減弱と高血圧の是正，線溶系の活性化などの効果と相まって，とくに動脈硬化性血管合併症の発症もしくは進展防止に重要な役割を果たすと考えられる．

3　体脂肪とその分布

2型糖尿病患者において肥満を合併する例が多く，その是正は2型糖尿病に認められるインスリン抵抗性を軽減させるうえからも重要である．

減量に際しては，通常，食事療法により摂取カロリーを制限する一方，運動療法により消費エネルギーを多くすることで，1日のエネルギーバランスを負にする必要がある．

1日のエネルギー消費は，①基礎代謝によるもの，②身体活動時のエネルギー消費，③消化，吸収など食事摂取に伴うもの，の3つの要素から構成される．このうち基礎代謝によるエネルギー消費量が最も大きく，全体の60～75％を占める．身体活動によるものは15～30％とされている．

表2-6には減量治療における食事療法と運動療法を併用することの利点を示した．運動療法を併用することで消費エネルギー量が多くなり減量の程度をより大きくさせるほか，運動時におけるエネルギー基質として脂肪の利用をより促進させるなど，体脂肪を中心とする減量効果が得られる．

減量が食事療法による摂取エネルギー制限のみで行われた場合には，減量に伴い筋肉，骨などの除脂肪体重も同時に減少し，前述のように基礎代謝量の低下を招き，減

● 表 2-6 減量治療として食事療法に運動療法を併用することの利点

1. 運動自体によるエネルギー消費量が増える
2. 脂肪分解（とくに内臓脂肪から）・酸化を促進させる
3. 除脂肪体重を維持することで体脂肪中心の減量効果が得られる
4. 除脂肪体重を維持もしくは増加させ，減量時の基礎代謝量の低下を防ぐ
5. エネルギー出入を負にするための食事によるカロリー制限が少なくて済む
6. 減量を続ける意志の持続につながる
7. 運動することで得られる健康のメリット
8. 食欲の抑制効果

（McArdle, W. D. et al.：*Exercise Physiology*, 4th ed, 1996 より）

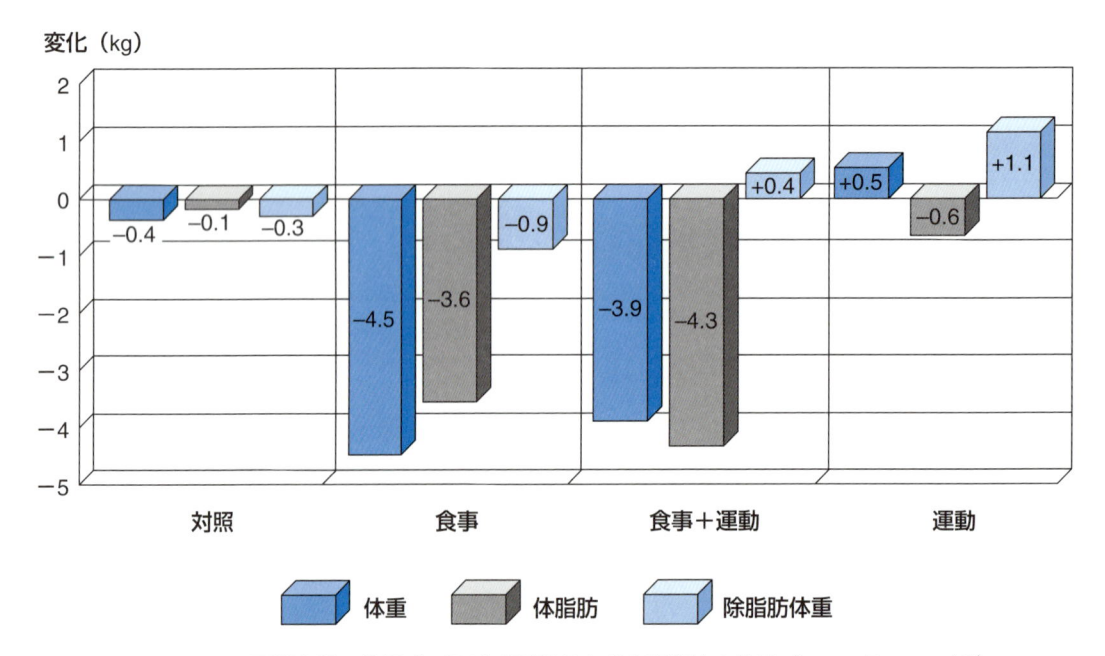

● 図 2-11 肥満女性の体組成に及ぼす運動および食事療法の効果（Ballor ら，1988）[14]

量に対する食事療法の効果が次第に弱まる．レジスタンス運動も含め運動はカロリー制限に伴う除脂肪体重の維持に有効であり，減量に伴う基礎代謝量の低下を防ぐことになる（**図 2-11**）．このほか，運動療法は食事療法と併用することにより，減量効果を長期にわたり維持することにも有用である．

近年，同程度の肥満でもメタボリックシンドロームにみられるような大網や腸間膜脂肪など内臓脂肪の多いタイプ（内臓脂肪型肥満）では，皮下脂肪型肥満に比べて糖，脂質代謝異常や心血管病変をきたしやすいことが明らかにされている．そして糖尿病患者では内臓脂肪型肥満を呈するものが多く，減量にあたってもその是正が重要になる．遺伝的素因が同じとされる中年女性の双生児における調査では，仕事や家庭での身体活動度が高く，スポーツを活発にしている人では体脂肪量，とりわけ内臓脂肪を含む体幹部脂肪量が少なく，遺伝的素因とともに運動が体脂肪分布を規定する重要な

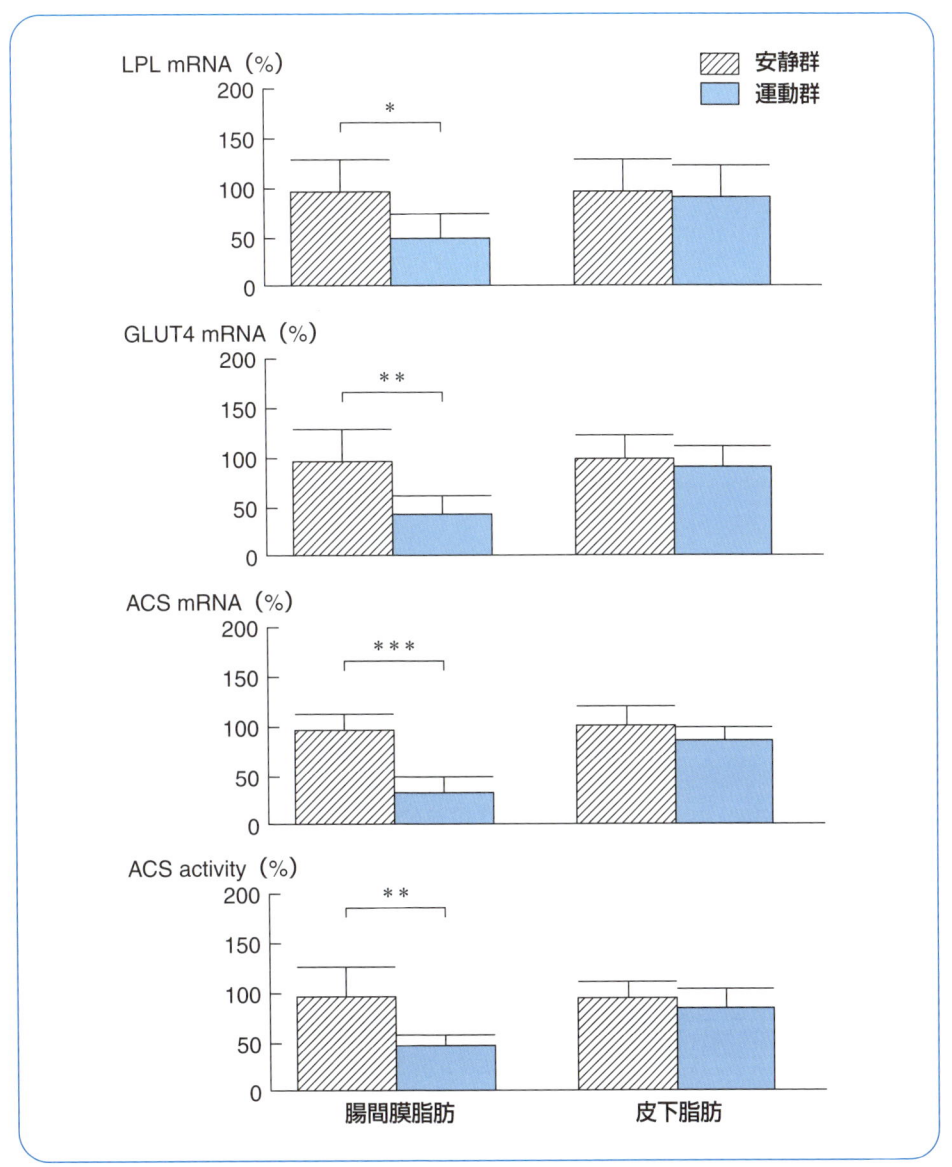

●図 2-12 **脂肪組織における lipoprotein lipase（LPL），glucose transporter（GLUT）4，acyl-CoA synthetase（ACS）mRNA レベルと ACS 活性**（Shimomura ら，1993)[16]

*p＜0.05，**p＜0.01，***p＜0.001

因子の一つであると考えられている[15]．

　この点に関して運動が内臓脂肪組織のリポ蛋白リパーゼや GLUT4 蛋白の遺伝子発現を低下させて，同部へのエネルギー基質の取り込みを制限すると同時に，アシル CoA 合成酵素活性ならびにその遺伝子発現を低下させて脂肪合成を抑制することで，内臓脂肪を特異的に減少させる可能性のあることが，ラットを用いた実験で示されている（**図 2-12**）．

4 高血圧

糖尿病患者では高血圧を合併するものの頻度が高く，その管理は血管合併症の予防の点からもきわめて重要である．

高血圧患者に対する運動療法の有効性は，軽症高血圧に限られたものであり，重症高血圧（＞180/105 mmHg）についてはむしろ早期に薬物療法を導入していくことが肝要である．一方，160/100 mmHg 未満の軽症高血圧では 1 日の塩分量を 6～7 g に減らし，カリウム摂取量を多くする食事療法とともに運動療法が高血圧の非薬物療法の一つとして勧められる．

これまでの運動習慣と高血圧との関連についてみた疫学調査では，日常における身体活動度が少ない人では多い人に比べて，高血圧になる危険率が 20～50% 高く，逆に身体活動度が高く，体力のある人では高血圧になるものの頻度が少なく，運動習慣が高血圧発症予防に有効であるとするものが多い．また，正常血圧のものや本態性高血圧患者においては規則的な有酸素運動を続けることにより，収縮期および拡張期血圧は各々 5～10 mmHg，4～6 mmHg 低下する．

一方，糖尿病患者についても有酸素運動を中心としたライフスタイル改善プログラムを実践することで，開始 3 カ月後には全身持久力の改善とともに安静時ならびに運動負荷時における収縮期血圧の有意の低下が認められる．また，運動終了後には内臓臓器や骨格筋に血液がプールされる結果，心臓への還流血液量が低下し，収縮期血圧は平均 10～20 mmHg 低下する．この運動後にみられるこの降圧作用は運動終了後 1～3 時間続く．運動療法による降圧機序に関しては，血漿量の減少や末梢血管抵抗に関与する交感神経系の沈静化，Na 利尿ホルモンによる利尿作用が身体トレーニングによりもたらされる．このほか，インスリン抵抗性の改善は血中インスリン濃度を低下させ，腎での Na 再吸収の抑制や交感神経系の緊張低下をもたらす．

前述したように降圧に有効な運動は全身の筋肉を使う有酸素運動であり，歩行やジョギング，自転車こぎ，水泳などがそれに当たる．また，強度については軽度～中等度のものが勧められている．一方，高重量のダンベルやバーベルを用いるレジスタンス運動や等尺性運動は降圧効果はなく，むしろ一時的であれ過度の血圧上昇をもたらすため（**図 2**-13），高血圧や網膜症など血管合併症を有する例では，運動療法種目としては避けるよう指導する．

5 骨 量

骨量は加齢とともに減少するが，その程度は女性で大きい．女性では 35 歳前後をピークに以後，高齢になるまでに約 30% 減少するとされ，とりわけ閉経後には骨量の減少率がそれまでの 2～3 倍に加速される．

糖尿病患者においては高血糖に伴う尿糖の増加は尿中 Ca 排泄を増加させ，インスリン作用不足はビタミン D 活性化障害のほか，骨芽細胞の増殖や分化を抑制し，骨基質であるコラーゲン産生を低下させることで骨量の減少を招く．このため，糖尿病患者では骨量は減少傾向にあり，また 1 型糖尿病や罹病期間の長い糖尿病患者では大腿

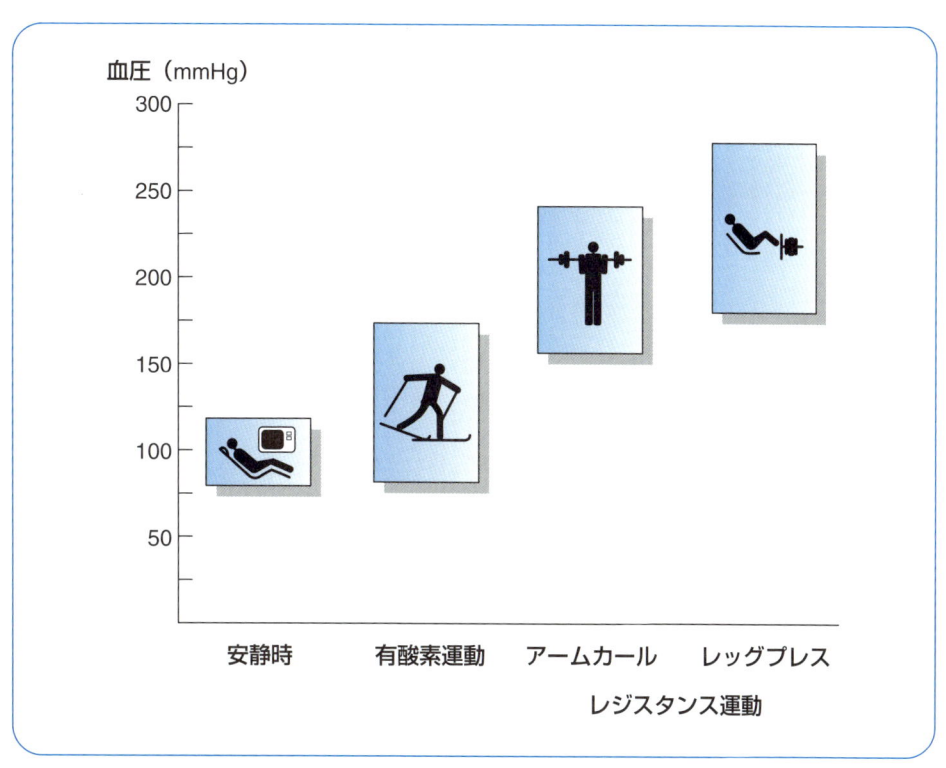

●図 2-13　**有酸素運動とレジスタンス運動の血圧に及ぼす影響**（McArdle, W. D. et al.：*Exercise Physiology*, 5th ed, 2001 より）

骨頸部骨折が多いことが報告されている．

　重力や適度の荷重が骨量の増減に密接にかかわり，逆に運動不足は骨にかかる機械的な力の減少を招き，骨量が減少する重要な要因である．そしてギプス固定や麻痺による不動の状態では骨量が急速に減少する．その理由の詳細は明らかではないが，脊髄損傷により歩行不能となった人の骨組織では，骨吸収に続く骨形成で成り立つ骨代謝回転のサイクルが遅延し，不動状態が始まった当初には先行する骨吸収相優位の骨組織になることが知られている（図 2-14）．

　運動の継続が骨量に及ぼす影響については，重量挙げ選手では同年齢の男性に比べ腰椎の骨量が高く，テニス選手の前腕の骨量は利き腕では反対側に比べて高値を示す．糖尿病患者においても長期にわたり運動療法を実施しているものでは運動習慣のないものに比べて骨量が高値を示した（図 2-15）．

　このように運動の継続は骨量の維持に有効であるが，同時に身体バランス，協調運動，反応能力など転倒を防ぐ能力を改善させることでも骨折のリスクを減少させる．

　運動は骨内血流を増加させ，骨吸収を抑制し，骨芽細胞の活性化をもたらす．また運動は骨にマイナスのピエゾ電位を発生させてカルシウムの沈着を招くとされている（図 2-16）．

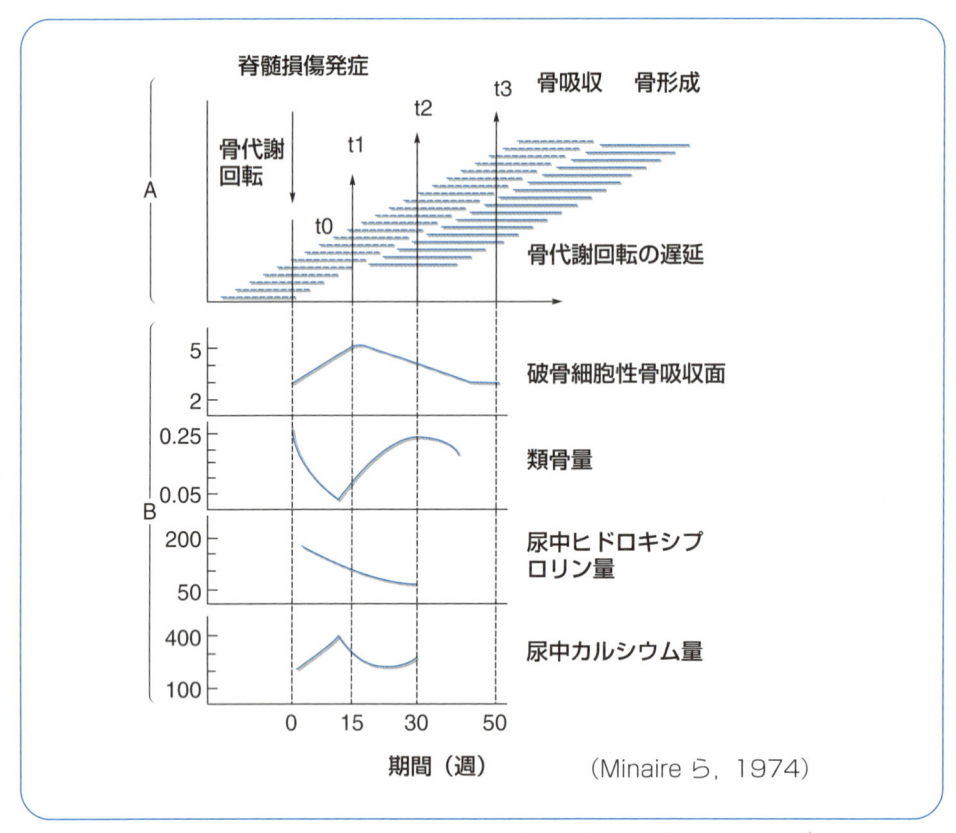

●図 2-14　不動状態に陥った際の骨代謝回転の遅延（林，1999）[17]
このために骨吸収相優位の状況が継続し，骨萎縮が進行する．運動による骨形成は，この逆の状態が生じて促進されるものと考えられる．

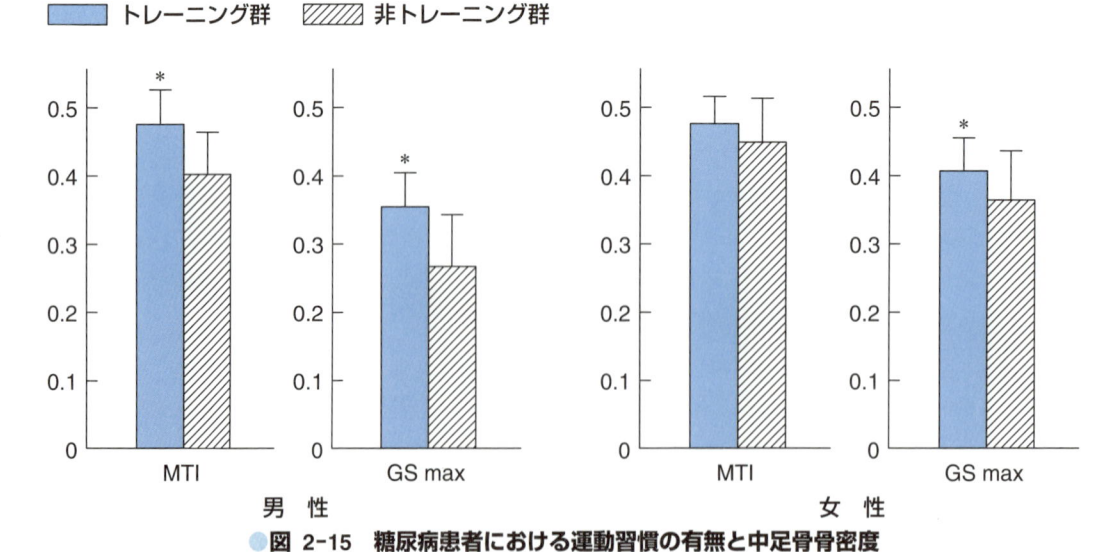

●図 2-15　糖尿病患者における運動習慣の有無と中足骨骨密度
MTI：骨皮質指数，GSmax：骨皮質のピーク高
*$p<0.05$ vs 非トレーニング群

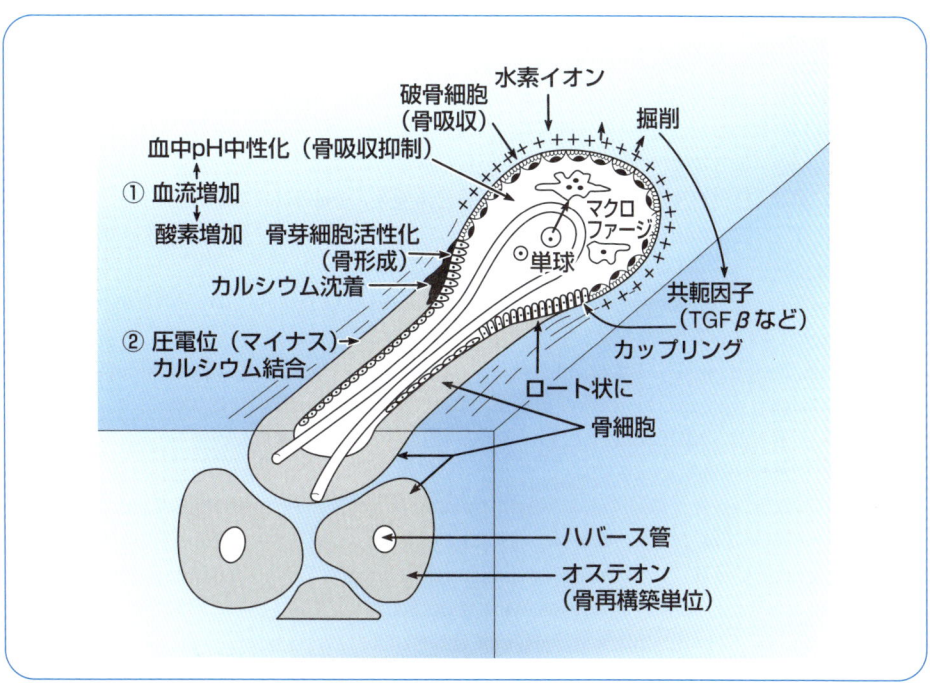

図 2-16 骨組織に与える運動の効果（①②）（林，1999）[17]

6 その他

　運動療法には前述の効果のほか，心肺機能を高め，線溶能の活性化，下肢閉塞性動脈硬化症患者の自覚症状の改善効果，さらには動脈硬化の原因の一つである血管内皮細胞機能障害を改善させる効果なども報告されている．

　この他，不眠や肩こりの解消，便秘の改善，ストレス解消などの経験的に知られている運動療法効果は食事療法では得難いものであり，運動療法継続の動機付けにもなると考えられる．

文　献

1) Lipman, R. L. et al.：Glucose intolerance during decreased physical activity in man. *Diabetes,* **21**：101, 1972.
2) Dowse, G. K. et al.：Abdominal obesity and physical inactivity as risk factors for NIDDM and impaired glucose tolerance in Indian, Creole, and Chinese Maurisian. *Diabetes Care,* **14**：271, 1991.
3) Pan, X. et al.：Effects of diet and exercise in preventing NIDDM in people with impaired glucose tolerance. The Da Qing IGT and Diabetes Study. *Diabetes Care,* **20**：537, 1997.
4) Berger, M. et al.：Metabolic and hormonal effects of musclar exercise in juvenile type diabetics. *Diabetologia,* **13**：355, 1977.
5) 藤井　暁：運動療法－体を動かし，運動しましょう－．糖尿病療養指導の手びき（日本糖尿病学会編）．南江堂，1999, pp. 52-58.
6) 藤井　暁，田中史朗：糖尿病の運動療法．金芳堂，1996.

7) Bjorntorp, P. et al.：Physical training in obesity II, Effects on plasma insulin in glucose intolerant subjects without marked hyperinsulinemia. *Scand. J. Clin. Lab. Invest.,* **32**：41, 1973.
8) 藤井　暁：運動療法の代謝・内分泌効果と患者指導上の問題点．糖尿病カレントレビュー 92/93 治療と管理のアップデート（坂本信夫，兼子俊男監修）．医歯薬出版，1994, pp.17-40.
9) 藤井　暁・他：肥満 NIDDM の運動療法．糖代謝に及ぼす効果と実施上の問題点．糖尿病の進歩 '87, 第 21 号（日本糖尿病学会編）．診断と治療社，1987, pp.117-123.
10) Ishii, T. et al.：Resistance training improves insulin sensitivity in NIDDM subjects without altering maximal oxygen uptake. *Diabetes care,* **21**：1353, 1998.
11) Dela, F. et al.：Physical training increases muscle GLUT4 protein and mRNA in patients with NIDDM. *Diabetes,* **43**：862, 1994.
12) Toledo, F. G. S. et al.：Effects of physical activity and weight loss on skeletal muscle mitochondria and relationship with glucose control in type2 diabetes. *Diabetes* **56**：2142, 2007.
13) 田中史朗・他：NIDDM 患者における運動療法継続の血清脂質レベルに及ぼす効果．糖尿病，**35**：955, 1992.
14) Ballor, D. L. et al.：Resistance weight training during caloric restriction enhances lean body weight maintenance. *Am. J. Clin. Nutr.* **47**：19, 1988.
15) Katherine, S. et al.：Genetic and environmental influences on total body and central abdominal fat：the effect of physical activity in female twins. *Ann. Int. Med.,* **130**：873, 1999.
16) Shimomura, E. et al.：Marked reduction of acyl-CoA synthetase activity and mRNA, combined with reduction of lipoprotein lipase and glucose transporter mRNA, intra-abdominal visceral fat by physical exercise. *Am. J. Physiol.,* **265**：E44-E50, 1993.
17) 林　泰史：骨粗鬆症における運動の意義と実際．臨床スポーツ医学，**16**：665, 1999.

3 運動療法を始める前のチェックポイント

1. 日常生活活動量の把握

1 エネルギー代謝

1. 基礎代謝

　ヒトは体温維持，消化・吸収，その他生活活動を営むため常にエネルギーを消費しているが，これらのうち生命維持にのみ消費される基本的エネルギーを基礎代謝（basal metabolism：BM）とよんでいる．室温20～25℃の快適な環境下で，前日の夕食摂取後12時間以上経過した早朝覚醒仰臥位で，しかも精神・心理的にも安寧な状態におけるエネルギー消費量を基礎代謝量と定義している．基礎代謝量は，呼吸，心臓，腎臓の活動，中枢神経系や全身の組織細胞における基本的生命活動に必須のエネルギー消費量の総和である．基礎代謝は，性，年齢，体格，体組成，内分泌など身体的条件および気候など環境条件にも影響される．

　基礎代謝量は体表面積当たり（$kcal/m^2/時$）または体重当たり（$kcal/kg/日$）で表されるため，成長の著しい2～3歳の時期がもっとも高く，その後加齢に伴い低下し，80歳代では3歳時の55％程度となる．1日当たりの基礎代謝絶対量（$kcal/日$）は男性では16歳，女性は17歳時にピークを示し，その後減少し80歳代ではピーク時の2/3程度に減少する．このような基礎代謝の加齢変化は，筋肉量や内臓諸器官の個々の細胞の活性レベルに影響されたものと思われる．

　基礎代謝の男女差は体組成に影響されるといわれる．乳幼児期の男女差は僅少であるが，思春期以降は男性の基礎代謝量がおおむね7.0～9.3％高値を示す．また，女性の性周期に伴う体温変化や発熱時に体温が1℃上昇することによって基礎代謝量が約13％上昇する．基礎代謝量は男女ともおおむね1日の総エネルギー消費の約60％を占める．

2．睡眠時代謝

睡眠時といえども呼吸，心拍動および体温は維持され，それにもエネルギーを要する．睡眠時の代謝量はおおむね基礎代謝の6〜8％減とされるが，生活時間調査法による1日のエネルギー消費量算出に際しては基礎代謝量の90％として計算される．

3．安静時代謝

食後2時間以上経た椅座位安静時のエネルギー代謝を安静時代謝（resting metabolic rate）という．安静時代謝量には，仰臥位から椅座位への姿勢変換に伴う骨格筋や心機能亢進および食事摂取による代謝亢進（特異動的作用）などが含まれ，おおむね基礎代謝量の20％増とされる．

4．特異動的作用

食物の摂取および同化に伴うエネルギー消費の亢進を特異動的作用（specific dynamic action：SDA）といい，蛋白質では摂取熱量の約30％，炭水化物6〜7％，脂肪では約4％代謝が亢進することが知られている．SDAは摂食開始から亢進し，約2時間でピークに達し，その後漸減し8時間後に基礎代謝レベルに戻る．SDAは摂取エネルギー量にほぼ比例し，1日の摂取総エネルギー量の10％がSDAに寄与しているとされる．

5．運動（労作）時代謝

運動または生活活動時には，その運動遂行に要するエネルギー需要量に応じて代謝量が亢進する．運動時代謝量は運動強度と継続時間によって決まる．運動（労作）強度としてはエネルギー代謝率（relative metabolic rate：RMR）が繁用されている．RMRは次式によって算出される．

$$RMR = (労作時代謝量 - 安静時代謝量)/基礎代謝量 = 労作代謝/基礎代謝$$

ただし，労作代謝とはその活動に消費された正味のエネルギー量で，活動時のエネルギー消費量から安静時のエネルギー消費量を差し引いたものである．労作強度を示す指標として，RMRのほかにMETs（metabolic units）がある．METsは運動時の代謝量が安静時代謝量の何倍に相当するかを示す指標で，運動時代謝量/安静時代謝量で表され，METsとRMRの関連は次式で示される．

$$METs = RMR \cdot (基礎代謝/安静代謝) + 1 \fallingdotseq 0.83 \cdot RMR + 1$$

1日の総エネルギー消費量は，基礎代謝，睡眠代謝，安静代謝，SDAおよび活動代謝量の合計である．

2 エネルギー代謝測定法

人体におけるエネルギー代謝測定法には大別して直接法と間接法の2種類ある．直接法はエネルギー代謝量を，発生した熱として測定する方法で，原理的にはもっとも正確とされるが，技術的困難さや設備が膨大なため繁用はされていない．間接法は，

生体内の代謝過程で消費される酸素（O_2），発生する二酸化炭素（CO_2）および尿中尿素窒素をそれぞれ測定し，計算によってエネルギー消費量を算出する方法である．間接測定法でも O_2，CO_2 および換気量（$\dot{V}E$）の測定は必須であり，24時間の代謝量測定や複雑な生活活動量の測定は困難であり，実用的には以下の方法が用いられている．

1. 生活活動調査法

おおむね昭和20〜44年にかけて，その当時の生活行動および労働のほとんどすべての形態の RMR が測定されている[1]．それを基にして，生活活動時のエネルギー消費量を kcal/kg/分に換算し，公表されている．**表3-1, 表3-2** には，日常生活活動および運動種目別エネルギー消費量の例を示した．また，表3-1, 表3-2 のエネルギー消費量は 20〜29歳代の男性を対象に算出されたものである．基礎代謝量は年齢や性によって異なるため，活動代謝量を算出する際には**表3-3**に示した補正係数を乗じなければならない．

生活活動調査法による1日のエネルギー消費量算出式はいくつか報告されているが，数度の栄養所要量改訂の結果，睡眠時代謝率（0.9）や SDA および安静代謝率（1.2）を考慮する煩雑さを避け，生活活動個々のエネルギー消費量（Ea）を体重1kg当たり，1分間当たりで表し，次式により算出する方法が推奨されている．

1日のエネルギー消費量（kcal/日）＝ Bm・Tb・W ＋ ΣEa・Tw・W

ただし，Bm：基礎代謝基準値（kcal/kg/分），Tb：睡眠時間，W：体重（kg），Ea：

表 3-1 日常生活時のエネルギー消費量（kcal/kg/分）

項　目	エネルギー消費量	項　目	エネルギー消費量
睡　眠	0.0170	掃　除（はく，ふく）	0.0676
食　事	0.0269	（電気掃除機）	0.0499
身仕度	0.0287	洗　濯（電気洗濯機）	0.0410
歩　行（普通）	0.0570	（手洗い）	0.0587
散　歩	0.0464	（干す，とりこみ）	0.0587
階　段（のぼる）	0.1349	（アイロンかけ）	0.0464
階　段（おりる）	0.0658	ふとんあげおろし	0.0818
乗　物（電車，バス立位）	0.0375	裁　縫	0.0287
自転車（普通）	0.0658	教　養	0.0233
自動車運転	0.0287	趣味・娯楽	0.0287
休息・談話	0.0233	机上事務	0.0304
入　浴	0.0606	買　物	0.0481
炊　事（準備，かたづけ）	0.0481	草むしり	0.0552

（資料：日本体育協会スポーツ科学委員会）

エネルギー消費量＝表 3-1 エネルギー消費量（kcal/kg/分）×体重×時間（分）×補正係数

（糖尿病運動療法のてびき，医歯薬出版，1998 より引用）

● 表 3-2　運動種目別エネルギー消費量（kcal/kg/分）

項　目		エネルギー消費量	項　目		エネルギー消費量
散　歩		0.0464	階段昇降		0.1004
歩行分速	60 m	0.0534	素振り（バット）（平均）		0.2641
	70 m	0.0623	遊　泳	クロール	0.3738
	80 m	0.0747		平　泳	0.1968
	90 m	0.0906		横　泳	0.1614
	100 m	0.1083	卓　球	練　習	0.1490
ジョギング	（軽い）	0.1384	バドミントン	練　習	0.1508
	（強め）	0.1561	スカッシュ	練　習	0.1615
リズム体操	（普通）	0.1472	テニス	練　習	0.1437
ジャズダンス	（普通）	0.1517	ゴルフ	（平均）	0.0835
体　操	（軽い）	0.0552	スケート	練　習	0.1437
	（強め）	0.0906	歩くスキー		0.0782～0.1348
ダンス	（平均）	0.0578	剣　道	かかりげいこ	0.5631
自転車毎時　平地	10 km	0.0800	柔　道	試　合	0.1968～0.3030
	15 km	0.1207	重量挙		1.5774～1.8606
登坂	10 km	0.1472	バスケット	練習試合	0.2588
	15 km	0.2602	バレー	練　習	0.1437～0.2499
降坂		0.0269	サッカー	練　習	0.0853～0.1419

（資料：日本体育協会スポーツ科学委員会）
（糖尿病運動療法のてびき，医歯薬出版，1998 より引用）

個々の活動のエネルギー消費量，Tw：個々の労作時間（分）

　次に，42歳，体重48.0 kgの女性の生活活動調査記録に基づいて1日のエネルギー消費量を算出してみる．まず，睡眠時間は520分であったので，睡眠時のエネルギー消費量は520（分）×0.0170（kcal/kg/分）×48（kg）×0.877（補正係数，表3-3の40～，50～歳代の係数を用い比例計算で42歳の補正係数を算出）で，370.0 kcalとなる．それ以外の代謝量の合計（ΣEa・Tw・W）は，1,307.4 kcalで，これに0.877を乗じ，睡眠時の代謝量を加えると，1,517 kcalとなる．

2．酸素消費量実測法および HR-$\dot{V}O_2$ 回帰式を用いる方法

　図3-1に示したように，日常生活活動時の酸素消費量（$\dot{V}O_2$）を24時間にわたって連続測定し，総$\dot{V}O_2$に温当量（酸素1l燃焼して得られるエネルギー量で，おおむね5kcalとして計算する）を乗じて1日のエネルギー消費量を推定する方法であるが，呼気マスクやO_2測定機器を身体に装着するため活動が制限され実用的ではない．
　自転車エルゴメーターまたはトレッドミルを用いた負荷漸増運動時に心拍数（HR）と酸素摂取量（$\dot{V}O_2$）を実測し，あらかじめ HR-$\dot{V}O_2$ 回帰式を算出しておき，携帯型心拍測定装置を用い24時間連続測定した HR を HR-$\dot{V}O_2$ 回帰式に代入し $\dot{V}O_2$ を推定する方法である．この方法では，HR を実測するため生体変化を比較的忠実に反映する

● 表 3-3 活動代謝量を求める際に乗ずる補正係数

年　齢	男性	女性
*10〜（歳）	1.542	1.471
*11〜	1.454	1.371
*12〜	1.375	1.288
*13〜	1.288	1.213
*14〜	1.217	1.142
15〜	1.158	1.079
16〜	1.125	1.038
17〜	1.096	1.008
18〜	1.071	1.004
19〜	1.050	0.999
20〜	1.000	0.971
30〜	0.954	0.917
40〜	0.925	0.879
50〜	0.917	0.863
60〜64	0.908	0.858
65〜69	0.900	0.863
70〜74	0.896	0.863
75〜79	0.875	0.871
80〜	0.867	0.867

第四次改定『日本人の栄養所要量』より，20〜29歳代男性の基礎代謝基準値（kcal/kg/日）を基準として算出．
*は参考値
（糖尿病運動療法のてびき，医歯薬出版 1998より引用）

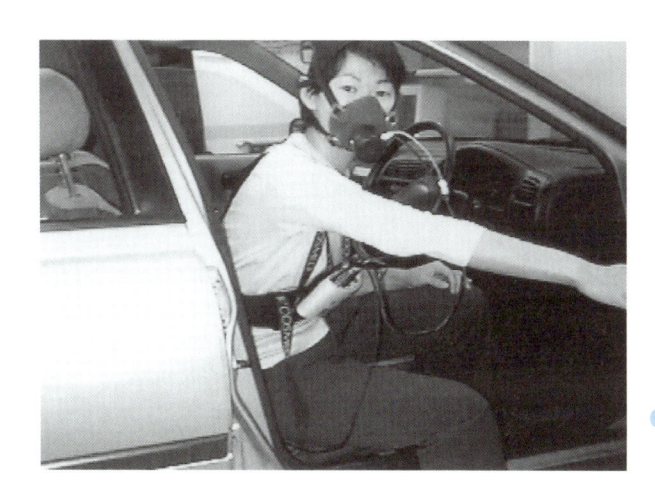

● 図 3-1　日常生活活動時の酸素摂取量の実測

● 表 3-4 　生活時間調査法，HR-$\dot{V}O_2$法および実測$\dot{V}O_2$法による1日のエネルギー消費量の比較

被検者	生活時間調査法		HR-$\dot{V}O_2$法		実測$\dot{V}O_2$法	
	(kcal/日)	(kcal/kg/日)	(kcal/日)	(kcal/kg/日)	(kcal/日)	(kcal/kg/日)
A	2,421.6	38.8	2,594.6	41.5	3,008.6	48.1
B	2,365.1	36.5	2,115.1	32.6	2,876.0	44.4
C	2,106.4	37.1	2,376.6	41.8	2,779.8	48.9
D	1,993.4	39.1	2,483.8	48.7	2,488.2	48.8
E	3,172.2	41.6	3,117.4	40.9	3,259.5	42.8
Mean	2,411.7	38.6	2,537.5	41.1	2,882.4	46.6
SD	460.7	2.0	369.7	5.7	284.6	2.8

（上岡方土ら，1999）

が，精神的ストレス負荷時のように$\dot{V}O_2$の上昇を伴わずにHRのみ上昇する場合や，睡眠時にHRが低下し，その低いHRを一次回帰式に代入した場合$\dot{V}O_2$が負になるなどの不都合が生じる．

1日のエネルギー消費量を実測することは困難であり，間接推定法に頼らざるを得ないが，いずれも長短を有し信頼できる方法には乏しい．**表3-4**には，成人5名を対象に，$\dot{V}O_2$実測法（呼吸代謝測定装置K4，COSMED社製），HR-$\dot{V}O_2$回帰式を用いた方法および生活時間調査法によって，24時間の総エネルギー消費量を算出した結果を示した．実測$\dot{V}O_2$に基づいて算出したエネルギー消費量を基準にすると，生活時間調査法では16％低く，HR-$\dot{V}O_2$法では12％低くなる．生活時間調査法とHR-$\dot{V}O_2$回帰式を用いてエネルギー消費量を比較した場合，その差はほぼ5％に縮小する．実測$\dot{V}O_2$に基づいたエネルギー消費量が真値にもっとも近いと仮定すれば，他2法は12〜16％低く見積もっていることになる．

3．簡便なエネルギー消費量測定装置

1日のエネルギー消費量の算出は，生活時間調査法およびHR-$\dot{V}O_2$回帰式いずれを用いても容易ではない．一方，Calorie Counter（Kenz）など簡便な1日のエネルギー消費量測定装置が市販されている．たとえば，Calorie Counterでは年齢，性，身長，体重を入力するため，少なくとも基礎代謝量は正しく計算される．活動量は，装置内に組み込まれた加速度計により動きの加速度をエネルギー換算し，エネルギー消費量として表示される．**図3-2**には，生活時間調査法とカロリーカウンターで求められた1日のエネルギー消費量との関連を示した．比較的相関係数が高く，1日のエネルギー消費量の推定には有用な装置であると思われる．ただし，生活活動内容や運動強度のチェックができない，自転車駆動，階段昇降運動および水泳時のエネルギー消費量の推定ができない，などの欠点はある．

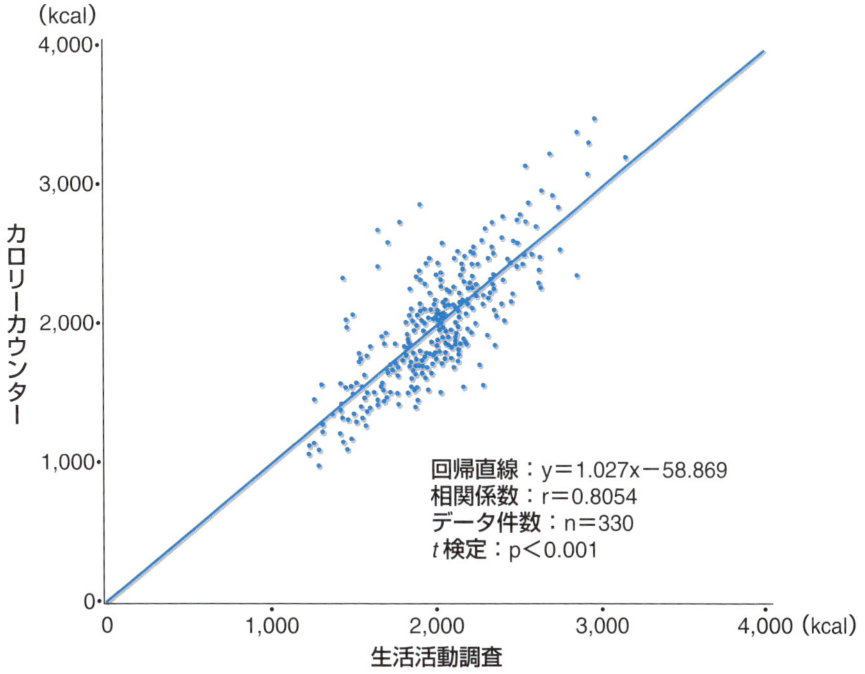
(kcal)
4,000
3,000
2,000
1,000
0
カロリーカウンター
回帰直線：y＝1.027x－58.869
相関係数：r＝0.8054
データ件数：n＝330
t 検定：p＜0.001
0
1,000
2,000
3,000
4,000 (kcal)
生活活動調査

図 3-2　生活活動調査法による消費エネルギー量とカロリーカウンターによる消費エネルギー量との相関（糖尿病運動療法のてびき，医歯薬出版，1998 より引用）

2．運動療法を始める前のメディカルチェック

1 メディカルチェックの目的

糖尿病においては，運動を行うにあたって何らかの障害となる状態が存在しても，自覚症状を欠く場合も少なくない．不適切な運動は糖尿病患者の代謝状態への悪影響や合併症の悪化をもたらす場合もあり，ひいては患者自身の運動に対する意欲をなくすことにもなりかねない．したがって運動療法を安全かつ効果的に行うためには，開始前のメディカルチェックが必須である．また，運動療法を継続している時期にも定期的なメディカルチェックが必要であろう．

メディカルチェックの目的を**表 3-5** に示す．メディカルチェックで，まず確認すべきことは禁忌となる病態が存在するかどうかである．禁忌となる病態を一つでも認めた場合には運動療法は施行すべきではない．この場合にはその病態の治療を運動療法以外の方法で，まず行うこととなる．次に運動が可能と判断されても施行に際して注意すべき状態をピックアップする．これにより個々の患者にあった，無理のない運動プログラムの作製が可能となる．また運動療法を施行した場合の効果判定には何らか

●表 3-5　メディカルチェックの目的

❶運動療法の禁忌症例か否かの決定
❷注意して運動を行う必要のある状態のピックアップ
❸個々の患者の状態にあわせた運動プログラムの作製
❹運動療法の効果判定

の客観的な指標が必要である．どのような効果を期待して運動療法を行うかにより症例ごとに異なった指標が選択されるが，運動開始前後での比較によって運動プログラムが妥当であるかどうかの判断材料となる．さらに，改善したことを患者自身に示すことで運動継続への動機付けにもなりうる．

以下に，メディカルチェックを問診，診察所見，各種検査の3つの項目に分け，それぞれの項目ごとに述べてみたい．

2　問　診

糖尿病患者に対する一般的な問診を基本としたうえで，以下の点にとくに留意して問診を行う（**表 3-6**）．

自覚症状では，労作時の胸痛，息切れ，動悸，ふらつき，下肢のしびれや痛みなどの循環，呼吸器系の症状や肩，首，腰，膝，足首などの筋骨格系の症状，および糖尿病の合併症に起因する症状に注意する．しかし前述のごとく糖尿病では無症候性心筋虚血を含め疾患を合併していても自覚症状を欠く場合も少なくないため，症状がなくても種々の検査の結果を踏まえて総合的に判定することが重要である．

現病歴では，罹病期間や糖尿病の合併症に関する情報に注意し，既往歴では心疾患，脳血管障害，高血圧，高脂血症，肺疾患，整形外科的疾患などを，家族歴では突然死の有無などについて聴取する．

運動歴では，過去何歳ころから何年間どんな運動を行っていたかを，現在の運動習

●表 3-6　問　診

- 自覚症状
- 糖尿病の現病歴
- 既往歴
- 家族歴
- 運動歴
- 現在の運動習慣
- 嗜好（喫煙，飲酒など）
- 糖尿病および糖尿病以外の治療内容
- 低血糖の頻度や時間帯（インスリン，経口血糖降下薬で治療中の場合）
- 自宅や職場周辺の運動のできる施設や，運動を行える環境について

慣については運動種目と頻度，1回当たりの時間を確認する．また，とくにまとまった時間をとって運動をしていなくても，通勤での歩行時間など日常生活での運動量に関する情報も得ておく．

現在の治療内容に関しては糖尿病の治療についてはもちろんのこと，糖尿病以外の治療内容についても確認しておく．とくに心疾患，高血圧に対するβ遮断薬，α遮断薬，利尿薬などでは，それぞれ心拍数，起立性低血圧，水分バランスなどの面で運動時には注意が必要である[1]．インスリン，経口血糖降下薬で治療中の場合に，低血糖の既往があれば，その頻度，時間帯に関する情報を得ることは，どの時間帯に運動をするのが望ましいかを指導する際に重要である．

また，実際に利用可能な運動施設や自宅近くの環境についても確認しておくと，より具体的な指示が可能となろう．

●表 3-7 診察所見

- 身長，体重，ウエストヒップ比，体脂肪率
- 血圧（　　/　　mmHg）起立性低血圧（有，無）
- 脈拍（　　/分，　不整；有，無）
- 体温（　　℃）
- 貧血（有，無）
- 眼底検査（　　　　　　　）
- 胸部所見（　　　　　　　　　）
- 腹部所見（　　　　　　　　　）
- 浮腫（有，無）
- 四肢の創傷，皮膚潰瘍など（　　　　　　　　）
- 関節の変形，筋萎縮，麻痺などの運動障害（　　　　　　）
  その他の整形外科的な所見（　　　　　　　）
- 神経所見　　　　右　　　　左
  　振動覚
  　膝蓋腱反射
  　アキレス腱反射
- 下肢動脈の触知　　右　　　　左
  　大腿動脈
  　膝窩動脈
  　後脛骨動脈
  　足背動脈
- API（ankle pressure index）
  　　　　　　　右　　　　左
  その他，運動に支障をきたすと思われる所見
  　（　　　　　　　　　　　　　　）

③ 診察所見

　一般的な全身所見に加え，**表3-7**に示すごとく糖尿病による細小血管障害，動脈硬化による所見を念頭に置き診察を行う．運動療法開始前にウエストヒップ比，体脂肪率も含めて測定しておくことは，開始後の効果判定の指標となりうる．また，運動を行ううえで支障をきたすような関節の変形，筋萎縮，麻痺などについてもチェックする．

　閉塞性動脈硬化症（ASO）に関してはAPI（ankle pressure index）の測定も有用である．これはDoppler flow meterを用いて測定し，簡便で侵襲なく再現性もよいために広く行われるようになってきている[2]．

④ 各種検査項目

　虚血性心疾患をはじめ，循環器疾患のチェックは運動療法開始前のメディカルチェックのなかでももっとも注意をはらうべき項目である．

　前述のごとく糖尿病患者では虚血性心疾患を合併していても自覚症状を欠く場合も少なくないため，十分な問診と診察を行い安静時心電図，胸部X-Pなどで異常がないかを確認する．確認後，マスター二段階試験（シングル，またはダブル）またはトレッドミルなどによる負荷心電図検査を行う．その他，**表3-8**に示したように，血算，肝機能，腎機能，脂質，血糖管理状況などの項目をチェックしておく．

　また可能であれば自律神経障害に関しては心電図上のR-R間隔のCV値などを，さらに症状や既往歴によっては必要により呼吸機能検査，骨塩定量を追加する．

●表 3-8　各種検査項目

- 安静時心電図（　　　　　　　　　　）
- 負荷心電図（　　　　　　　　　　）
- 胸部X-P（　　　　　　　　　　）
- 血算，生化dataなど
  - 血算　　BUN　　Cr　　尿酸　　Na　　K　　Cl
  - GOT　　GPT　　γ-GTP　　LDH　　CPK　　T-cho
  - HDL-Cho　　TG　　CRP　　クレアチニンクリアランス
- 尿検査
  - 尿ケトン体　　尿蛋白（尿アルブミン）
- 血糖コントロール
  - HbA1c　　空腹時血糖値　　食後2時間血糖値
- 心電図R-R間隔CV値
- 呼吸機能検査
- 骨塩定量

3. 体力測定

　運動療法を安全に，また効果的に行うためにはメディカルチェックと同時に体力に関する評価も重要である．体力をどのように定義するかについては国内外ともに多くの考え方が存在し，気温など物理化学的ストレスや，ウイルスなど生物的ストレスに対する抵抗力も含めて広くとらえる考え方もある．WHOでは「体力とは満足できる程度に身体作業を行うことができる能力である」と定義しており[1]，ここではこの定義をもとに体力を「糖尿病患者において効果をもたらす程度に運動療法を行うことができる能力」ととらえることとする．

　Curetonは運動能力を平衡性（balance），瞬発力（power），敏捷性（agility），柔軟性（flexibility），筋力（strength），持久力（endurance）の6つの項目に分けているが，体力測定を行う際にはこれらを指標にすると便利である[2]．この項ではこれらの項目の実際的な測定法を例示し，さらに有酸素運動を行う場合の指標としての，呼吸循環機能における持久力に関しても触れておく．

1　体力測定の繰り返しの重要性

　体力測定を行う前には，まずメディカルチェックを受け体力測定の実施が可能かどうかの判断を行う．可能と判断されれば体力測定を行い，メディカルチェックの結果とあわせて運動処方を行う．運動療法開始後も定期的にメディカルチェック，体力測定を行い患者の状態の変化にあわせて運動処方の軌道修正をしていくことが望ましい（**図3-3**）[3]．

2　体力測定の方法

　文部科学省は1998年から，新しい体力テストを実施している[4]．新体力テストでは平均寿命の伸びなどが考慮され，対象年齢が60歳未満から80歳未満に延長された．また全年齢に共通の項目として握力，上体起こし，長座体前屈を取り入れたことによってこれらの項目の年齢による変化が比較可能となった（**表3-9**）．文部科学省の体力テストには医療機関においては施行しづらい項目も一部含まれているため，ここでは健康・体力づくり事業財団の体力テストを紹介する（**図3-4，図3-5**）．

3　呼吸循環機能における持久力

　呼吸循環機能における持久力の指標としては，従来から最大酸素摂取量（$\dot{V}O_2$ max）が用いられてきた．$\dot{V}O_2$ maxは運動負荷を漸増して酸素摂取量を測定した際の最大値であり，運動強度を決定するうえでの有用な指標となりうる．しかし糖尿病による種々の合併症や心血管系の機能に障害のある場合や高齢者などでは最大運動を行うこと自体がリスクを伴うため十分な運動負荷を加えられない場合も多い．そこで最近では運動負荷を漸増していった際に無酸素的な代謝が起こり始める無酸素閾値（anaerobic

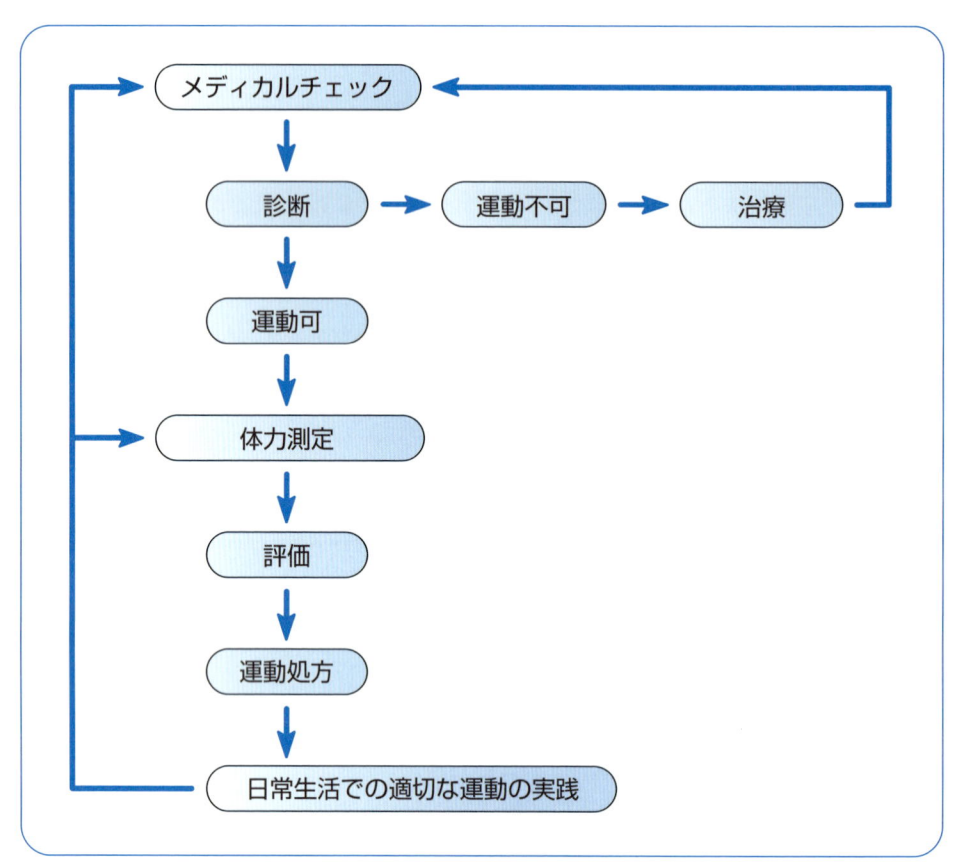

●図 3-3　メディカルチェック，体力測定，運動処方の流れ（宮下充正，1997 より一部改変）

●表 3-9　文部科学省の新体力テスト

測定対象	テスト項目
6〜11 歳男女	握力，上体起こし，長座体前屈，反復横とび，20 m シャトルラン（往復持久走），50 m 走，立ち幅とび，ソフトボール投げ
12〜19 歳男女	握力，上体起こし，長座体前屈，反復横とび，持久走，20 m シャトルラン，50 m 走，立ち幅とび，ハンドボール投げ，ただし持久走か 20 m シャトルランのどちらかを選択する
20〜64 歳男女	握力，上体起こし，長座体前屈，反復横とび，急歩，20 m シャトルラン，立ち幅とび　ただし急歩か 20 m シャトルランのどちらかを選択する．急歩は男子 1,500 m，女子 1,000m
65〜79 歳男女	ADL，握力，上体起こし，長座体前屈，開眼片足立ち，10 m 障害物歩行，6 分間歩行
	ADL（日常生活活動）によって，テスト項目を制限する

（文部省体育局：平成 10 年度体力・運動能力調査報告書，1999）

● 閉眼片足立ち（平衡性）

図のような姿勢で何秒間じっとしていられるか（きき足で立つ）

〈注意〉姿勢をくずさない，目をあけない

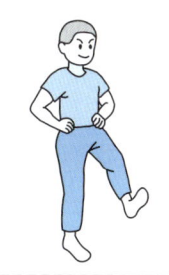

得 点	1点	2	3	4	5
男 子	〜30秒	31〜49	50〜69	70〜89	90〜
女 子	〜30秒	31〜49	50〜69	70〜89	90〜
体力年代	50歳代	40	30	20	20（強健者）

● しゃがみとび（瞬発力）

図の姿勢から真上にジャンプして前後の足をかえ，元の姿勢に戻る．伸びてしゃがんだところを1回として20秒間に何回できるか

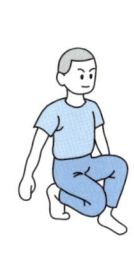

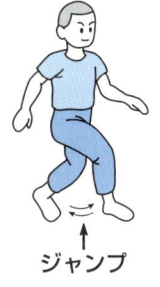

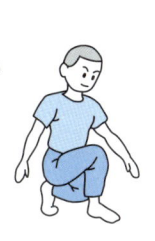

得 点	1点	2	3	4	5
男 子	〜9回	10〜13	14〜17	18〜21	22〜
女 子	〜9回	10〜12	13〜15	16〜18	19〜
体力年代	50歳代	40	30	20	20（強健者）

● 座位足開閉（敏捷性）

いすにかけ，週刊誌の上に両足をのせ，図のように足のおや指を床にタッチさせ，すばやく元に戻る．これを1回と数え，10秒間に何回できるか

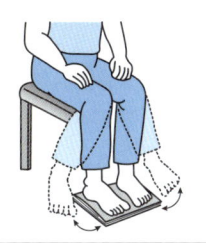

得 点	1点	2	3	4	5
男 子	〜15回	16〜18	19〜21	22〜24	25〜
女 子	〜15回	16〜18	19〜21	22〜24	25〜
体力年代	50歳代	40	30	20	20（強健者）

● 図 3-4 健康，体力づくり事業財団の体力テスト

● **立位体前屈（柔軟性）**

図のように両足をそろえて台の上に立ち，上体を前にいっぱいまげて両手を伸ばす．記録は台の上を0cmそれ以下を＋何cmとする

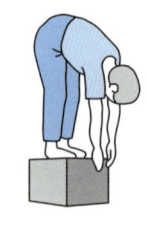

〈注意〉いっぱいまげたところで3秒間とめる

得　点	1点	2	3	4	5
男　子	～5cm	6～8	9～11	12～15	16～
女　子	～8cm	9～12	13～15	16～18	19～
体力年代	50歳代	40	30	20	20（強健者）

● **腕立て腕屈伸（腕，肩の筋力）**

図のような姿勢で，腕立て伏せが2秒1回の割合で何回できるか

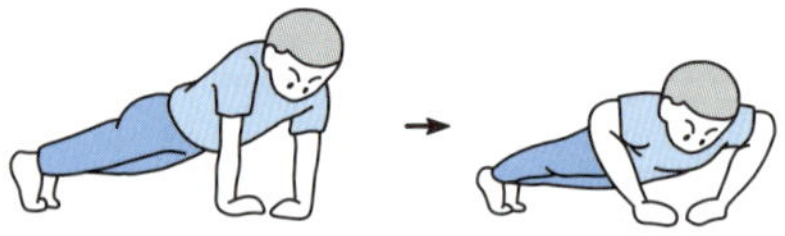

得　点	1点	2	3	4	5
男　子	～10回	11～15	16～20	21～28	29～
女　子	～3回	4～5	6～7	8～10	11～
体力年代	50歳代	40	30	20	20（強健者）

● **踏台昇降（持久性）**

35cmくらいの台の前に立ち，
(1) 片足を台の上に
(2) 台上に両足をそろえて直立
(3) はじめに上げた足をおろし，
(4) 元の姿勢に戻る

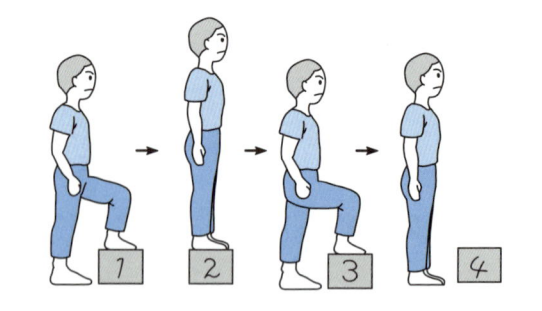

1歩0.5秒，2秒1回の割で昇降し，3分間（90回）つづけたら台に腰かけて休む．1分間休んでから30秒間（運動後1分～1分30秒の間）の脈拍を数える（最高血圧150以上の人は避ける）

得　点	1点	2	3	4	5
男　子	60～	55～59	46～54	41～45	～40
女　子	68～	64～67	56～63	51～55	～50
体力年代	50歳代	40	30	20	20（強健者）

※脈拍数

● 図 3-4　健康，体力づくり事業財団の体力テスト（つづき）

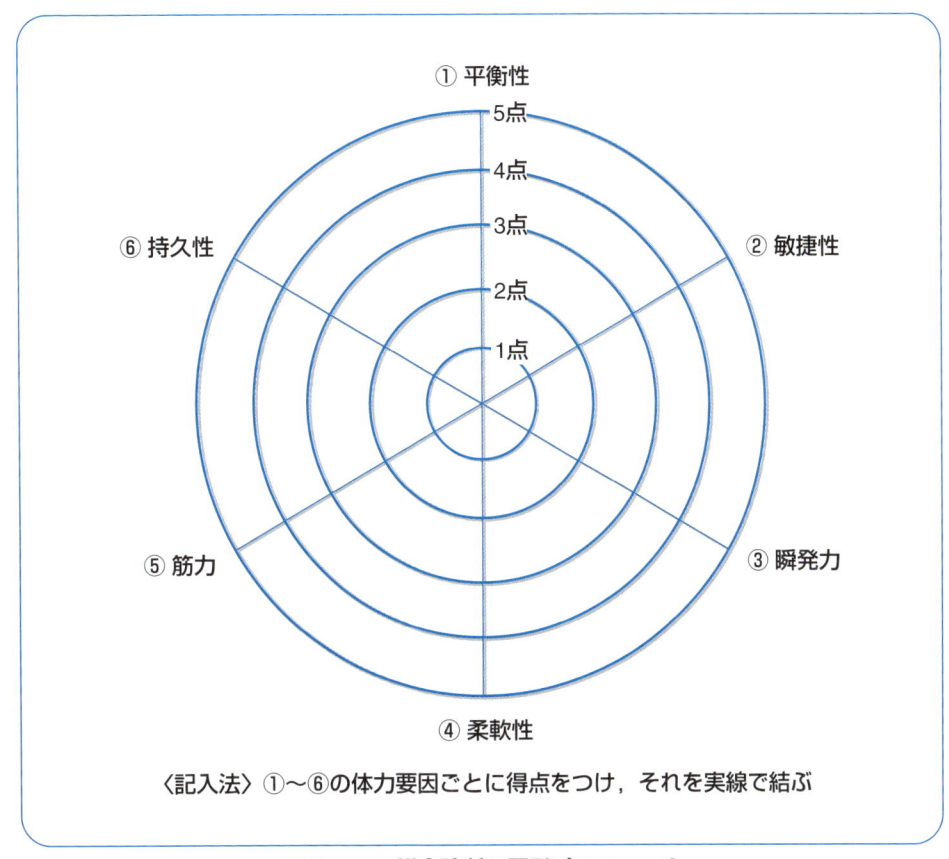

```
                    ① 平衡性
                      5点
                      4点
⑥ 持久性               3点              ② 敏捷性
                      2点
                      1点


⑤ 筋力                                ③ 瞬発力


                    ④ 柔軟性
〈記入法〉①〜⑥の体力要因ごとに得点をつけ，それを実線で結ぶ
```

図 3-5　総合診断の円形プロフィール

threshold：AT）を測定し，これが運動強度の指標として利用されるようになってきている．ATを指標として運動強度を決定した場合には，血中乳酸の持続的上昇がない，長時間の持続が可能，血中カテコールアミンの著増がない，運動強度増加に対する心機能の応答が保たれる，などの面で糖尿病患者が運動を行う場合の指標としては利用しやすいものと思われる[5]．

　AT測定には換気量から求める方法と，血中の乳酸値から求める方法がある．換気量から求めた値を換気性閾値，血中の乳酸値から求めた値を乳酸性閾値とよぶ．AT時の運動強度における心拍数を実際の運動における指標として用いる．また運動負荷を漸増していった場合に，患者自身がどう感じているかという主観的な評価をあわせて行うことも重要である（**表3-10**）[6]．しかしAT測定が行える施設は限られているため，年齢から換算される最高心拍数などから，運動時の心拍数の目安を求める方法が簡便，かつ一般的である．

4 体力測定を行う際の注意点

　体力測定は患者に身体的な負荷がかかることより，前述のごとく実施前にはメディカルチェックを施行し禁忌となる病態が存在しないかどうか，実施可能かどうかをま

● 表 3-10　15 段階の RPE (rate of perceived exertion) スケール

6	
7	Very, very light
8	
9	Very light
10	
11	Fairly light
12	
13	Somewhat hard
14	
15	Hard
16	
17	Very hard
18	
19	Very, very hard
20	

(Borg ら, 1982)[6]

ず判定する．インスリンや経口血糖降下薬を使用している場合には空腹時を避けるなど，低血糖に関する注意も必要である．実施前には排便，排尿を済ませ，体を動かしやすい服装，靴で行う．また，実施前後には軽いウォーミングアップ，ストレッチを行うことが望ましい．測定中は適宜休憩をいれ，患者の状態や症状を注意深く観察しながら無理のないように行うべきである．

4. 施設などに示す処方書式の例示

　運動療法を安全，かつ効果的に実施するためにはメディカルチェックや体力測定にて患者の状態を十分に把握することが大切であることは今まで述べてきたとおりである．他施設に運動を依頼する場合には，施行したメディカルチェックと体力測定の結果を情報として提供し，それらの結果を踏まえた運動を処方する．運動処方の内容は運動の種類，強度，持続時間，頻度を含むものでなければならない．またインスリン，経口血糖降下薬で治療中の患者では，どの時間帯に運動をするのが望ましいかを書き添えておく必要があろう．ここでは他施設などに示す処方書式として日本医師会編の運動療法処方せん作成マニュアルの書式を例示する（**表 3-11**）[1]．

● 表 3-11 運動療法処方せん書式マニュアル

運動療法処方せん　　例

診療情報

氏　名		生年月日　大・昭　年　月　日（　）歳　男・女
臨床診断		投薬内容（特に心拍数に影響する薬剤）

問診	自覚症状	胸痛・動悸・息切れ・めまい・失神 その他（　　　　　　　　　　） な　し	運動療法の適応	適　応 条件付適応 禁　忌
	既往歴	心疾患・整形外科的疾患 その他（　　　　　　　　　　） な　し	運動負荷試験	必　要 必ずしも必要ない
	家族歴	心筋梗塞・突然死 その他（　　　　　　　　　　） な　し	運動負荷試験結果	最大到達心拍数 　　　　　　／分 負荷時最大血圧 　　　／　　　mmHg 陽　性 境界域 陰　性
	生活習慣	問題点（　　　　　　　　　　） な　し		
安静時血圧 安静時心拍数		／　　　mmHg ／分（座位）		
安静時心電図所見		心筋梗塞　ST・T異常　心室性不整脈 その他（　　　　　　　　　　） な　し	運動療法の可否	可 注意して可 不　可

運動療法処方

	種　類	強　度	時間（量）	頻　度
有酸素運動	歩　行 ジョギング 水中歩行 自転車エルゴメーター その他 （　　　　　　）	●心拍数（回／分） 　105回　110回　115回 　120回　125回　130回 ●自覚的運動強度 　［楽　　　　：ボルグ11 　　ややきつい：ボルグ13］	10分　20分　30分 40分　50分　60分 6,000歩　8,000歩 10,000歩　12,000歩	1回／週 2回／週 3回／週 4回／週 5〜7回／週

	種　類	強　度	時間（量）	頻　度
補助運動	体　操 自重を利用した補助運動 マシン フリーウエイト その他（　　　　　）	30〜40回繰り返し行える強さ 20〜30回繰り返し行える強さ 15〜20回繰り返し行える強さ	5分 10分 15分 20分	1回／週 2回／週 3回／週 4回／週 5〜7回／週

ストレッチング──運動前・後
運動療法上の注意点

平成　年　月　日　　医療機関名
　　　　　　　　　　所在地（〒　　　－　　　　）
　　　　　　　　　　医師名　　　　　　　　　　㊞

文 献

〔1．日常生活活動量の把握〕
 1) 沼尻幸吉：労働の強さと適正作業量．労働科学研究所，東京，1970．

〔2．運動療法を始める前のメディカルチェック〕
 1) 中尾一和・他訳：最新　糖尿病の運動療法ガイド．メジカルビュー社，1997，pp. 198-203．
 2) 非侵襲的動脈硬化診断研究会：動脈硬化の診断ガイドライン．共立出版，1999，pp. 232-239．

〔3．体力測定〕
 1) World Health Organization：Technical report 388, 1966.
 2) Cureton, T. K.：Physical fitness appraisal and guidance. C. V. Mosby, 1947.
 3) 宮下充正・他：体力を考える．杏林書院，1997，pp. 55-56．
 4) 文部省体育局：平成10年度体力・運動能力調査報告書，1999．
 5) 伊藤春樹：ATを基準とした運動療法．呼吸と循環，**40**：1173-1182，1992．
 6) Borg, G. A. V.：Psychological bases of perceived exertion. *Med. Sci. Sports Exerc.*, **14**：377-381, 1982.

〔4．施設などに示す処方書式の例示〕
 1) 日本医師会編：運動療法処方せん作成マニュアル，1996．

4 糖尿病治療のための運動処方の原則

1. 運動の種類とその質

　運動トレーニングは，無酸素運動，有酸素運動およびストレッチングなどに大きく分類することができよう．具体的な運動の種類としては，運動の種目（たとえば，体操，機械による筋力トレーニング，歩行，ジョギング，自転車エルゴメーター運動，トレッドミル歩行および走行など），スポーツ種目（たとえば，水泳，テニス，ゴルフなど）があげられる．その結果として，インスリン感受性の亢進による耐糖能の改善のほかにも，全身的な体力の向上（筋力，持久力，体脂肪量の減少など），精神的充実感やストレスの解消も期待できるものが理想的である．

　糖尿病の治療としての運動トレーニングの場合，不可欠かつ基本となるものは，ある程度持続時間の長い有酸素運動である．自分が趣味としているスポーツ，たとえばテニスやゴルフなどを運動療法に用いることができればベストであるかもしれないが，インスリン感受性の亢進や体力の向上には，ある程度の強度の運動を継続的に（できれば毎日，最低でも隔日には）できるものでなくてはならない．具体的には，以下の5項目を満たすものが望ましいと考えられるが，本人の希望を聞きながら，総合的に判断されるべきである．

① 運動強度の設定がしやすいこと
② 全身の筋肉を広範に使用すること
③ 体力に応じて，永く続けられること
④ いつでも，必要なときにできる運動であること
⑤ 怪我や関節などの障害を起こしにくい，安全なものであること

　典型的な運動処方としては，歩行，ジョギング，水泳，サイクリング，自転車エルゴメーター運動，縄跳び，そしてさまざまな持久的なスポーツ種目が用いられる．週末にテニスやゴルフなどのゲームをする場合は，それのみでは不十分なので，平日にはジョギングなどの運動を合わせて行うべきである（**表 4-1**）．

● 表 4-1 糖尿病治療のための運動処方の種目としての長所と短所

	強度設定が楽か	筋肉を多く使うか	リズミカルか否か	永く続けられるか	いつでもできるか	だれでもできるか	どこでもできるか	楽しさの程度	総合
散　歩	○	◎	○	◎	◎	◎	◎	△	◎
ジョギング	◎	◎	◎	◎	◎	○	◎	△	◎
リズム体操	◎	◎	◎	○	◎	○	○	◎	◎
ジャズダンス	◎	◎	◎	△	◎	△	△	◎	◎
体　操	○	○	△	○	○	○	○	○	○
卓　球	◎	◎	○	○	△	○	△	◎	○
自転車	◎	○	○	◎	○	○	○	◎	◎
階段昇降	◎	◎	○	◎	◎	◎	◎	△	◎
素振り	◎	◎	○	○	◎	◎	◎	△	◎
バドミントン	◎	◎	◎	△	△	◎	△	◎	○
遊　泳	◎	◎	◎	◎	△	△	△	◎	○
ダンス	○	○	○	○	△	○	△	◎	○
スカッシュ	○	◎	○	○	△	△	△	○	○
テニス	△	◎	○	◎	△	△	△	◎	○
ゴルフ	○	○	△	◎	△	○	△	○	○
スケート	◎	◎	○	△	△	△	△	○	○
剣　道	○	◎	○	○	△	△	△	○	○
バレー	○	◎	○	○	○	○	△	○	○
縄とび	△	◎	◎	△	◎	○	◎	△	○
ボウリング	△	◎	○	○	△	○	△	○	○
歩くスキー	○	◎	○	△	△	△	△	○	△
弓　道	△	△	△	◎	△	△	△	△	△

◎望ましい，○比較的望ましい，△あまり望ましくない　　　　　　　　　　　　　　　　（1987，伊藤）

　無酸素運動やストレッチングは，糖尿病に対する運動療法として必須ではないが，可能なら並行して行うことが望ましい．運動強度が高い無酸素運動は，筋肉量の増加，筋力の増強に有効である．筋肉量の増加は，インスリン感受性の亢進や基礎代謝の増加をもたらすことになる．しかし，念頭に置くべきことは，強度の高い無酸素運動によって，運動直後に血糖値の上昇する場合がしばしばあること，また血圧が上昇し心筋酸素消費量が増加することである．このような危険性を考慮したうえで，(合併症が進行していたり，心血管系障害を有する患者にはとくに) その適応は判断されるべき

である.

　無酸素運動の具体的方法としては，ダンベルやバーベルを用いる方法，弾力性に富んだチューブやスプリングを用いる方法，ウエイトを利用した機械類があげられる．部位としては，①臀部と脚部，②胸部，③肩，④背部，⑤上腕部，⑥腹部，があげられるが，主要な筋肉ごとに適切な運動を選択し，それぞれに負荷となるウエイトと反復回数を定めなければならない．無酸素運動の効果が期待されるためには，週に2回以上の頻度が必要であるとともに，運動させた筋肉を次回のトレーニングまで48時間以上休ませることが必要とされている．

　ストレッチングを継続的に行えば，体の柔軟性が向上する．転倒した際の骨折や捻挫の予防にも有効であり，総合的な体力の向上に役立つので，有酸素運動や無酸素運動のトレーニングの前に5～10分程度，行うことが理想的である．また，無酸素運動のクールダウンとして，行ってもかまわない．

2．運動強度

　前述したように，糖尿病に対する運動療法として基本となるものは，ある程度持続時間の長い有酸素運動である．これは，運動によるカロリーの消費から高血糖の是正と肥満の解消を図るほか，長期的なインスリン感受性の改善を目的としている．有酸素運動の強度が高すぎては，第一，持続して行うことが困難になるし，もっと重大なことは心臓突然死などのリスクが増大することである．さらに，最近の疫学研究の多くは，糖尿病や高血圧を含めた成人病の改善や健康の維持には，軽度から中程度の運動を継続的に行うことで十分な効果が得られることを明確に示している．

　運動の強度は，その時間当たりの消費カロリーで判断することができる（表3-2参照）．これを絶対強度といい，運動による消費カロリー量は，この指数に運動時間と体重を乗じて計算される．たとえば，体重70 kgの人が分速60 mで歩行すると，0.0534 kcal/kg/分×70 kgで3.738 kcal/分となり，200 kcal消費するためには，約54分必要ということになる．

　一方，個人の体力がそれぞれ異なっていることを考えた場合，運動の強度を示す指標としてもっとも相応しいと考えられているのは，最大酸素摂取量（$\dot{V}O_2max$）を100%とし，その何%であるか，つまり%$\dot{V}O_2max$で設定する方法である（**表4-2**）．糖尿病の運動療法に用いる有酸素運動としては，40～60%の%$\dot{V}O_2max$の強度が適当とされている．この強度は，筋肉の肥大や筋力の増強をもたらすにはまったく不十分であるし，心肺機能の向上を含めた耐久力の向上にも60%以上の%$\dot{V}O_2max$が必要とされているが，40～60%の強度でインスリン感受性の改善やカロリー消費，全身の血液循環の改善などの点には十分であることを理解するべきである．

　もちろん，患者が若く，他に合併症がなければ，60%以上の%$\dot{V}O_2max$で持続時間の長い有酸素運動を行ってもかまわないし，その場合には心肺機能を含めた体力的な

● 表 4-2 運動処方のための運動強度のとらえ方

自覚的運動強度（RPE）強度の感じ方，その他の感覚を参考に RPE 数をきめる		$\dot{V}O_2max$ からみた強度	脈拍数からみた強度 %$\dot{V}O_2max$ に相当すると思われる脈拍数				
強度の感じ方 / その他の感覚	RPE 点数	%$\dot{V}O_2max$	1 分間当たりの脈拍数				
			60 歳代	50 歳代	40 歳代	30 歳代	20 歳代
最高にきつい / からだ全体が苦しい	・20 ・19	100%	155	165	175	185	190
非常にきつい / 無理，100%と差がないと感じる，若干言葉が出る，息がつまる	・18 ・17	90%	145	155	165	170	175
きつい / 続かない，やめたい，のどがかわく，がんばるのみ	・16 ・15	80%	135	145	150	160	165
ややきつい / どこまで続くか不安，緊張，汗びっしょり	・14 ・13	70%	125	135	140	145	150
○やや楽である / ○いつまでも続く，充実感，汗が出る	・12 ○11	○60%	120	125	○130	135	135
楽である / 汗が出るか出ないか，フォームが気になる，ものたりない	・10 ・9	50%	110	110	115	120	125
非常に楽である / 楽しく気持ちよいがまるでものたりない	・8 ・7	40%	100	100	105	110	110
最高に楽である / じっとしているより動いたほうが楽	・6 ・5	30%	90	90	95	95	95

（体育科学センター資料および RPE より，1987，伊藤改変）

○ 年齢 40 歳代で，60%$\dot{V}O_2max$ 強度の運動処方の場合，自覚的運動強度は「やや楽である」であり，RPE 点数だと 11 点，脈拍数だと 130 拍がめやすとなる．

向上が期待できる．逆に，高齢者や合併症などを有する患者には，必ずしも強度にこだわることなく，ゆっくりと歩行をすることだけでも，血糖降下作用のほかにも骨粗鬆症の進展防止など日常生活レベルの維持などを含めて，非常に大きな効果があると考えて間違いない．

$\dot{V}O_2max$ は，肺による換気能力ではなく，最大心拍出量によって規定されていることから，心拍数（HR）を用いて%$\dot{V}O_2max$ の簡便な判断に利用することができる．最高心拍数（HRmax）を 220－年齢として暫定的に計算し，この心拍数に至る運動負荷を 100%$\dot{V}O_2max$ とする．これをもとに，各%$\dot{V}O_2max$ と心拍数との関係を推定し，目的とする%の強度の運動を行うには，いくつの心拍数をめどにすればよいかを判断するのである．そのためには，運動中の心拍数を患者自身か，もしくはテレメーター心電計によってモニターされなければならない．

しかし，このような運動中の心拍数の測定も実際には面倒であったり，患者がうま

く数えられないことも少なくない．そのような場合には，さらに簡便な方法として，運動者の感覚に頼ることになる．すなわち，発汗，呼吸の苦しさ，動悸の程度などの感覚に頼る方法である．このような方法は，信頼性にかけると考える人も多いかもしれないが，もともと有酸素運動に適した強度にある程度の幅があること，運動者の体調も日々異なっていることを考えると，これで通常は十分である．40～60％の％$\dot{V}O_2$max に相当する感覚は，「気持ちよく，楽に動ける感じ」から「汗ばんでくる」というくらいである．1章6項に書いたように，爽快感を感じられる強度の運動が，永く続けていくためにはもっとも重要なことであることを念頭に置き，患者の感じ方を尊重して，％$\dot{V}O_2$max の数値にこだわりすぎないようにしたほうがよい場合も多いと思われる．

一方，筋肉量の増加，筋力の増強を目的とした無酸素運動の場合は，8～15回程度の反復する運動を比較的強い強度で行う必要がある．このような強い強度の筋肉運動は，血圧の上昇や血糖の上昇をもたらしたり，場合によっては筋肉や腱を痛めたりする可能性もあるので，すべての患者に勧めるべきものではない．しかし，患者によっては，このような筋力トレーニングを希望する人もいるので，前述したような危険性の有無を考慮したうえで，有酸素運動にオプションとして追加するのが妥当であろう．

3．運動時間および運動頻度

運動持続時間は，運動療法の目的，年齢，性，合併症の有無および運動強度や運動頻度などの組み合わせによって決まる．運動療法が，心・肺機能の亢進，筋力の増加，骨格筋におけるインスリン感受性の改善および体重の減少を目的とした場合や糖尿病合併症の有無などによって運動のエネルギー消費量や運動強度が異なり，それに従って運動時間も変わってくる．

米国心臓病学会（AHA）[1]では，健康の維持のために必要なエネルギー消費量の範囲を 700～2,000 kcal/週（100～286 kcal/日）としている．心・肺機能の亢進（$\dot{V}O_2$max の増加）に必要な最小限の強度で，しかも糖尿病を悪化（低血糖，高血糖，ケトーシス，心筋虚血，増殖性網膜症の悪化など）させない強度の範囲として，50～74％$\dot{V}O_2$max 強度[2]を提示している．また，骨格筋における糖取り込み速度や骨格筋内 glucose transporter 4（GLUT 4）含量は，一過性運動後2日以後低下する[3]という知見に基づけば，運動の間隔（運動頻度）は3～5回/週ということになる．

そこで，年齢45歳，体重70 kg，$\dot{V}O_2$max 38 ml/kg/分の男性糖尿病患者が週間エネルギー消費量を700～2,000 kcal，運動強度を50～74％$\dot{V}O_2$max とし，週3回および5回の頻度で運動した場合の1回の運動時間を算出してみる．

70（kg）×［38×0.5×5～38×0.74×5（温当量）］÷1,000＝6.650～9.842 kcal/分

週頻度3回の場合：700/3～2,000/3＝233.3～666.7 kcal/回となり，

233.3/6.650～666.7/9.842＝35.0～67.7 分/回

週頻度 5 回の場合：700/5〜2,000/5＝140〜400 kcal/回で，
140/6.650〜400/9.842＝21.0〜40.6 分/回と計算される．

$\dot{V}O_2max$ が測定されていない場合は，運動種目別エネルギー消費量（表 3-2 参照）を用い，次式から算出する．

運動時エネルギー消費量(kcal)＝体重(kg)×エネルギー消費量(kcal/kg/分)×
運動時間（分）×補正係数

上記患者が軽いジョギングをした場合の毎分エネルギー消費量は，

0.1384(kcal/kg/分)×0.921(補正係数)×70 kg＝8.923 kcal/分となる．

この強度で，週 3 回または 5 回の頻度で運動した場合の運動時間はそれぞれ次のとおりとなる．

週頻度 3 回の場合：233.3/8.923〜666.7/8.923＝26〜74.7 分/回
週頻度 5 回の場合：140/8.923〜400/8.923＝15.7〜44.8 分/回となる．

50〜74%$\dot{V}O_2max$ 強度は中等度またはやや強い運動とされるが，軽いジョギング（主観的運動強度 RPE；12〜13）をした場合の運動時間と近似している．つまり，$\dot{V}O_2max$ を測定せず RPE に基づき強度を選択したとしても，大きな誤差は生じず簡便に算出されることがわかる．

1 回の運動時間は，目標とした週間エネルギー消費量と運動強度および頻度に依存するが，心・肺機能の亢進や骨格筋におけるインスリン感受性への効果を考慮すると，運動頻度は 3〜5 回/週となる．中等度強度（50〜74%$\dot{V}O_2max$）で，700〜2,000 kcal/週のエネルギーを消費しようとすると，週頻度 3 回の場合はおおむね 30〜75 分/回，週頻度 5 回の場合は 15〜45 分となる．

一方，米国糖尿病学会（ADA）[2]では，糖尿病患者の運動処方として，運動強度 50〜74%$\dot{V}O_2max$，週頻度 3〜5 回および 1 回の運動時間を 20〜60 分としている．

4．運動実施時間帯

糖尿病患者の運動に際し，運動実施時間帯をとくに考慮する必要があるのはインスリン治療中の患者であり，インスリン注入後さらに運動を付加し低血糖に陥るのを回避しなければならない．インスリン注入後はインスリンの吸収がピークに達する時間と運動実施時間帯とを一致させないよう配慮する必要がある．なお，インスリン治療中の患者の運動療法については他で述べられる．

2 型糖尿病患者の場合は，食事摂取後 30〜60 分経過後の血糖やインスリン濃度がピークに達した時間帯に運動するのが望ましいとされる．図 4-1 には，糖代謝能低下者に朝食および昼食摂取後 60 分後に，60%$\dot{V}O_2max$ 強度の運動を 20 分間ずつ 3 回繰り返し負荷した場合の血糖および血漿インスリン濃度の変化率を示した．通常勤務日に運動を加えた場合には血糖，インスリン濃度の低下が速やかとなるのがわかる．しかし，必ずしも食後に運動する必要はなく，食前の空腹時に運動をし低血糖に陥った

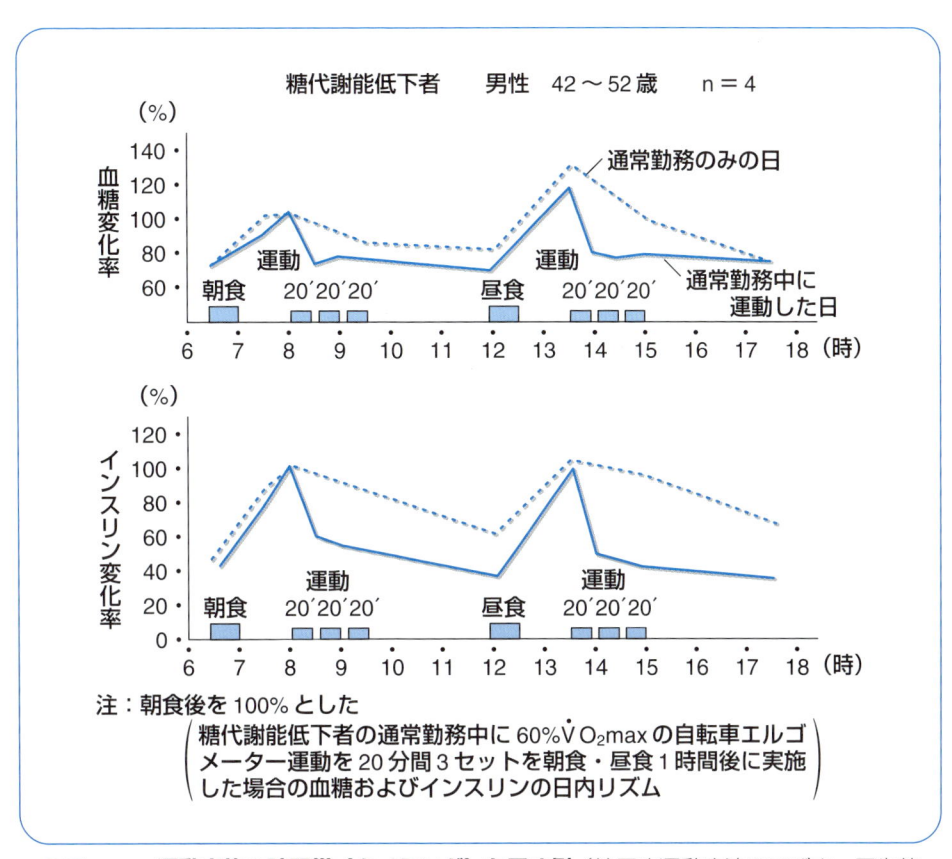

図 4-1 運動実施の時間帯（タイミング）を示す例（糖尿病運動療法のてびき．医歯薬出版，1998 より引用）

経験がある場合には，食後または軽食摂取後に運動すればよいと思われる．

一方，1章7項で述べたように，早朝運動時には交感神経系や血圧応答が亢進しているので，高血圧を合併している中高年齢糖尿病患者の場合は，昼間または夕方に運動するほうが心負担が少なく，望ましいと思われる．

文　献

〔3．運動時間および運動頻度〕
1) Fletcher, G. F. et al.：A statement for health professionals from the American Heart Association (Exercise Standards). *Circulation*, **82**：2286-2322, 1990.
2) 中尾一和監訳：ADA［米国糖尿病学会］最新糖尿病の運動療法ガイド，メジカルビュー社，東京，1999, pp. 59-68.
3) Kawanaka, K. et al.：Changes in insulin-stimulated glucose transport and GLUT-4 protein in rat skeletal muscle after training. *J. Appl. Physiol*. **83**：2043-2047, 1997.

5 運動プログラムの管理とすすめ方

1. 運動のとらえ方

　身体を動かすことすべてを運動ととらえたとき，運動にはさまざまなものが含まれる．ゆっくりと筋肉を引き伸ばすストレッチングから，ハードなトライアスロンまですべて運動である．運動によりその目的が異なり，実施した際の身体に対する負担も大きく異なる（**図 5-1**）．ストレッチングは筋肉の柔軟性を回復することを目的に行われ，運動量も身体に対する負担もごく少ない．トライアスロンは多くが自己の限界や記録に挑戦することを目的に行われ，運動量および身体にかかる負担は非常に大き

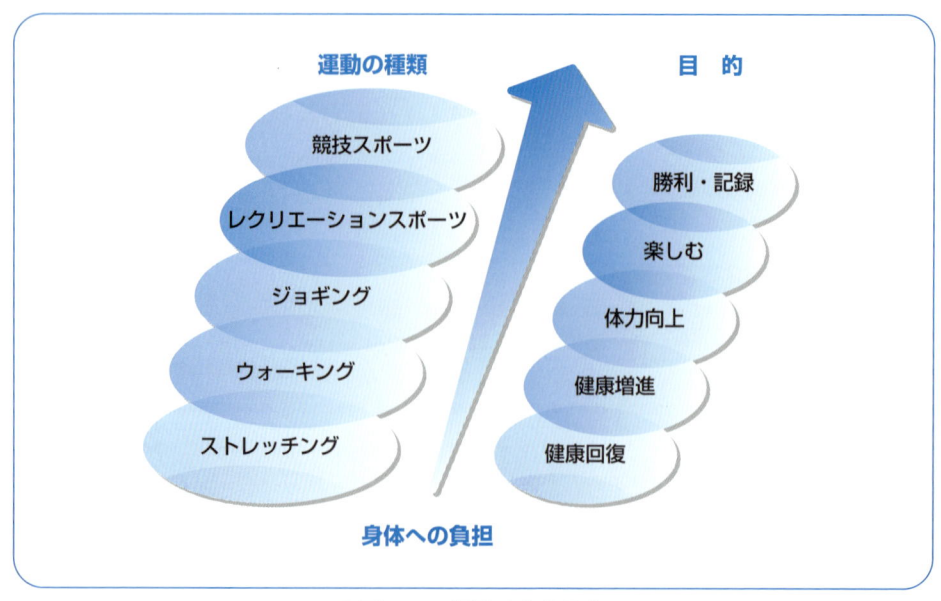

運動の種類：競技スポーツ／レクリエーションスポーツ／ジョギング／ウォーキング／ストレッチング

目的：勝利・記録／楽しむ／体力向上／健康増進／健康回復

身体への負担

● **図 5-1　運動のとらえ方**

い．運動を指導する際，対象の目的に応じて運動を選択することが必要である．それと同時に，対象の身体がその運動を行ったときの負担に耐えうるか否かを，しっかりと見極めなければならない．

　運動療法は糖尿病治療の一環として行われる．このため，運動の目的は糖尿病病態の改善にある．しかし，なかにはレクリエーション的なスポーツを楽しみたい患者もいるであろうし，競技に参加して優勝したい人もいるかもしれない．一方，指導の対象となる患者の背景も多様である．糖尿病の病型と病態，合併症の有無や程度，年齢や体力など個人によって大きく異なる．運動によりかなり大きな負担が加わってもびくともしない人もいれば，運動療法として適当な運動負担にさえ耐えられない人も存在する．運動のプログラムを管理するうえで重要なことは，指導する対象の目的と，病態，体力などの運動適性をいかに適合させるかということになろう．

1　運動療法の前段階

　3章のメディカルチェックの結果によっては，4章に示された運動処方に従って運動療法を開始するのが困難な患者も存在する．運動による血圧上昇は網膜症や腎症を悪化させる危険因子となりうる．このため，合併症や併発症の進行した症例では，通常の運動処方は適応にならない．しかし，重篤な合併症のため安静を余儀なくされている症例を除けば，ストレッチング程度の運動は実施することが可能であろう．ストレッチングにより腰痛や肩こりなどの不定愁訴が改善し，体調をよくすることができる．また，運動療法はウォーキングなどの有酸素運動が主体となる．しかし，高齢者や高度肥満者では，膝関節障害をもつ患者がおり，歩くことが困難な場合も少なくない．無理してウォーキングを実施すれば，大きな苦痛を感じさせるばかりか，かえって障害を悪化させてしまう可能性がある．

　このようなときはストレッチングや軽いレジスタンストレーニングなどから開始すべきである．とくに膝を保護する大腿四頭筋をトレーニングすることで，障害の進展を予防したり改善することも可能である．そして，食事療法で体重をある程度減少させ，筋力トレーニングによって膝関節の保護機能を改善してから，ウォーキングなどの処方を行うよう，順を追った指導が必要になる．

　患者のなかには体力の低下が著しく10分と続けて歩けない人も存在する．このような場合には5分歩くことから始めるよう指導すればよい．処方に沿った運動ができなくても，ごく軽い運動，短時間の運動から開始し，継続することで少しずつ体力は向上する．体力の向上に合わせ10分，15分と時間を延ばし，最終的に運動療法として効果が得られるところに到達できればよいのである．処方に従って運動できないからといって，運動指導をあきらめてしまうのではなく，できるところから少しずつ行うことが重要である．ごくわずかな運動であっても，何もしないよりははるかによい結果をもたらすと考えている．

2　運動療法としての運動

　糖尿病治療を目的とした運動は，4章にあるような処方にしたがって行うことが勧

められる．ウォーキングなどの有酸素運動を中心に，最大努力の 40〜60％の強度で，20〜30 分継続し，週に 3〜5 日実施する．これらの基本に従うことで，運動を安全かつ有効に実施することができる．有酸素運動は食事でいうなら主食であり，副食としてのストレッチングやレジスタンストレーニングも合わせて行うことで，さらに大きな効果が期待できる．

③ 運動療法の枠を超えた運動

運動療法を継続し，体力的にも自信がついてきた人，いつでも・どこでも・ひとりでもできる運動に飽き足らなくなってしまった人．このような人には仲間と一緒にスポーツを楽しむことを勧めたい．レクリエーションスポーツは勝敗よりもゲームそのものを楽しむことを目的に実施される．しかし，運動実施中の負荷はウォーキングなどのように一定したものではなく，把握するのも容易ではない．夢中になればついがんばりすぎ，運動療法として勧められる強度を超えてしまうこともありうる．このため，メディカルチェックで病状に問題のないことが参加の前提となる．

病態や体力的に問題がなければ，糖尿病であるという理由だけで，いたずらにスポーツ活動を制限すべきではない．非糖尿病者と同様に，あるいはそれ以上に積極的にスポーツを楽しむべきと考えている．スポーツの楽しさや仲間とのコミュニケーションは，運動療法を継続させるための大きな力となる．

2．目的に応じた運動プログラムの実際

前項で取り上げた運動にはどのようなものがあり，どう実施すればよいか．それぞれの運動について具体的に説明するとともに，実施にあたってのポイントや注意点などを示す．

① ストレッチング

ストレッチングは筋肉を伸展させ，筋の柔軟性を高める運動である．筋肉の柔軟性が高まることで関節の可動範囲も大きくなり，動きがスムーズになる．このため，運動療法の主体となる有酸素運動の前に，準備運動として行うよう指導したい．また，運動後は使用された筋肉が疲労のために硬くなっているのが一般的である．疲労を早期に回復させるための整理運動としてもストレッチングは有効である．さらに，ストレッチングは筋肉の硬縮が原因で起こる肩こりや腰痛の予防や軽減にも役立つと考えられる．

ストレッチングはゆっくりとした運動であり，消費するエネルギーも少なく，心臓や肺など呼吸循環機能に対する負担も小さい．このため，血糖コントロールが悪くても，ある程度合併症が進行していても実施することが可能と考えられる．

ストレッチングのポイントは以下の 3 つである．

1. 弾みをつけない

筋肉を伸ばすときに弾みや反動をつけず，ゆっくりと伸展する．これによって筋の伸展反射を防ぎ，効率的に筋の柔軟性を高めることができる．

2. 伸ばされている筋肉を意識する

痛くなるまで伸ばすのではなく，筋が気持ちよく伸展されている感覚を意識しながら行う．膝関節や腰などに障害がある場合，種目によっては目的の筋に伸展を感じる前に痛みを感じることもある．そのようなときは無理をしないで中止する．

3. 呼吸を止めずに一定時間保持する

小さな筋肉では15～20秒，大きな筋肉では30～40秒くらい，筋を伸展させた状態を維持する．そのとき呼吸は止めずに自然に行うよう指導する．動きのない時間が多くなるため，ゆったりとしたBGMを流しながら行うと効果的である．図5-2～図5-4にストレッチングの実際を示す．

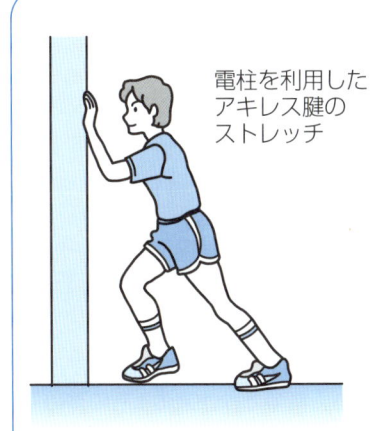

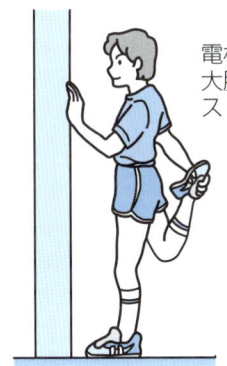

電柱を利用したアキレス腱のストレッチ

足を前後に開く．後ろ足のつま先が外側を向かないよう注意して，前足の膝を軽くまげる．かかとを土から離さないよう腰を電柱に近づける．脚を変えて反対側も行う．

電柱を利用した大腿前部のストレッチ

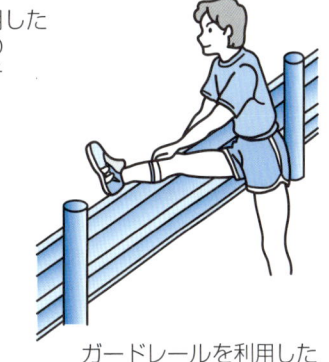

左手を電柱におき，右膝をまげる．右手で右つま先をつかみ，膝を後ろに引き上げる．脚を変えて反対側も行う．

ガードレールを利用した大腿後部のストレッチ

右足をガードレールにかけ，膝を伸ばす．両手で膝を押さえながら，上体を前に倒す．脚を変えて反対側も行う．

図 5-2 準備運動，整理運動のためのストレッチング[7]

腕と背中のストレッチ	首すじのストレッチ	肩と腕のストレッチ
両腕を横から上へ上げ，両手を合わせて，できるだけ高く上へ伸ばす．	腕を広げて指先を床につけ，肩の力を抜いて頭を右に倒す．反対側も行う．	右腕を伸ばしたまま左肩のほうへ，左腕で右肘を押さえ左肩のほうへ引く．反対側も行う．

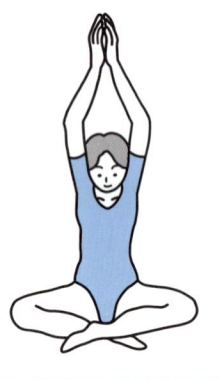

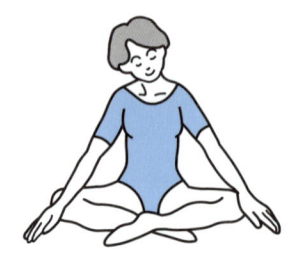

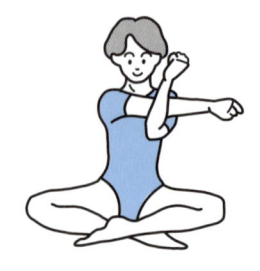

● 図 5-3　肩こり予防と軽減のためのストレッチング[7]

鼠径部と股関節のストレッチ	腰部のストレッチ	臀部と股関節のストレッチ
足の裏を合わせ，両手でつま先をつかむ．背すじを伸ばしたままゆっくりと上体を前に倒す．視線は前方に向けておく．	右脚をまっすぐに伸ばし，左脚はまげて，足の裏をももの内側につける．両手を左膝の上におき，右肩を右膝に近づけるように上体を倒す．反対側も行う．	あおむけに寝て左膝をまげる．両手でかかえるように胸のほうへ引きつける．右脚は床の上に，まっすぐに伸ばす．反対側も行う．

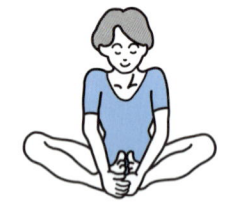

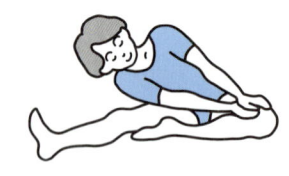

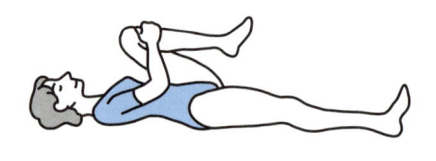

● 図 5-4　腰痛予防と軽減のためのストレッチング[7]

２　レジスタンストレーニング

　　レジスタンストレーニングとは抵抗を加えながら筋肉を収縮させ，筋力を強化する運動である．抵抗を加える手段としてバーベルやダンベルなどのフリーウエイト，油圧や空気圧を用いたマシンなどがある．また，特別な器具を用いなくても，自己の体

図 5-5 筋力トレーニング中の心拍数

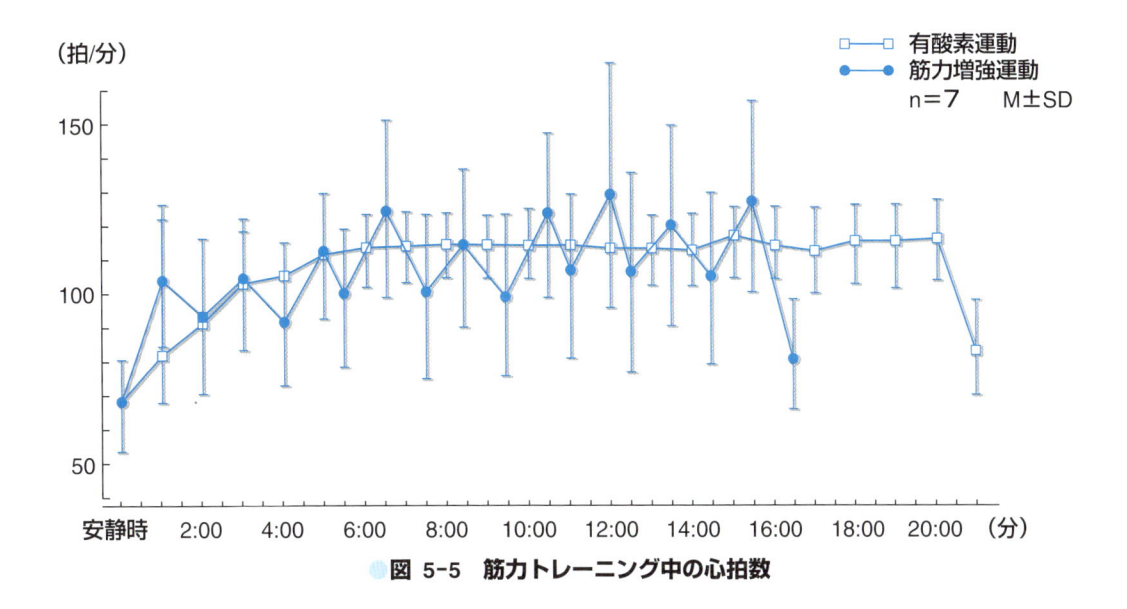

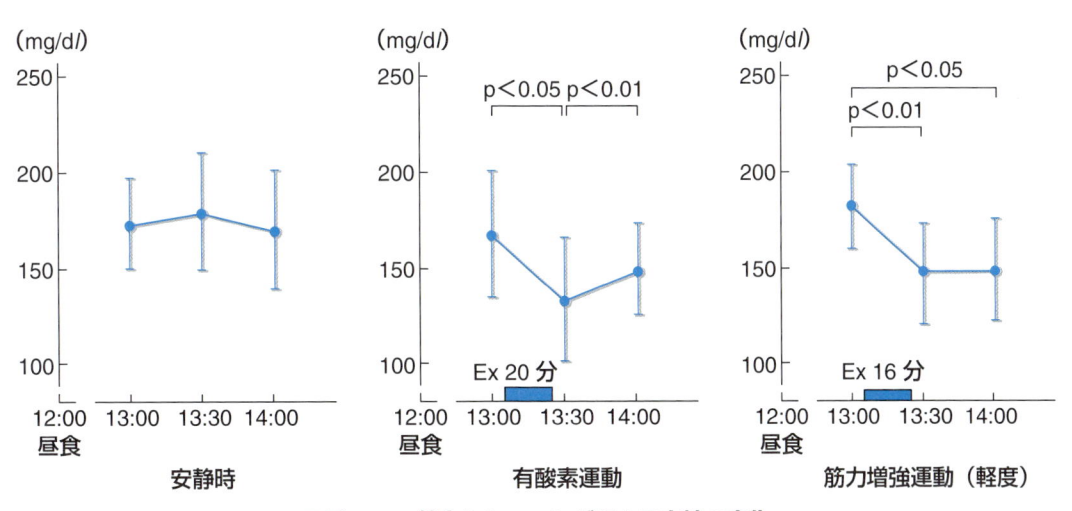

図 5-6 筋力トレーニングによる血糖の変化

重を負荷として利用し，トレーニングを実施することもできる．筋力の増強は患者が運動療法を実施する際の障害予防のために重要である．また，筋肉量の増加は筋グリコーゲンの貯蔵量を増加させ，筋の糖処理能力向上に寄与することが考えられる．

レジスタンストレーニングも実施方法に工夫を加えることで，糖尿病の運動療法として有酸素運動と同様な効果をもたらすことが確認されている[1]．図 5-5 は 3〜4 種目を中等度の負荷で 10〜12 回，1 分以内の短い休息を挟んで 3 セット繰り返したときの心拍数を示したものである．有酸素運動としての自転車運動と同じ範囲で心拍数が変動していた．また図 5-6 のように食後血糖が有意に抑制され，糖代謝に対する効果が確認された．運動療法の前段階として，あるいは運動療法そのものとしてレジスタンストレーニングを実施する場合，次のような点に注意が必要となる．

1. 目的に合わせた大きな筋群をトレーニングする

膝を保護するためには大腿四頭筋，腰痛の予防のためには腹筋や背筋など目的に応じた筋肉群をトレーニングする．これらの筋は比較的大きな筋肉群であり，筋のグリコーゲン貯蔵能を増やす意味でも効果が期待できる．

2. 中等度の負荷で行う

筋を肥大させたり最大筋力を増加させるためには，強い負荷を用いなければならない．しかし，強い負荷を用いたトレーニングは血圧が上昇しやすいなど，循環器に加わる負荷も大きくなる[2]．このため，運動療法の前段階として，また運動療法の補助的運動として実施する場合には中等度から軽度の負荷を用いることがよい．負荷の強度は最大に発揮できる筋力に対するパーセントで現される．しかし，運動になれない人が直接最大筋力を測定するには大きな負担と危険性が伴う．このため，動作を反復して実施できる回数から強度を推定する方法が勧められる．12～15回反復するのが限度くらいの負荷を用い，10～12回繰り返す方法がよいと考えている．

3. 3セットを目標とする

はじめのうちは1種目10～12回を1回ずつ行えばよい．しかし，中等度の負荷で筋力増強を確実なものとするためには，同じ運動を3セット繰り返し行うのがよいと考えている．

4. 運動中呼吸を止めない

負荷をかけて運動する場合，どうしても呼吸を止めて力みがちとなる．この状態ではバルサルバ効果により，血圧が上昇しやすくなる．声を出して回数を数えることで，息を止めるのを防ぐことが可能である．

5. 負荷を漸増する

トレーニングを継続していくに従い，筋力がアップしてくる．20回以上楽に反復できるようになったら，重量を増やしたり，1レベル上の運動を行うなど負荷量を漸増させることが必要になる．トレーニングジムに行けば，本格的な器具を用いトレーニングを実施することが可能であろう．しかし，ここではもっとも簡単な方法として，自己の体重を負荷として利用する方法を紹介する（**図 5-7-1～4**）．

レベル1

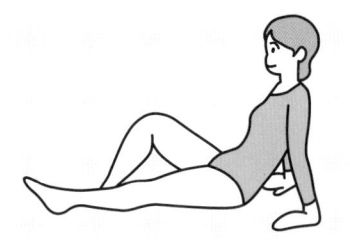

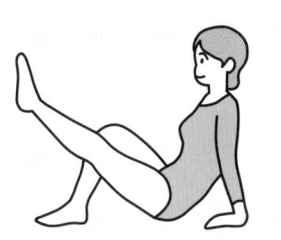

床上で長座の姿勢から右脚を 90 度くらいにまげる．左脚を右膝の高さまで挙上し戻す．戻したとき左脚を床につけず、できるだけゆっくり繰り返す．10 ～ 12 回行い、左右を交代する．

レベル2

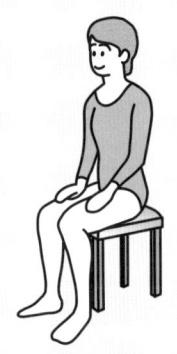

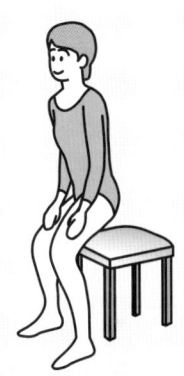

いすに腰を下ろし、足は肩幅くらいに開く．その姿勢から立ち上がり、元に戻す．できるだけゆっくり 10 ～ 12 回繰り返す．

レベル3

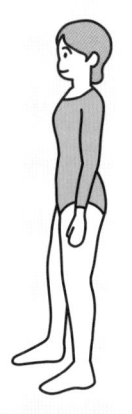

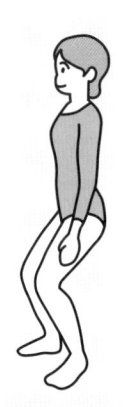

足を肩幅くらいに開いて立つ．後ろにあるいすに腰を下ろすようなつもりで、膝を 90 度くらいまでまげ元に戻す．できるだけゆっくり 10 ～ 12 回繰り返す．

図 5-7-1　脚　筋

レベル1

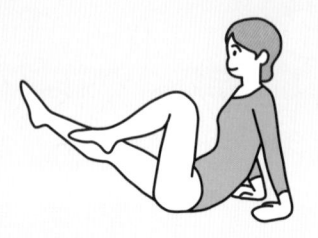

床上で長座の姿勢から両肘を腰の少し後ろにつく．両足を床から離し、片足ずつ交互にまげ伸ばしをする．左右で1回とし、10～12回できるだけゆっくり繰り返す．

レベル2

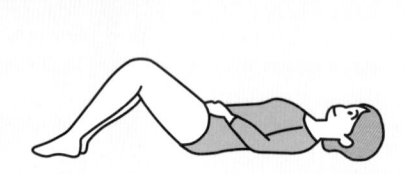

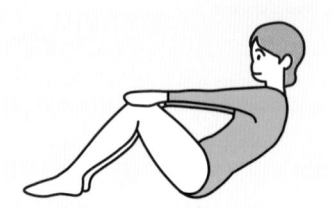

床にあおむけに寝た姿勢で膝を90度くらいにまげ、両手をももの付け根に置く．手を膝の方向へ滑らせながら背を床から離し、両手で膝に触れ元に戻す．できるだけゆっくり10～12回繰り返す．

レベル3

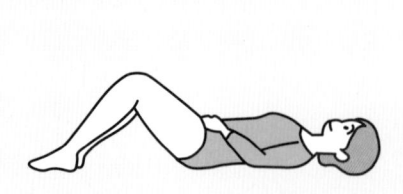

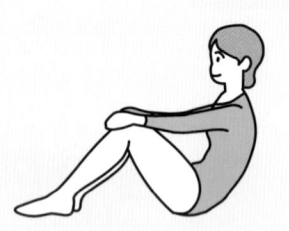

床にあおむけに寝た姿勢で膝を90度くらいにまげ、両手をももの付け根に置く．手を膝の方向へ滑らせながら上体を起こし元に戻す．できるだけゆっくり10～12回繰り返す．

●図 5-7-2　腹　筋

レベル1

床に腹ばいになり両手をあごの下に置く．膝をまげないよう右脚を挙上し元に戻す．次に左脚を挙上する．左右で1回とし、10～12回できるだけゆっくり繰り返す．

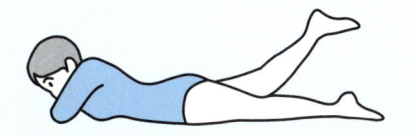

レベル2

腹ばいの姿勢から両手を前方に伸ばす．左腕右脚を同時に挙上し元に戻す．次に右腕左脚を挙上し元に戻す．左右で1回とし、10～12回できるだけゆっくり繰り返す．

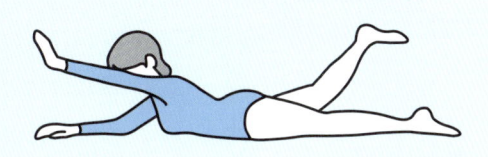

レベル3

腹ばいの姿勢から両手を前方に伸ばす．両腕両脚を同時に挙上し元に戻す．10～12回できるだけゆっくり繰り返す．

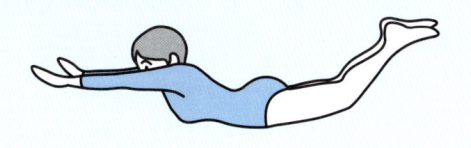

図 5-7-3　背　筋

レベル1

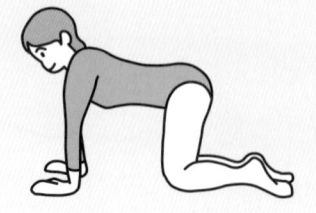

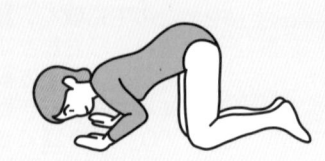

両手両膝を床についた姿勢から肘をまげ、両手の間にあごをつけ戻す．10〜12回できるだけゆっくり繰り返す．

レベル2

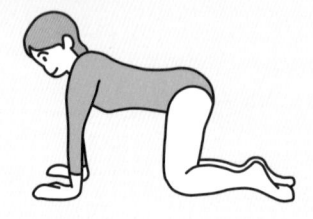

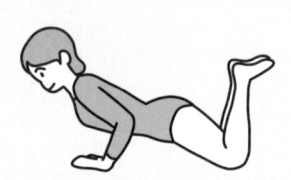

両手両膝を床についた姿勢から肘をまげ、腰を伸ばすようにして両手の前方にあごをつけ戻す．10〜12回できるだけゆっくり繰り返す．

レベル3

腕立て伏せの姿勢から肘をまげ、両手の前方にあごをつけ戻す．10〜12回できるだけゆっくり繰り返す．

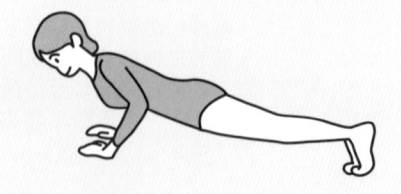

●図 5-7-4　上腕，大胸筋

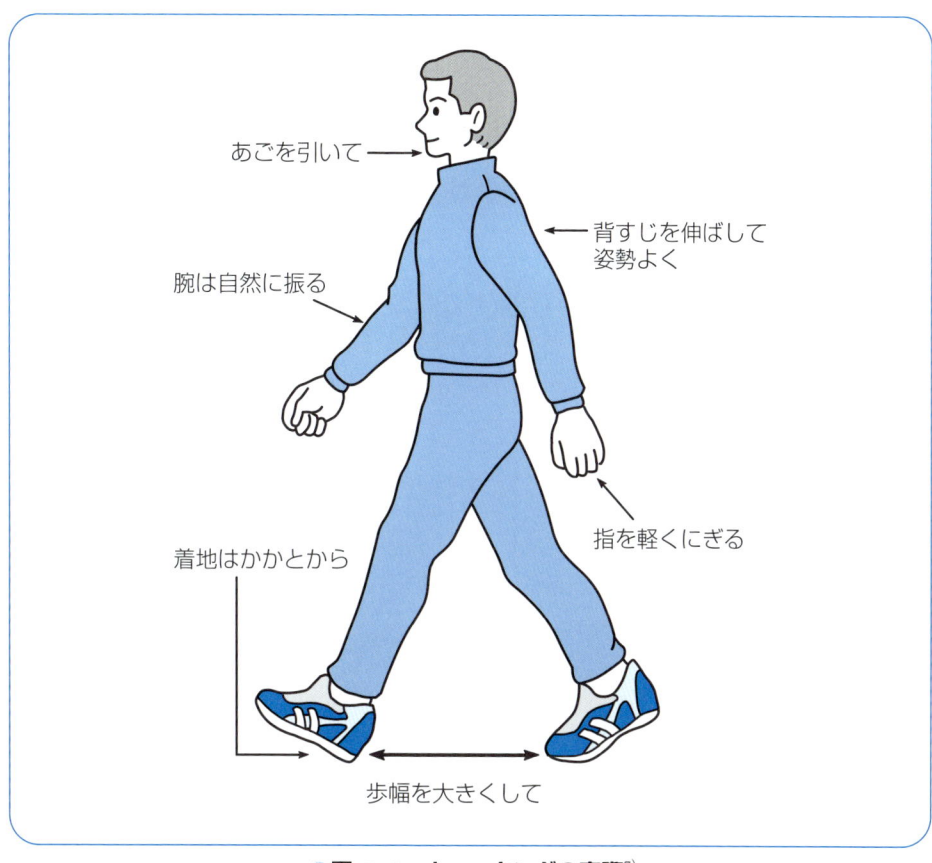

図 5-8　ウォーキングの実際[7]

3 有酸素運動

　運動療法の主食となる有酸素運動は，大きな筋肉を，リズミカルに収縮させ，一定時間継続する運動である．このような運動により，筋でのエネルギー消費が増大し，筋へのブドウ糖，脂肪酸の取り込みが増加する．また，筋をリズミカルに収縮させることで，心臓への血液還流を助け心臓の負担を軽減することができる．

　有酸素運動の代表はなんといってもウォーキングである．歩くことが運動の基本であるといっても過言ではない．図 5-8 に示すような点に注意して実施することで，運動療法としての効果を高めることができる．この他，自転車運動や踏み台昇降運動なども有酸素運動であり，固定式の自転車や踏み台を利用して室内で実施することが可能である．また，ジョギングやランニング，縄跳びなども有酸素運動になりうる．しかし，多くの患者にとっては運動強度が高すぎ無酸素運動となってしまうため，十分に体力が向上してから実施するよう指導すべきである．

4 スポーツ

　運動を継続するには楽しさも大きな要素となる．ウォーキングも庭先に咲く四季

● 表 5-1 レクリエーションスポーツとその特性[7)]

	全身の運動になる	特別な技術がいらない	道具にお金がかからない	プレイにお金がかからない	年をとってからもできる	家の近くでできる	危険性が少ない	相手なしでできる	年間を通してできる	天候に左右されずできる
ゴルフ	△	×	×	×	○	×	△	△	△	×
グランドゴルフ	△	△	○	○	○	△	△	△	△	×
ターゲットバードゴルフ	△	△	○	○	○	△	△	△	△	×
テニス	○	△	△	△	△	△	○	×	△	×
バウンドテニス	○	△	△	○	△	○	○	×	○	○
バドミントン	○	△	○	○	△	○	○	×	○	○
卓球	△	△	△	○	△	△	○	△	○	○
ソフトボール	△	△	△	○	△	△	△	×	△	×
バレーボール	○	×	○	○	×	△	○	×	○	○
ママさんバレーボール	○	△	○	○	△	△	○	×	○	○
ビーチボールバレー	○	○	○	○	△	△	○	×	○	○
ゲートボール	×	△	△	○	○	○	○	×	△	△
ペタンク	×	○	○	○	○	○	○	△	○	△
ボウリング	×	△	△	△	○	△	○	○	○	○
社交ダンス	○	△	△	△	○	△	○	×	○	○
フリスビー	×	○	○	○	○	○	△	△	○	△
ハイキング	○	○	○	○	○	△	○	○	○	×
登山	○	△	△	△	△	×	△	○	△	×
サイクリング	○	○	△	○	○	○	△	○	△	△
スイミング	○	△	○	△	○	△	○	○	○	○
ゲレンデスキー	△	×	×	×	△	×	×	○	×	△
歩くスキー	○	△	△	△	○	×	△	○	×	△
スケート	△	×	△	△	×	×	△	○	×	△
ローラースケート	△	×	△	○	×	○	×	○	△	△

○あてはまる，△ややあてはまる，×あてはまらない

　折々の花を眺めたり，車に乗っていては見過ごしてしまうような新しい発見ができるなどの楽しさがある．しかし，楽しく運動するにはスポーツに参加するのが一番であろう．スポーツという言葉からは，勝利や記録の更新を目的とした，競技スポーツを

連想しがちである．しかし，本来スポーツとは緊張からの開放，余暇を利用した楽しみといった意味をもつ．ゲームそのものや仲間との触れあいを楽しむことを目的に，レクリエーション的なスポーツを導入するのもよい方法である．スポーツは運動強度の調整が難しく，夢中になると安全性が保てなくなる場合もある．このため，指導にあたっては以下の点に注意することが必要となろう．

1．スポーツが実施可能な対象を選定する

スポーツではつい夢中になりすぎ，運動療法として望ましい運動強度や運動量を超えてしまうことも考えられる．メディカルチェックやフィジカルチェックの結果より，病態や体力に問題がない対象を選んで参加させることが重要である．

2．勝負にこだわらない

勝ち負けもスポーツを楽しむ大きな要素である．しかし，あまり勝敗にこだわりすぎると，無理をしてしまったり，感情的なしこりを残す結果となる．ゲームそのものを楽しむような指導が必要となる．

3．対戦相手を考える

対抗して競い合うスポーツを選択したとき，双方の力の差が大きいと楽しいゲームは成り立たない．メンバーの組み合わせを行う際，実力が伯仲するよう留意すべきである．また，場合によっては指導者が相手となり，参加者がゲームを楽しめるよう配慮することも必要である．

4．用具やルールを見なおす

中高齢者や今までほとんどスポーツをしたことのない人にスポーツを導入しようとしたとき，使用する用具やルールに工夫を加えることも一つの方法である．ゴムボールの代わりにスポンジボールを使用すれば，ボールへの恐怖心も少なくなりバウンドもゆっくりとなる．また，参加者全員がゲームに加われるようにルールを変更することで，ゲームに参加しながらプレーしない人をなくすことができる．このように用具やルールに工夫を加えることで，より広い層の人々がスポーツに参加できるようになる．**表5-1**に比較的初心者でも参加しやすいスポーツを紹介する．

3．ウォーミングアップ，クーリングダウンの重要性と行い方

運動療法として実施する運動はそれほど激しいものではない．しかし，安静の状態から急に運動の状態へ移行すれば，その変化は身体にとって大きな負担となる．変化に身体が適応できない場合，さまざまな障害を引き起こす危険性がある．また，運動を急に中止したときにも同様のことが考えられる．安静から運動へ，運動から安静へ

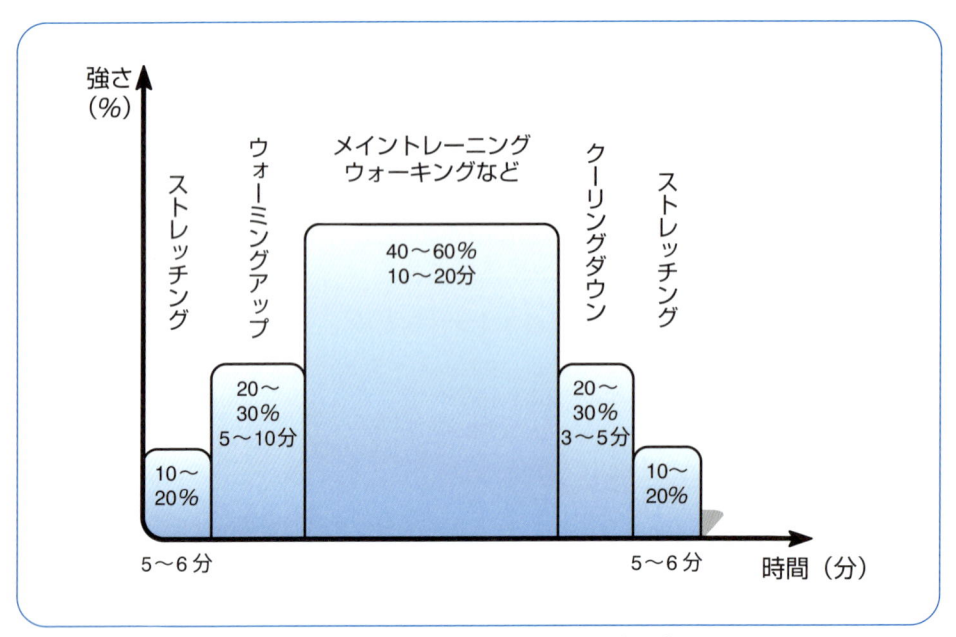

図 5-9　運動プログラムの組み立て方

と身体を適応させるため，ウォーミングアップとクーリングダウンが重要となる．

1 ウォーミングアップ

　ウォーミングアップとはその名のごとく，身体（筋肉）の温度を高めることであり，車のアイドリングと同じようなものである．冷え切ったエンジンを始動させ，すぐに走り始めれば，ガソリンの供給系統やエンジンそのものに大きな負担をかけることになる．人間の身体も同様で，安静状態からいきなり運動の状態へ移行すれば，筋肉や関節といった運動器系，心臓や血管などの循環器系に大きな負担をかけ，支障をきたす危険性がある．ウォーキングを主運動として行うのであれば最初の5〜10分はスピードを控えめにゆっくり歩くよう心がける．これにより活動筋への血流が少しずつ増加し，筋肉内の毛細血管の血流もスムーズになる．そして筋の温度が上昇するとともに，血液を循環させる心臓の働きも徐々に高まる．また，冷えた筋肉は硬く動きが悪いため，急に収縮させると障害を起こしやすい．ストレッチングで筋肉をゆっくりと引き伸ばし柔軟性を高めておくことが必要である．

2 クーリングダウン

　運動中はたくさんの血液を筋へ送り届けるため，心臓は大きな負担を強いられる．しかし，ウォーキングのような有酸素運動では，筋のリズミカルな収縮が心臓への血液還流を助け，心臓の負担を軽減している．運動を急激に中止すると，筋の収縮がなくなり血液還流を助ける働きがなくなる．この結果，心臓の働きだけに頼ることになり，筋から心臓への血液の還流が悪くなる．心臓への還流が極端に悪くなると，血圧が低下するなどの循環不全を引き起こす危険性がある．運動を終了する際は急に運動

を止めず，終わりの3～5分はペースを徐々に落としてゆくことが重要である．

　また，運動により使用された筋肉は硬くなっており，ストレッチングで柔軟性を回復しておくことが疲労の予防につながる．競技スポーツのように激しい運動であれば，ウォーミングアップやクーリングダウンに十分な時間をかける必要がある．しかし，運動療法として行うウォーキングのようにあまり激しくない運動では，前後にストレッチングを行い，ゆっくり始めてゆっくり終わるよう心がけることで十分であろう（図5-9）．

4．処方に沿った運動ができない人に

　運動ができない理由としてもっとも多いのは時間的な問題である[3]．確かに仕事が忙しく運動の時間がとれないという人は多い．また，仕事で身体を使うので疲れて運動する気になれない，周りの人に運動しているところをみられるのが恥ずかしい，という患者もみられる．このような場合，運動処方の基本にこだわらず，少し視点を変えた指導が必要となる．

1 日常生活と運動

　忙しいといってもライフスタイルをチェックしてみると，結構空いた時間を見つけることができる場合も少なくない．問題は優先順位のつけ方であり，納得してもらえるような再指導を試みることが必要である．しかし，忙しくてまとまった時間をとることができない人が存在するのも事実である．このようなときは細切れでもよいから，トータルで必要な運動量を確保するよう指導したい．通勤や買い物で車を使わずに歩く，エレベーターを使わずに階段を登るなど，日常生活の活動をできるだけ身体を使って行うよう指導する．また，同じ歩くにしても，少し速足で歩く，5分よりは10分と継続時間をできるだけ長くするなど，徐々に運動処方として有効な運動の仕方に近づけるよう指導することがよいと考えている．アメリカスポーツ医学会も健康の増進にはトータルの活動量が重要であることを指摘している[4]．また，同じ運動量であれば30分続けて行っても，10分ずつ3回に分けて行っても体重の減量効果に差がないことが報告されている[5]．これらを根拠に，まとまった運動時間がとれなくても，できるだけ日常生活行動を活動的なものにすることを勧めてゆきたい．

2 仕事と運動

　仕事で疲れるため運動したくない，という患者も多い．このようなとき，仕事で身体を動かすのは運動にならないと，簡単に答えてはいないだろうか．なかには運動療法として十分に有効な場合も含まれることを知っておくべきである．図5-10は稲作農家の患者が稲刈りをしているときの心拍数と血糖の変化である．機械を押して田んぼを往復しているときの心拍数は有酸素運動として有効な範囲にあった．また，食後

図 5-10 農作業の運動効果

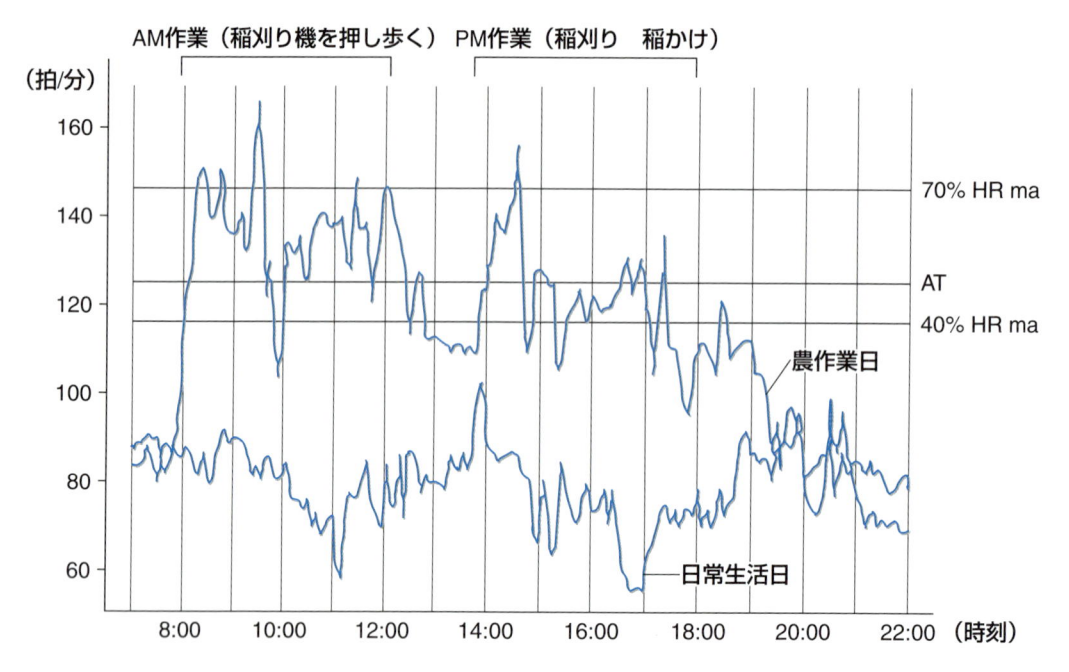

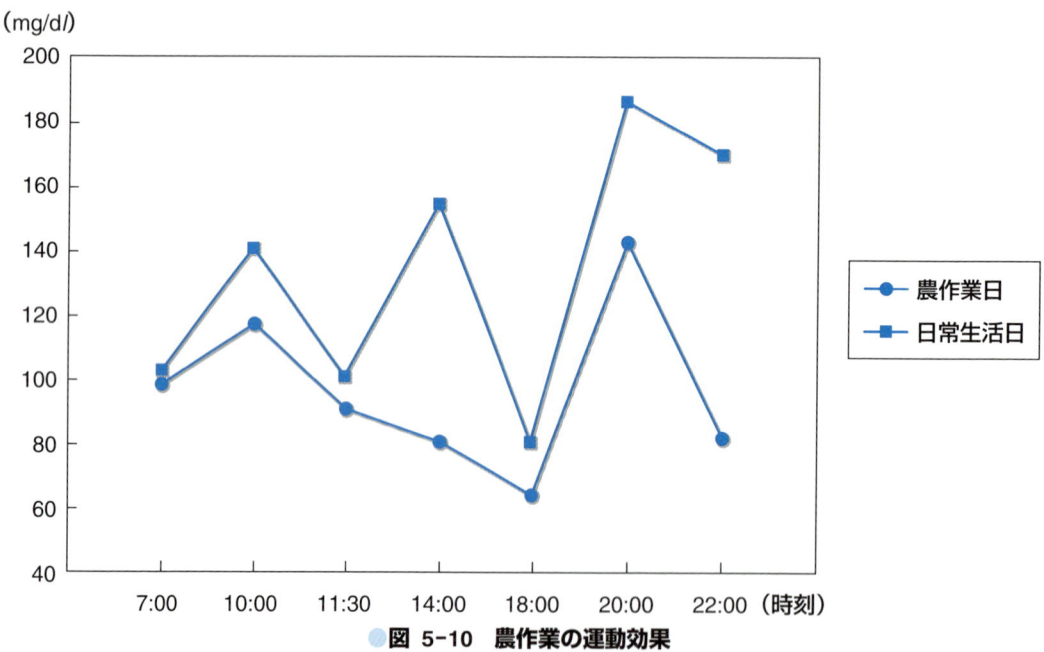

血糖の上昇も抑制されていた．しかし，機械に乗って作業しているときは，ほとんど運動として有効なものではなかった[6]．このように仕事のなかでの身体活動も運動療法として有効な場合もある．まず，運動強度や運動量，血糖への影響など，仕事の内容について検討することが必要である．仕事での身体活動が運動療法として十分であれば，その日はストレッチング程度にとどめ，無理に運動をする必要はないと考えている．

③ 人目が気になる人へ

　最近のウォーキングブームを反映し，屋外を歩く人の姿をたくさん見かけるようになった．しかし，患者のなかには病気のことを知られてしまう，仕事もしないでぶらぶらしていると思われてしまう，などと人目を気にして屋外での運動をしたがらない人もいる．運動することは悪いことではなく，すべての人に必要なことである．積極的に人前で行えるよう意識の改革を促すことも必要であるが，どうしてもいやなときは何か方法を考えなければならない．このような場合には，買い物や通退勤など，生活活動を行うときに運動を意識しながら行うよう指導する．また，犬を飼い，その散歩を運動にするのもよい方法であろう．日常の活動であれば他から奇異な目でみられることはない．どうしても屋外でするのがいやなら，固定式の自転車やレジスタンストレーニングを組み合わせるなど，屋内での運動を勧めるのも一つの方法である．

5．運動療法を行う際の注意点

　メディカルチェックの結果，何も問題がないといっても，常に体調が万全というわけにはいかない．体調や環境がよくないときには運動の実施を見合わせたほうがよい場合もある．また，運動を始めた後でも中止したほうがよいときもある．これらに加え，服装や靴，水分の摂取など運動療法を実施するにあたって注意すべき点について述べる．

① 運動実施を見合わせるべきとき

　運動の実施を見合わせたほうがよい場合を**表 5-2** に示す．血糖が高く尿中のケトン体もプラスのとき，血圧がいつもより高く 180 mmHg を超えているようなときは運動実施を見合わせるべきである．運動により血糖や血圧がさらに上昇し，他の疾患を引き起こす危険性が大きい．また，風邪を引いていたり頭痛や発熱があるとき，腹痛や下痢のときなども無理して運動するのは好ましくない．程度にもよるが，寝不足や二日酔いの状態での運動も控えるべきであろう．体調の悪いときは休むことも必要であ

表 5-2　運動の実施を見合わせるべきとき

- 血糖が高く，尿中のケトン体もプラスのとき
- 血圧がいつもより高く，180 mmHg 以上のとき
- 風邪を引いているとき
- 頭痛がしたり，熱が高いとき
- 腹痛や下痢のとき
- 寝不足や二日酔いのとき
- 体調が思わしくないとき

●表 5-3　運動を中止すべきとき

■胸痛や胸部苦悶感を感じたとき
■強い動悸や心拍の欠滞を感じたとき
■めまいやふらつきを感じたとき
■冷や汗，強い空腹感を感じたとき
■関節や筋肉に強い痛みを感じたとき

ることをしっかりと指導しておきたい．この他，風雨が激しいとき，路面が凍りついているときなど，運動を実施する環境があまりにもよくないときは，屋外での運動を控えるよう指導することが必要である．

② 運動を中止すべきとき

表5-3 に示すような症状を感じたら，運動を中止するよう指導する．胸が締めつけられるように苦しくなったとき，激しい動悸や息切れを感じたとき，めまいがして倒れそうになったとき，このようなときは運動に対する循環器系の反応に異常が起きていることが考えられるため，ただちに運動を中止するよう指導しておく必要がある．インスリン注射やSU薬による治療を実施している患者には，低血糖の症状を十分知らせておくべきである．運動中強い空腹感を感じたり，冷や汗やいつもと違う疲れを感じたときなどには，運動を中止し，血糖の自己測定を行い，低ければ糖質を補給するよう指導しておく．関節や筋肉に痛みを感じたときも無理をせずに運動を中止すべきである．

③ 靴と服装

ウォーキングを中心に運動を指導する際，靴の選定に注意するよう指導しておきたい．自分の足に合わない靴，かかとが薄く着地のショックを十分に吸収できない靴では，運動の継続に従い下肢に障害を起こす危険性が大きくなる．かかとの部分が広めで，ショックを十分に吸収できるだけの厚さをもった靴を選び，試着してから購入することが望ましい．減量のためにわざと厚着をしたり，通気性の悪い服を着て運動する患者を見かける．こうして減少するのは脂肪ではなく水分であり，効果的な減量法とはいえない．真夏にこのような服装で運動を行うと，体温の上昇から運動継続を困難にするばかりか，熱中症の危険性もあるので十分注意が必要である．反対に冬の寒い日に薄着で急に外へ出るのも好ましくない．血管の収縮により血圧が急激に上昇し，事故を起こす危険性が大きくなる．夏は熱の放散を考えた服装，冬は重ね着をして，体温の上昇とともに着衣を調節するよう指導しておくことが必要である．

④ 水分摂取の必要性

汗をかいてのどが渇いていても，体重の増加を恐れるため，水分の摂取をがまんしてしまう患者が時折見受けられる．運動で減量すべきは脂肪であり，水分ではない．脱水状態では血液の循環が悪くなり，血栓を作りやすくするなど，循環器系への悪影

響が懸念される．無駄な発汗に注意すると同時に，発汗後は水分を補給するよう指導すべきである．起床時の身体は睡眠中の発汗のため多少脱水傾向にある．早朝に運動を実施する際は，意識的に水分を摂取するよう指導したい．とくに高齢者では口渇感を感じにくくなり，脱水状態に陥りやすい．このため，運動の前後に十分な水分を摂取することが必要となる．

5 運動記録のつけ方

運動の実施状況を患者自身，あるいは指導者が評価できるよう，実施記録をつけることが望ましい．記録する内容は，いつ，何をどのくらい行ったか，体調はどうであったかなどで十分である．このほか，体重や1日の歩行数なども記録しておけば評価のためのよい資料となる．記録表を作らなくとも手帳やカレンダーを利用すれば手軽に記録を残すことができる．

6．運動施設の利用法

一人ではなかなか運動できず，運動する場所や指導者を必要としている患者も存在する．どのような施設に，どのような指導者がいて，どのような指導をしているのか．このような情報を患者に提供するのも指導者の役割であろう．紹介しようとする施設の内容を十分に吟味し，指導者との連携をとりながら，正確な情報を提供するよう心がけなければならない．以下に利用可能な施設をあげてみる．

1 厚生労働大臣認定 運動型健康増進施設

厚生労働省が認定する運動施設であり，平成29年7月現在，全国で336施設が認定されている（付録3参照）．認定を受けるためには一定の基準を満たさなければならず，医療機関との提携や個別の運動プログラム作成がその条件となっている．そのための施設として，体力測定を行い，有酸素運動や筋力トレーニングを実施する施設の整備が義務付けられている．また，それを指導するマンパワーとして，健康運動指導士の常駐も条件の一つとなっている．健康運動指導士として認定されるには，健康や運動に関する講義と実技を1カ月近く受けたうえで，資格審査にパスしなければならない．このため，ハード，ソフト両面からみて，糖尿病の患者が運動療法を実施するのに適した施設と考えられる．

2 厚生労働大臣認定 指定運動療法施設

上記の健康増進施設のうち，運動療法を実施する施設として厚生大臣が指定した施設である．指定にあたっては医療との関連を一層深め，健康スポーツ医の関与を義務付けている．この施設を利用して運動療法を実施した場合，いくつかの条件を満たせば施設使用料が所得税の医療費控除の対象として認められる．現在全国に212施設と

数は少ないが（付録3参照），運動療法を行うにはもっとも適した施設と考えられる．

③ 医療法第42条施設

　医療法人が開設し，医療の監視下において運動療法などを指導する施設である．診療所の附置や健康運動指導士などの有資格者の配置，および効果的に運動を行うための有酸素系機器，筋力トレーニング系機器の設置が義務付けられている．このため，糖尿病や他の生活習慣病を持つ患者が，その治療のために運動を実施する場合，もっとも安心して利用できる施設と考えられる．

④ フィットネス（アスレチック）クラブ

　一時のブームが去り，民間のフィットネスクラブやアスレチッククラブは整理統合されつつある．内容の貧しい施設は淘汰され，存続している施設はある程度優良な施設と考えられる．しかし，設備が整っているだけに使用料も高額になりがちである．また，器具の使用法を説明した後は自由に運動させるだけで，あまり個々への指導をしていない施設もある．十分に内容を検討してから利用するよう指導すべきである．

⑤ 公共運動施設

　公立の体育館や公民館などでもさまざまなスポーツ教室や健康教室を実施している．期間を区切った短期コースのものが多いが，その卒業生たちでサークルを作り，年間を通じて活動を継続している場合もある．運動療法の閾を卒業し，スポーツを楽しむことのできる患者が対象となるが，費用も比較的安く気軽に参加することができる．市町村の広報をみたり，体育館や公民館に問い合わせてみることを勧めたい．

文　献

1) 藤沼宏彰・他：糖尿病運動療法としての筋力増強運動の急性効果について―有酸素運動との比較―．プラクティス，**14**：526-531，1997．
2) Macdougall, J. D. et al.：Arterial blood pressure response to heavy resistance exercise. *J. Appl. Physiol.*, **58**：785-790, 1985.
3) （財）健康・体力づくり事業財団：運動・スポーツの阻害要因に関する調査研究報告書，1995．
4) American College of Sports Medicine-Position Stand：The recommended quantity and quality of exercise for developing and maintaining cardiorespiratory and muscular fitness, and flexibility in healthy adults. *Med. Sci. Sports Exerc.*, **30**：975-991, 1998.
5) Murphy, M. H. et al.：Training effects of short and long bouts of brisk walking in sedentary women. *Med. Sci. Sports Exerc.*, **30**：152-157, 1998.
6) 藤沼宏彰・他：稲作農作業の運動効果．太田綜合病院年報，**29**：159-163，1994．
7) 藤沼宏彰：患者さんとスタッフのための糖尿病運動のすすめ（阿部隆三監修）．医歯薬出版，東京，1998．

6 運動処方の実際

1．病型からみた運動処方の実際

　運動療法における代謝効果，すなわち筋肉へのブドウ糖，脂肪酸の取り込みは活動筋にだけ認められ，トレーニング効果についても末梢インスリン感受性改善効果ひとつをとっても，運動を中止すると2, 3日で低下する傾向を示す．したがって，運動の種類としては病型のいかんにかかわらず全身運動に近く，毎日実施できるものがよい．

　しかし，中等度以下の運動を60〜90分行わせた場合にも健常人では血糖値にはほとんど変化しないのに比し，糖尿病の場合血中インスリン動態により血糖変動に差異が認められる（**図6-1**）．コントロールが良好で血中インスリンが正常に近い場合や一部の肥満を伴う2型糖尿病のごとく血中インスリンが過剰の状態などでは，運動により血糖値は低下傾向を示す．これに対しコントロール不良の1型糖尿病のごとく血中インスリンが著しく低下している場合には，肝での糖産生が筋での糖利用を上回り，血糖値は上昇する．また，この際には脂肪組織の異化も亢進し，運動中から運動後にかけてのケトン体上昇も顕著となる．

　これらの事実は運動療法を実施させるに当たっては，いかなる病型であっても，まず代謝是正を行ってから運動を開始させるべきとする根拠ともなっている．なお，合併症のある例についてはおのおのに対するリスク（**表6-1**）を評価しつつ，運動処方に慎重な配慮がいることはいうまでもなく，他項で詳述される．

　1型糖尿病患者における運動療法は2型糖尿病の患者に比し，少なくとも血糖調節の手段として食事療法やインスリン量の調節ほど，一義的な役割を果たすものとは言い難い．しかし，これらの患者においても病状の許す限り積極的な運動を毎日の生活のなかに組み入れるべきであり，運動処方も2型糖尿病の場合と本質的に差があるわけではない．ただし，この場合，運動に伴う低血糖などの代謝の乱れや合併症に対する悪循環をいかに防ぐかが管理上の重要なポイントになる．

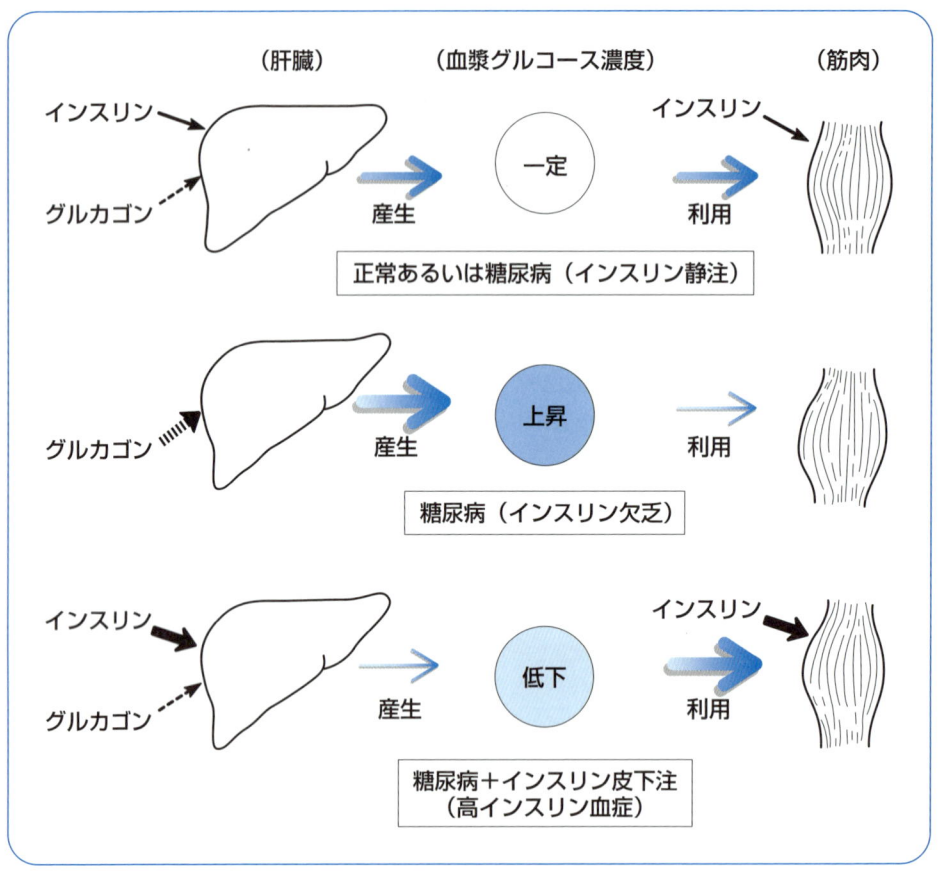

● 図 6-1　運動時のグルコースホメオスターシスにおけるインスリン，グルカゴンの役割
（Wasserman ら，1988）[1]

（肝臓）　　（血漿グルコース濃度）　　（筋肉）

インスリン　　　　　　　　　　　　　　インスリン
グルカゴン　　産生　一定　利用
正常あるいは糖尿病（インスリン静注）

グルカゴン　　産生　上昇　利用
糖尿病（インスリン欠乏）

インスリン
グルカゴン　　産生　低下　利用　インスリン
糖尿病＋インスリン皮下注
（高インスリン血症）

● 表 6-1 糖尿病患者に対する運動の悪影響

心血管系
- （しばしば無症状の）虚血性心疾患による循環器系機能障害と不整脈
- 運動中の過度の血圧上昇
- 運動後起立性低血圧

細小血管系
- 網膜出血
- 蛋白尿の増加
- 細小血管障害の悪化

代謝系
- 高血糖，ケトーシスの悪化
- インスリンや経口血糖降下薬で治療中の患者の低血糖

筋骨格系や外傷
- 足の潰瘍（とくに神経障害を有する患者）
- 神経障害に関係した整形外科的外傷
- 変形性関節疾患の悪化
- 目の外傷および網膜出血

（最新糖尿病の運動療法ガイド，1997）

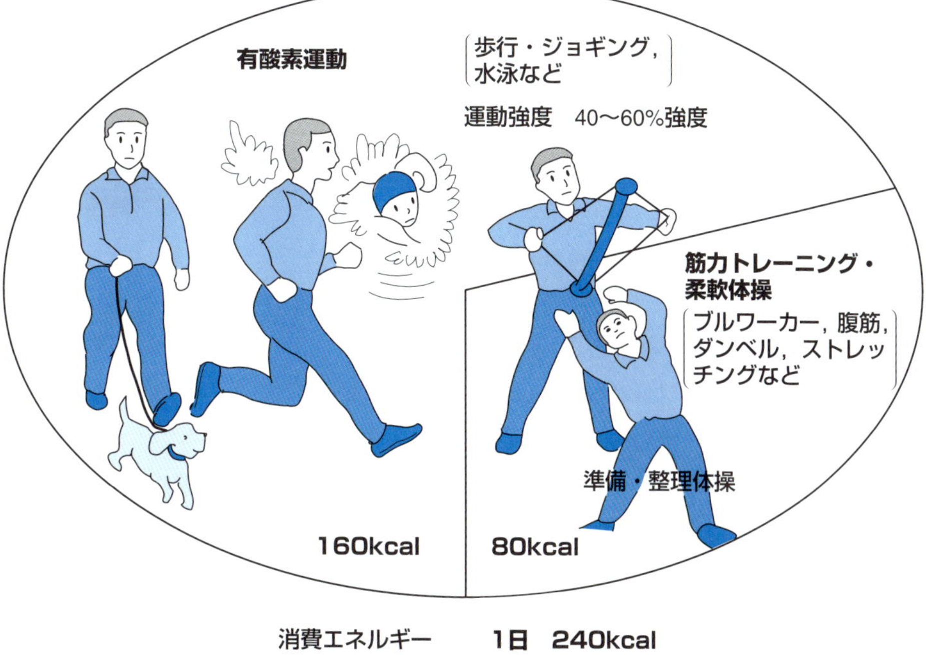

● 図 6-2　糖尿病患者に勧められる運動処方

1　運動処方の実際

　通常，病状の安定した糖尿病患者に勧められる運動量としては消費カロリーを基準とした場合，歩行やジョギング，水泳などの有酸素運動で 160 kcal，ストレッチ体操，ダンベルなどの筋力トレーニング，柔軟体操で 80 kcal，計 240 kcal 前後が当面の目標となる（図 6-2）．この場合運動交換表や運動種目別エネルギー消費量（表 6-2）を目安にするのが便利である．

　運動によるエネルギー消費については個人の体力や習熟度，気温・湿度など環境によっても異なることを十分念頭に置いておくべきであり，とくに肥満を伴う 2 型糖尿病例などでは，食事摂取カロリーとの安易な交換は避けるよう指導する必要がある．

　すでに網膜症を有する例や高血圧合併例については血圧上昇をきたしやすい，怒責を伴う等尺性運動を避けるといった運動種目の選択についての配慮も必要である．また，高齢になるほど病型を問わず体力や過去の運動習慣など個人差が大きいので，集団的なものやチームプレーを必要とするようなものより個人のペースを守れる種類の運動が無難である．

　糖尿病患者に勧められる運動強度としては，一般的には最大運動強度の 40〜70％の範囲とされるが，この際個人で行わせる場合にも運動直後の脈拍数を強度の目安とするのが実際的である（表 4-2 参照）．しかし，β-ブロッカー服用者や自律神経障害例では運動強度に応じた脈拍数の増加がみられないため，運動時の脈拍数よりも実際には運動強度が強くなっていることもある．したがって，このような症例では事故防止

●表 6-2　各種運動の強度（メッツ）と1単位（80 kcal）の運動時間

メッツ	運動内容	1単位（80 kcal）の運動時間* （体重60 kg として）
3.0	自転車エルゴメーター，ウェートトレーニング（軽・中等度），ボウリング，バレーボール	約40分間
3.5	体操，ゴルフ（カート使用）	約30分間
4.0	速歩（95〜100 m/分），水中運動，卓球，太極拳	約25分間
4.5	バドミントン，ゴルフ	約22分間
5.0	ソフトボールまたは野球，かなり速歩（107 m/分）	約20分間
5.5	自転車エルゴメーター（100 W）	約17分間
6.0	ウェートトレーニング（高強度），ジャズダンス，バスケットボール，水泳（ゆっくりしたストローク）	約15分間
6.5	エアロビクス	約14分間
7.0	ジョギング，サッカー，テニス，水泳（背泳），スキー	約13分間
7.5	山を登る（約1〜2 kg の荷物を背負って）	約12分間
8.0	ランニング（134 m/分），サイクリング（約20 km/分），水泳（クロール，ゆっくり）	約11分間
10.0	ランニング（161 m/分），柔道，ラグビー，水泳（平泳ぎ）	8〜9分間
11.0	水泳（バタフライ，速いクロール）	7〜8分間

＊エネルギー消費量は強度（メッツ）×体重（kg）×1.05から得られた値から安静時のエネルギー量を引いたもの．　　（健康づくりのための運動基準2005より改変）

の点からも，運動をさせる場合には自覚的運動強度を重視すべきである．また，AT（無酸素性代謝閾値）の測定が可能であればその結果に基づいた運動指導が望まれる（図6-3）．なお，医師のアドバイスのもと個人で運動を行わせている場合にも脈拍測定の指導のほか，万歩計やカロリーカウンターを使ってのおおよその運動量のチェックをしておく必要がある．

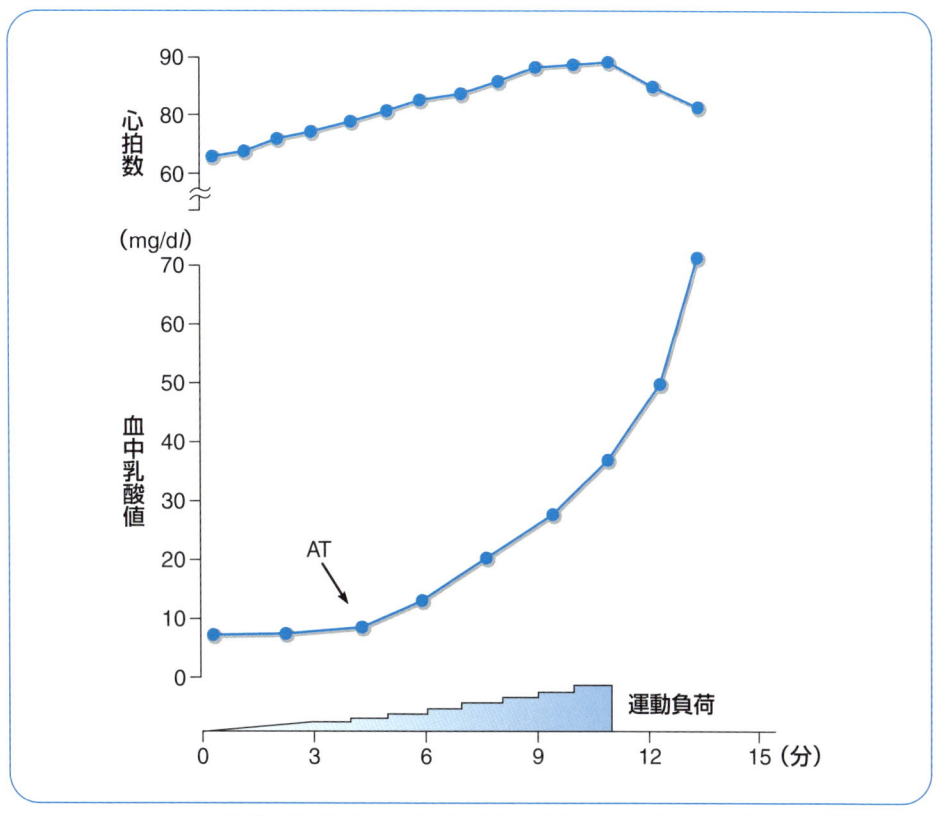

● 図 6-3　自律神経障害例における運動時心拍数，血中乳酸変動（62 歳女性）
罹病 16 年の 2 型糖尿病．現在，混合型インスリンを 1 日 2 回注射している．単純性網膜症（＋），CV_{RR} 1.9％．運動負荷に対し，心拍数の増加はわずかであるが，血中乳酸値は運動負荷 6 分後より急峻な増加がみられる．

2　病型別にみた運動処方上のチェックポイント

1．肥満を有する 2 型糖尿病の場合

　肥満を有する 2 型糖尿病で，しかも過去に運動習慣もなかった患者にいきなりジョギングを行わせたり，無制限に階段昇降を反復させたりすると，膝や足の関節障害をきたしやすい．これらの例ではやはり歩行から始めるのが無難である．その場合でも歩行時間が長くなるときには膝関節障害に対する注意が必要である．

　運動療法を始める時期も問題で，とくに高度の肥満を合併している例では，まず食事療法で減量し，少なくとも 140％前後の肥満度になってから下肢を主体とする運動を増す．それまでの運動としてはベッドやマット上での腹筋運動，仰臥位での体操のほか，椅子に座って行う上半身のレジスタンス運動，膝関節の伸展運動などによる大腿筋群の補強も併せて行うのもよい．エルゴメーターや水泳・水中運動も膝や足に負担のかかりにくい運動といえる．水中歩行，アクアビクスおよび水中ストレッチなどの水中運動は浮力や水圧，抵抗などの水の特性を利用して行う運動であるが，浮力の

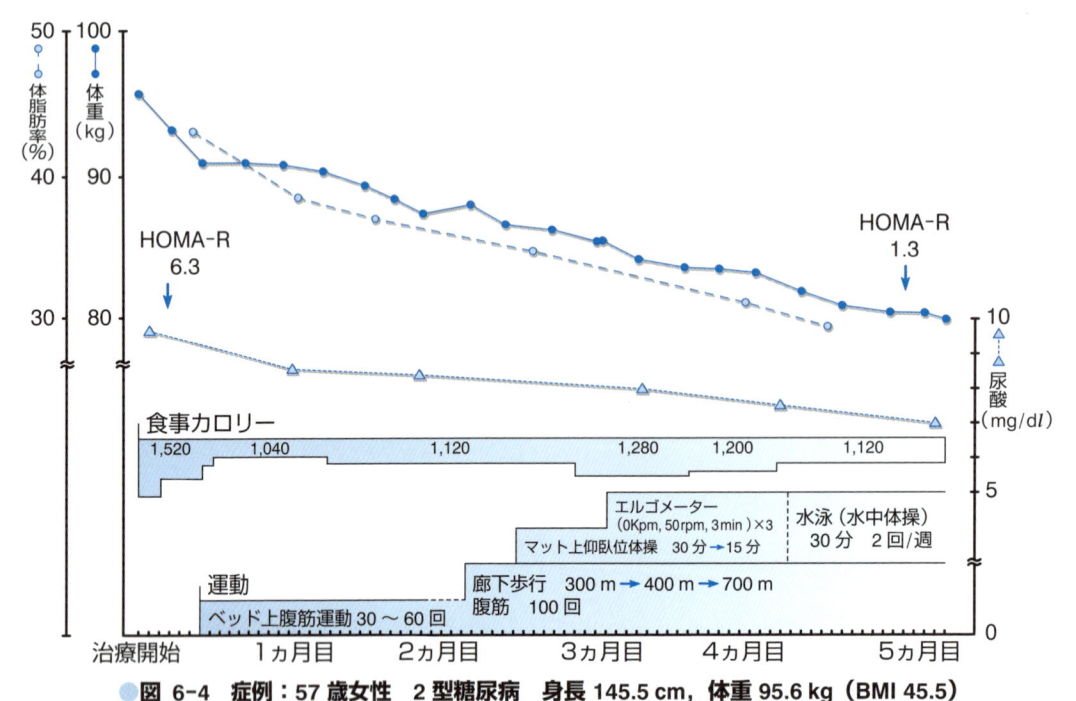

●図 6-4 症例：57 歳女性　2 型糖尿病　身長 145.5 cm，体重 95.6 kg（BMI 45.5）
28 歳まで約 55 kg と一定していた体重が徐々に増え，50 歳ころには 100 kg に達した．また，10 年来の変形性膝関節症のため受診時には歩行困難な状態を呈していた．

影響で膝関節障害や腰痛のある場合でも患部へ荷重がかかることが少なく，また，抵抗によりバランスを崩しても転倒しにくいなどの利点もある．いずれにしろ，肥満例ではフットケアの観点に立った運動指導がとくに重要である（図 6-4）．

一方，減量のためにはエネルギー消費を高めることが重要であり，運動もその目的にあった内容のものが勧められる．しかし，運動により消費されるエネルギー量は決して大きいものではなく，事実，1 日のエネルギー消費量の 60〜75% は基礎代謝によって消費されるものとされている．基礎代謝量は運動によっても高められるが，その大小は筋肉など除脂肪体重と比例することが知られている．レジスタンス運動は有酸素運動と併用した場合には除脂肪体重をより増加させることになり，基礎代謝量を増やし，エネルギー消費を増大させることにつながる．

とくに，仰臥位や座位で行うレジスタンス運動は前述したように下肢の負担が少なく，下肢に障害をもたらすことが少なくない肥満者の運動療法として歩行，ジョギングなどの有酸素運動よりも受け入れやすい面もあり，高血圧や眼底出血などの禁忌がなければ肥満者の運動種目の一つとして積極的に取り入れるべきである．また，レジスタンス運動は日常生活のなかでテレビをみながら，家事の合間に実施することも可能であり，長期にわたる養生が必要な減量のための運動種目として有用と思われる．

もっともエネルギー消費の点からは，日常のすべての身体活動がエネルギーを消費することにつながるので，家事や買い物，通勤などにおいてもできるだけ体を動かし，一駅手前で降りて歩くなど歩く機会を増やす工夫をしていくことが大切である．

2. 1型糖尿病などインスリン治療下の場合

　前述のごとく運動に伴う低血糖の防止に努めながら積極的に運動を勧めるべきである．なお，小児の1型糖尿病では何よりも身体の鍛錬を通して積極的な日々を送らせ，自立心を養わせるべく工夫もいる．そのためにもサマーキャンプにも参加させ，楽しく，そして走り回ることの多いゲームを取り入れた指導が望まれる．

　低血糖防止対策として，まず空腹時を避けることが望ましい．これはインスリン分泌作用のある経口血糖降下薬服用中の患者でも同様であり，実施時間は原則として食後1時間前後が無難である．

　インスリン治療下の患者で登山や水泳，スキーなど運動強度も比較的強く，かつ時間も長くなるような場合には本人が十分な経験を積むまで必ず同伴者をつけるといった配慮もいる．そして，このような場合には運動時のケトン体生成の亢進傾向があることも考慮して，当日はインスリンの減量より運動開始前1〜2単位（80〜160 kcal）相当の補食が望ましい．また，運動後数時間から十数時間して起こる低血糖（postexercise late-onset hypoglycemia；運動後遅発性低血糖）にも注意する必要があり，運動日には眠前の血糖自己測定を行い，補食の必要性の有無・内容について日ごろより教育しておく．

　このほか，運動時には低血糖発作に備え，ブドウ糖やペットシュガーのような吸収の早い糖質を常時携帯する．

　なお，皮下注射されたインスリンの血糖降下作用が運動により増強されることはよく知られているが，インスリンの注射部位によっても血糖降下率に差がある（**図6-5**）．このため，長時間歩行するような場合には注射部位として大腿より，上腕，腹壁を選ぶほうが，低血糖防止には有利である．また，超速効型インスリンの場合，皮下注射後の血中インスリンのピーク値は従来の速効型インスリンに比べて高く，食後1時間に実施する運動では血糖降下作用が大きいことを考慮する（**図6-6**）．

　インスリン治療下における運動時の低血糖については，前日に低血糖をきたしたものでは運動時にみられるインスリン分泌低下やグルカゴン，カテコールアミンなどのインスリン拮抗ホルモン分泌増加が弱められ，肝におけるグルコース産生が低下することから，運動に際しより低血糖を誘発しやすくなることが指摘されている（**図6-7**）．

　いずれにしてもインスリン治療下の糖尿病患者，とくに1型糖尿病の場合には血糖コントロールがそれほど悪くない場合にでも，運動後予期せぬ血糖変動のみられるときがあり，できるだけ血糖自己測定による成績も参考に運動量の変更などの指示が望ましい．

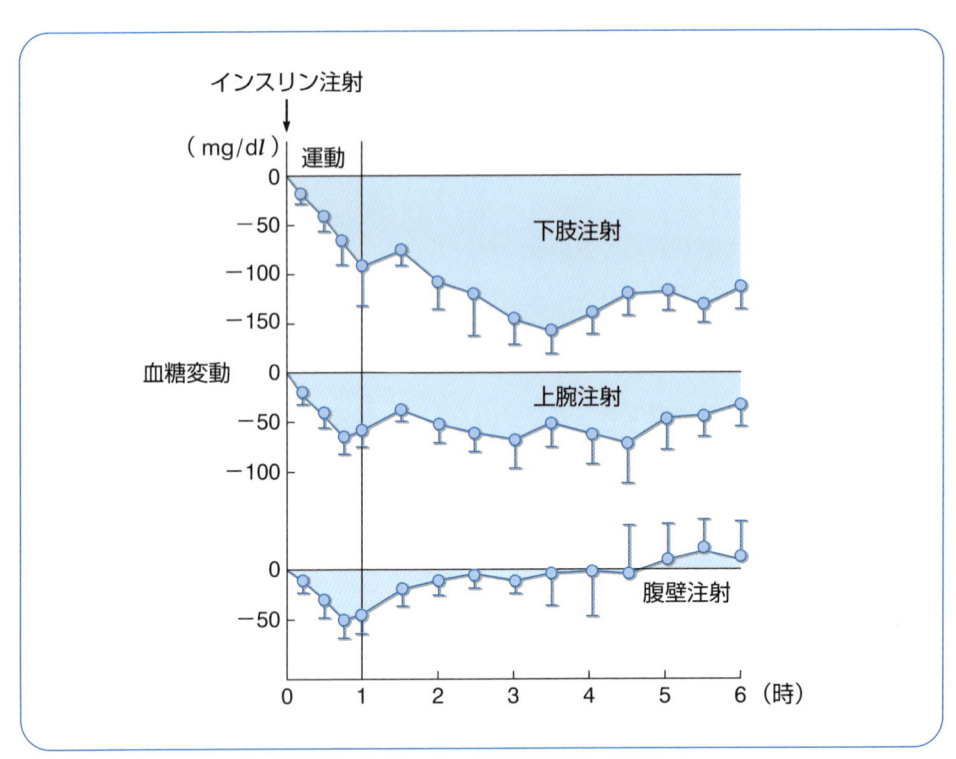

●図 6-5　インスリンの注射部位別にみた下肢運動時の血糖変動（Koivisto ら，1978）[2]
アミの部分は非運動日との差異．

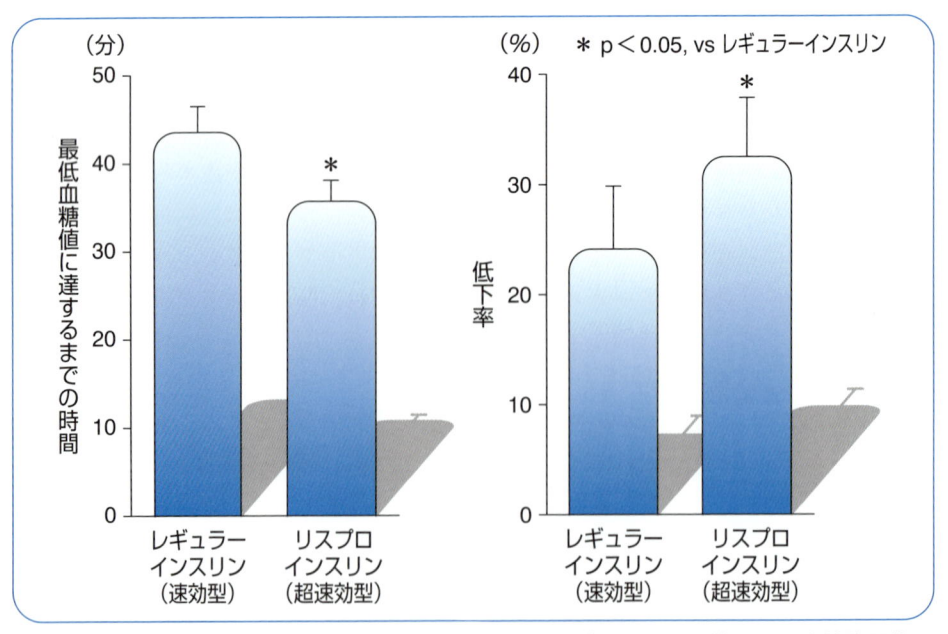

●図 6-6　レギュラーおよびリスプロインスリン投与時における運動による血糖降下作用の比較

インスリン治療患者において，朝食1時間後に50％強度の運動を30分間行った場合の，血糖値のピークから最低値までの時間ならびに血糖の降下率．

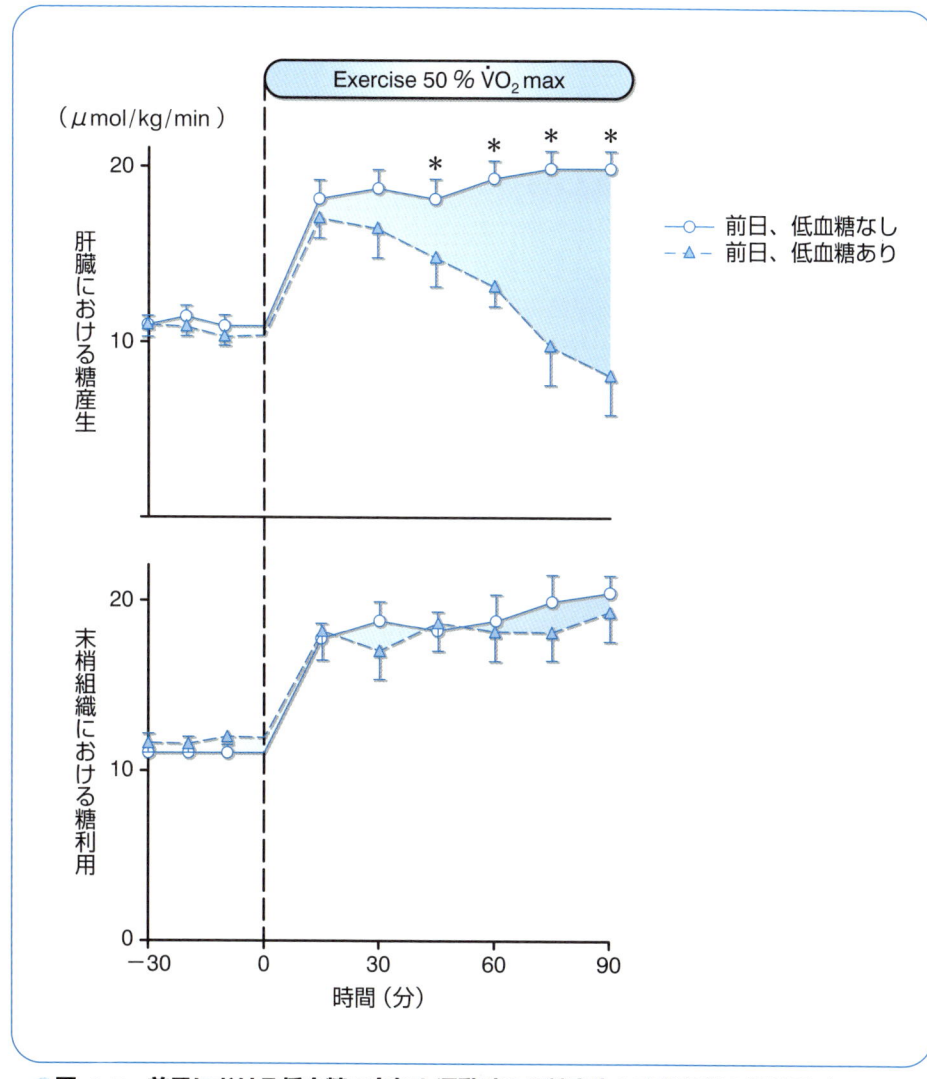

図 6-7 前日における低血糖の有無と運動時の肝糖産生と末梢組織の糖利用（Stephenら，1999）[3]

2．糖尿病性合併症の有無，種類，程度からみた場合

　糖尿病治療に運動療法は欠かせない．しかし，糖尿病患者は糖尿病網膜症，腎症，神経障害，足病変など糖尿病に特異的な合併症や，冠動脈疾患，脳血管障害など非特異的な合併症である動脈硬化症を有している例が多い．よって，運動療法を指導するに当たっては，合併症の種類や程度を確認して，各人に合った安全で効果的な運動処方や指導を行わなければならない．

1 糖尿病網膜症を有する場合

現在，糖尿病網膜症はわが国で失明となる最大の原因疾患である．糖尿病網膜症が失明の原因となる理由は，糖尿病自体が自覚症状がでにくいため良好な血糖コントロールを得ていない患者が多いことと，進行しても視力障害を自覚しにくく早期発見が難しいことと，網膜症が進行すると治療が難しいためである．

糖尿病網膜症の病期分類は**表 6-3** に示す通りである．前増殖あるいは増殖網膜症という段階になって，血流障害が進行したり硝子体出血や網膜剥離が黄斑部に及ぶまで眼の自覚症状は出現しない場合が多い．一般に，網膜症が高度に進行して自覚症状が出現したり，光凝固療法が始まるまで眼に対する危機感は弱い．しかし，運動処方を示す前には網膜症を把握する必要があるので，眼科診察を必ず行う．一方，視力障害は網膜症以外の白内障や緑内障で起きる場合もあるので，視力障害が出現したからといって糖尿病網膜症にとらわれないことである．

運動処方に当たって運動療法が網膜症を悪化させる可能性は，①運動療法による血圧変動が網膜の血管に作用して出血をきたす場合，②血糖コントロールが急速に改善したり低血糖を起こして網膜症が進行する場合，などが考えられる．運動療法が網膜症を悪化させるという証拠はなく，運動療法が血糖コントロールを改善して網膜症の進行をとめる可能性もある．しかし，前増殖網膜症以上の段階の患者が無酸素運動や激しいエアロビクス，ジョギングなど強度や衝撃が強い運動を行うのは避けるべきである．激しい運動によって血圧が変動して網膜出血や硝子体出血が起きる可能性があるからである．血糖コントロールの急速な改善による網膜症進行も指摘されているが，これも前増殖網膜症段階以上の例が多いとされている．

いずれの網膜症悪化の可能性も網膜症の重症度に依存しているので，網膜症の重症度を基準とした運動療法の指針が示されている（**表 6-4**）．しかし，このガイドラインは Beetham 眼科研究所で実施されている運動へのアプローチを参考に作成されたもので，エビデンスに基づいた明確な医学的指針というものではないとされている．また，わが国の糖尿病診療で一般的でない重量挙げやボクシングなどが入っており，参考となる範囲も限定されている．また，血圧の具体的数字についても，増殖網膜症患者には収縮期血圧が 170 mmHg を超えないように勧告しているものもある．一方では，2 年以上の追跡調査で，いかなる眼科的事故も運動プログラムと直接関係しなかったという報告もあり，血圧制限も一応の目安と考えるべきであろう．

●表 6-3　糖尿病網膜症の病期分類

単純網膜症 　　毛細血管瘤，点状出血，硬性白斑 前増殖網膜症 　　軟性白斑，網状出血，静脈の数珠状拡張 増殖網膜症 　　新生血管，硝子体出血，線維増殖，網膜剥離

表 6-4 糖尿病網膜症例に対する運動療法指導の指針

網膜症	許容できる運動	許容すべきでない運動
網膜症なし	内科的状態による	内科的状態による
軽症の非増殖網膜症	内科的状態による	内科的状態による
中等症の非増殖網膜症	内科的状態による	急激な血圧上昇を伴う運動 ■重量挙げ ■強いバルサルバ手技を伴う運動
高度な非増殖網膜症	内科的状態による	バルサルバ手技を伴う運動, 衝撃の強い運動 ■ボクシング, 激しい競技スポーツ
増殖網膜症	軽度のトレーニング ■水泳 ■ウォーキング ■軽度のエアロビクス ■自転車エルゴメーター ■持続運動	激しい活動, バルサルバ手技, 衝撃の加わる運動 ■重量挙げ ■ジョギング ■激しいエアロビクス ■ラケット競技 ■トランペット演奏

端的にいえば, 高度な前増殖網膜症以上の患者に対しては, 血圧をあげるバルサルバ手技を伴う運動, 最大に近い等尺筋収縮運動, 息こらえを必要とする運動, 激しいエアロビクス, ジョギング, 格闘技, 激しい競技スポーツ, ボート漕ぎなどは避けるべきである. 逆に, 有益でつづけるべき運動には, 自転車エルゴメーター, 激しくない水泳, ウォーキングなどがある.

糖尿病網膜症が進行している患者では, 他の腎症や神経障害も進行している場合が多いので, 高血圧や起立性低血圧など不安定な血圧変動を合併していたり, 冠動脈疾患によって運動が規制される場合も少なくない. これらの内科的状態に年齢や運動経験や運動耐性など個人的な要素を考慮し, 網膜症の重症度を合わせて総合的に勘案して運動指導を行うべきである.

② 糖尿病性腎症を有する場合

運動が蛋白尿を増やすことは古くから知られており, 蛋白尿が問題となる糖尿病患者に運動療法を行ってよいか否かは議論が続いている分野である. 運動が腎血行動態に作用して一時的にせよ腎機能を変化させることは知られている. 腎症を有する患者に対する運動の影響も網膜症同様に, 腎症の程度によって異なる. 腎症の病期分類と治療は表 6-5 に示す通りであるが, 運動療法に関しては示されていない.

正常アルブミン尿を示す糖尿病患者の運動に対する糸球体濾過量（GFR）, 腎血漿流量（RPF）の変化は糖尿病のない健常人の反応と同様である. つまり, 運動によってGFR は軽度低下し, それ以上に RPF が減少するために, 結果として濾過率が増加するとされている. 微量アルブミン尿を示す糖尿病患者では, 運動による血圧上昇によってアルブミン尿の量が増加するが, この増加が腎障害を進行させるものかは不明である.

表 6-5 糖尿病性腎症の病期分類と治療法

病 期	臨床的特徴		総エネルギー (kcal/kg/日)	蛋白質 (g/kg/日)	塩 分 (g/日)	カリウム (K) (g/日)	備 考 (提唱されている治療法)
	尿蛋白 (アルブミン)	GFR (Ccr)					
第1期 (腎症前期)	正常	正 常 とさに高値	25〜30		制限せず*	制限せず	血糖コントロールに努める 蛋白質過剰摂取をさける
第2期 (早期腎症)	微量アルブミン尿	正 常 とさに高値	25〜30	1.0〜1.2	制限せず*	制限せず	厳格な血糖コントロール・降圧治療
第3期A (顕性腎症前期)	持続性蛋白尿	ほぼ正常	25〜30	0.8〜1.0	7〜8	制限せず	厳格な血糖コントロール・降圧治療・蛋白制限食
第3期B (顕性腎症後期)	持続性蛋白尿	低 下	30〜35	0.8〜1.0	7〜8	軽度制限	降圧治療・低蛋白食
第4期 (腎不全期)	持続性蛋白尿	著明低下 (血清クレアチニン上昇)	30〜35	0.6〜0.8	5〜7	1.5	降圧治療・低蛋白食・水分制限 透析療法導入へ
第5期 (透析療法)	透析療養中		HD：35〜40 CAPD：30〜35	1.0〜1.2 1.1〜1.3	7〜8 8〜10	<1.5 軽度制限	透析療法・腎移植

*高血圧合併例では7〜8 g/日以下に制限する

（厚生省糖尿病調査研究班，平成3年度報告書）

顕性蛋白尿（尿中アルブミン排出率200μg/分以上）を示す糖尿病患者では，激しい運動ほど血圧上昇などにより運動誘発性に蛋白尿量が増える傾向にあるが，長期的な影響は不明の部分が多い．

　運動を行えば激しい運動ほどアルブミン尿や蛋白尿が増える傾向は確かであるが，運動の種類による違いや，長期的な腎への影響に関しては十分検討されていない．とくに，2型糖尿病に対しては詳細な検討が行われていないため，臨床の運動指導に活かす指針は得られていない．2型糖尿病では運動習慣が少ない人が多いので，若干運動中にアルブミン尿や蛋白尿が増えても，運動を行ったほうが全身的かつ長期的に利点がある例が多いと考えられている．

　よって，微量アルブミン尿の段階であればウォーキングや軽いジョギングや，ある程度の競技スポーツも問題ないと考えられるが，腎機能を定期的にチェックしてフィードバックすべきである．顕性蛋白尿の段階からクレアチニンが上昇した段階でも，日常生活でのウォーキングレベルであれば全身的な筋力維持の面などから継続可能である．腎機能を定期的にチェックしてフィードバックすべき点は同様である．

　腎不全で透析を行っている患者でも，患者個々の体力や年齢やさまざまな合併症に応じて運動能力や筋力維持のための運動プログラムを実施すべきであろう．

③ 糖尿病性神経障害や足病変を有する場合

　糖尿病性神経障害は末梢神経障害から自律神経障害まで多彩である．神経障害が進行した患者は，足の疼痛や異常感覚や筋萎縮による筋力低下や，起立性低血圧などにより運動量が減っている患者が多い．逆に，運動を励行していて足に胼胝などができていても自覚しないために足潰瘍や壊疽に進行する場合もある．足病変と同様に，冠動脈疾患が進行している患者が運動を励行している間に狭心症や心筋梗塞を発症しても，神経障害により痛みを感じないために処置が遅れる場合もある．

　運動が誘発する可能性のあるリスクに対する糖尿病性神経障害の影響は，①無症候性心筋虚血，②心拍変動の低下，③起立性低血圧や運動誘発性低血圧，④臥位からの体動や運動に対する血圧の過剰反応，⑤心血管系や心呼吸器系の不安定化，⑥低血糖自覚反応の低下，⑦足潰瘍や足壊疽の出現と進行，などである．

　以上から，糖尿病性神経障害を有する患者に運動を指導する場合は，運動開始前に神経障害の程度を自覚症状，アキレス腱反射，モノフィラメントによる圧覚，振動覚，血圧の起立による変動，心拍変動で確認し，さらに必要により心電図やトレッドミルや心筋シンチなどで冠動脈疾患の有無も調べ，低血糖無自覚になっていないか確認する．足は診察して，皮膚の乾燥や足の変形，爪の白癬菌症や巻き爪，胼胝や潰瘍の有無，足の動脈の拍動などを十分診察すべきである．

　足病変を伴わない神経障害の患者に対しては，ウォーキングがもっとも勧められる．さらに，下肢に筋萎縮があれば，筋力をつけるような局所的な筋力向上の運動も勧められる．運動を続けることで，血糖コントロール改善などと合わせて起立性低血圧も改善が期待できる．しかし，運動中の低血糖はより気づきにくいので，低血糖無自覚の患者では運動前に血糖を測定し，必要があれば補食するよう指導する．

1. 横臥し、両足を傾斜をつけた台の上にあげる（下肢の静脈を虚脱する）：約2分間

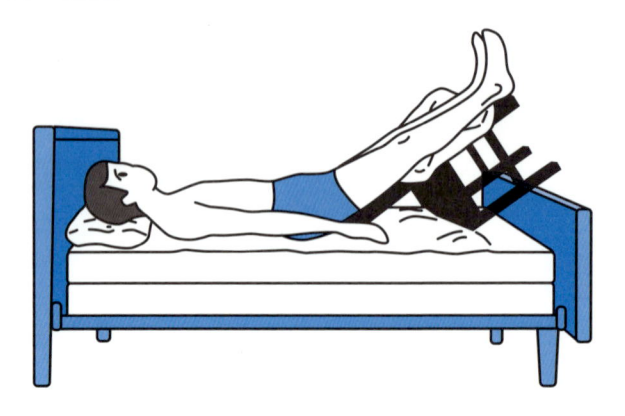

2. 座位となり、下肢を下垂する（下肢に血流を十分ためる）：約3分間

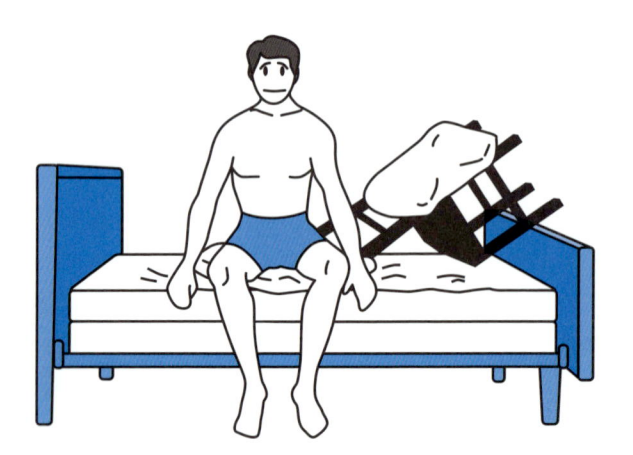

3. 横臥して下肢を水平に伸ばす（動静脈は安静状態に戻る）：約5分間

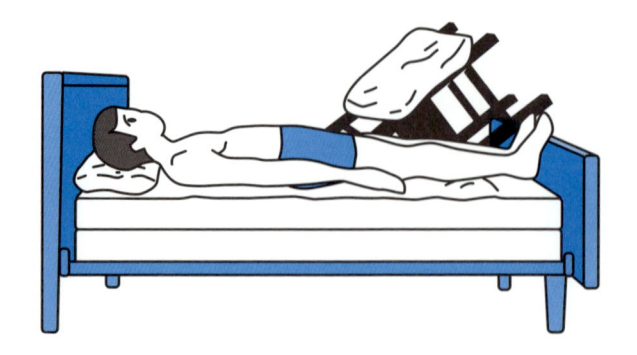

1回2〜3サイクルを1日に2〜3回繰り返す．筋力や血管の緊張を維持や回復できるので、歩行可能になった後のリハビリの準備となる．

● 図 6-8　足病変患者に対するバージャー体操

運動療法が足病変を進行させることがあるので，運動指導前にはもちろんであるが運動を継続している間は足の定期的な診察が必要である．患者にも自己管理を十分指導して，胼胝ができたら直ちに医師に訴えて，皮膚科や内科で削るようにして，本人が自宅で削るようなことがないようにする．神経障害や血管障害による糖尿病足病変が出現した患者では，足に荷重のかかる運動は避けると同時に，靴をみて足にフィットしているか確認する．足にフィットしていない靴を用いていると，運動を再開すると胼胝形成を繰り返す．

1．足病変でウォーキングができないとき

足に病変があってウォーキングもできないときは，筋力維持の下肢の運動とともに，下肢の血管運動反射を維持するためにバージャー体操が勧められている（**図6-8**）．

糖尿病の合併症である糖尿病網膜症，腎症，神経障害，足病変を有する患者に運動療法を指導する時は，個々の患者の合併症の重症度，年齢，全身状態，他の合併症の程度などを評価して，患者にわかりやすく方法や目標を説明することが重要である．また，指導した後も適宜，運動の実施状態を把握して細かく修正することがポイントである．

3．糖尿病性合併症あるいはそのリスクを有する場合

1　心血管系疾患の評価

糖尿病は心血管系疾患の強力な危険因子であるため，運動処方に先だって心血管系疾患を示唆する徴候の発見に努めることが重要である．問診が診断の第一歩となるが（**表6-6**），糖尿病性神経障害を合併した患者では，疼痛閾値の上昇によって無症候性心筋虚血を生じていたり典型的な狭心症状を自覚しないことがあるので注意を要する．また，身体所見では，血圧や脈拍の異常，左心および右心不全の徴候，頸動脈や腹部動脈，下腿動脈の動脈硬化を示唆する所見に注意する（**表6-7**）．心血管系疾患を疑った場合は躊躇せずに循環器医とコンタクトをとって必要な精査を行うべきである．とくに糖尿病患者では明確な冠動脈異常や弁膜異常を有さない左室機能低下（糖尿病性心筋症ともよばれる）をきたすことがあるため，心機能の評価は重要である[1,2]．

現在のところ，問診や身体所見にて心血管系の異常徴候を認めない糖尿病患者にどの程度まで検索を行うかについての統一的見解は得られていない．米国糖尿病学会（American Diabetes Association）編のThe Health Professional's Guide to Diabetes and Exerciseでは，①罹病期間が10年を超える，あるいは35歳を超える2型糖尿病患者，②糖尿病以外にも冠危険因子（家族歴，高血圧症，高脂血症，喫煙習慣，肥満など）を有する患者，③網膜症，腎症，蛋白尿などの糖尿病性細小血管障害を有する患者，

● 表 6-6　呼吸循環系疾患を示唆する主要な自・他覚症状（文献[6]より改変）

1. 胸，頸，顎，上腕などの虚血性と考えられる痛みや不快感
2. 安静時や軽い労作時の息切れ
3. ふらつき，失神
4. 起坐呼吸，発作性夜間呼吸困難
5. 下腿浮腫
6. 動悸，頻脈
7. 間歇性跛行
8. 心雑音
9. 日常的に行っていた身体活動に対する異常な疲労あるいは息切れ

● 表 6-7　心血管系疾患診断のためにチェックすべき身体所見（文献[7]より改変）

1. 体重（必要に応じて体組成，体脂肪率の計測も）
2. 脈拍数と不整脈の有無
3. 安静時血圧（仰臥位と立位で測定）
4. 肺の聴診：ラ音・喘鳴・その他の呼吸音に注意しながら全肺野で行う
5. 心尖拍動の触診
6. 心の聴診：心雑音・ギャロップ音・クリック音・摩擦音に注意をはらう
7. 頸動脈，腹部の動脈，大腿動脈の触診と聴診
8. 下腿の触診と視診：浮腫と動脈拍動に注意をはらう
9. 黄色腫および眼瞼黄色腫の有無
10. 既往あるいは罹患中の整形外科疾患や他の疾患についての評価（運動耐容能を制限する因子かどうか）
11. 腱反射など神経機能検査

④末梢血管障害を有する患者，⑤自律神経障害を有する患者，であれば，運動中や終了後の心筋虚血，不整脈，起立性低血圧，運動に対する血圧の異常反応の有無を評価するために，トレッドミルなどを用いた多段階運動負荷試験を行うことが必要としている[2]．また，女性や高血圧症，左室肥大など心電図に非特異的変化を生じやすい場合や安静時からST-T変化のある例などでは，心臓超音波検査や心臓核医学検査を適宜あわせて行うよう推奨している．

これらの勧告がわが国における糖尿病患者にそのまま当てはまるかについての検討の余地はあるが，糖尿病が心血管系疾患のハイリスクであることを認識して，積極的に心血管系の評価を行うことを原則とすべきであろう．

2　運動処方

好都合なことに，心血管系疾患の運動療法は糖尿病改善のための運動療法と基本的に同じであり，中等強度（ATレベルあるいは50〜60%$\dot{V}O_2max$程度）の持久運動を用いたプログラムが推奨される[3]．運動強度のモニタリングについても，糖尿病一般

● 表 6-8　運動強度の上限を設定すべき自・他覚症状（文献[8]）より改変）

❶ 心筋虚血や他の心血管系症状の出現
❷ 収縮期血圧の上昇停止ないし低下，収縮期血圧 240 mmHg または拡張期血圧 110 mmHg を超える上昇
❸ 1 mm を超える心電図 ST 低下（水平型あるいは下行型）
❹ 運動中の左室機能障害や中～高度の壁運動異常の核医学的診断
❺ 心室性期外収縮の増加
❻ その他の顕著な心電図異常（2-3 度房室ブロック，心房細動，上室性頻拍，重篤な心室性期外収縮など）
❼ 運動の限界を示唆する他の自・他覚症状の発生
運動時の最大心拍数は，上記の症状が出現する心拍数よりおよそ 10 拍/分低く設定する．

の運動療法と同様に，運動中の心拍数や自覚的運動強度（ボルグ指数）が用いられる．しかし，患者の症状に応じて運動制限が必要な場合があるので，循環器医との連携によって適切な運動指導を行うことが肝要である．運動制限を課すべき徴候には，運動中の心筋虚血や心不全症状の出現，異常な血圧反応や不整脈の誘発などがあり，心臓超音波検査や核医学的検査，ホルター心電図，運動負荷試験などの検査結果を総合的に判断して判定される（**表 6-8**）．

心筋梗塞後や冠動脈バイパス，経皮的冠動脈形成術後はリハビリテーションとしての運動療法を行い，ベッド上安静に伴う心理的・生理的弊害を解除するとともに，早期に日常生活に復帰することを目指す．症状の回復に伴い，医学的監視下の運動療法から順に非監視下の運動療法へと移行する．米国心臓病学会（American Heart Association）の勧告では，①NYHA（New York Heart Association）心機能分類 1 度（日常生活に問題なし）～2 度（安静・軽作業なら問題なし），②運動耐容能が 6 METs（酸素消費量 21 ml/kg/分，速歩行ないし軽いジョギングレベルの運動強度）を超える，③心不全徴候なし，④安静時および 6 METs 以下の運動負荷で虚血や狭心痛が生じない，⑤運動に応じて血圧が適切に上昇する，⑥連発性の心室性期外収縮がない，⑦運動強度を自分の判断で調節することが可能，の条件がそろえば，監視下から非監視下での運動療法に移行することが可能としている[3]．

近年，レジスタンストレーニングについても心血管系疾患のある患者に対して積極的に行われるようになってきた．レジスタンストレーニングは筋力や筋の柔軟性を高めるとともに糖代謝の改善にも寄与する．実際のトレーニングの施行においては，息を吐きながら筋を収縮させる技術を身につけさせて，いきみ（バルサルバ効果）による血圧や心拍数の過度の上昇を予防する．米国心臓病学会の勧告では，10～15 回の反復運動によっておだやかな筋疲労をきたす程度の筋力トレーニングを週 2～3 回行うことから開始し，達成度に応じて負荷（おもり）を 5％程度ずつ増やしてゆく方法が推奨されている[3]．トレーニングは四肢や体幹部の主要筋（大腿四頭筋，二頭筋，大臀筋，大胸筋，広背筋，三角筋，腹筋など）を中心に行う．

3 運動処方の注意点

1．低血糖の防止

　冠動脈狭窄が残存している患者では，低血糖に伴って虚血発作が誘発されることがある．とくにインスリンや経口血糖降下薬を使用している場合，運動療法の導入に伴う低血糖の発生に留意し，ブドウ糖を携帯するとともに必要に応じて薬物投与量の調節を行う．

2．糖尿病性神経障害，とくに自律神経障害を合併する場合

　糖尿病性神経障害を合併した患者では，心臓自律神経障害によって安静時に頻脈傾向となるとともに，運動強度に比例した直線的な心拍数上昇を示さないことがある[1,2,4]．また，起立性低血圧や運動中の過度の血圧上昇ないしは心筋虚血を生じている場合がある．このような患者では，心拍数の予測式（カルボーネンの式など）や年代別至適運動心拍数など一般人向けの指標を用いて運動強度を設定することは危険である．実際に運動負荷試験を行って，心拍や血圧，心電図変化などの心血管反応をそれぞれの患者において明らかにすることが望ましい．

　運動制限が必要な場合には，できるだけ客観的な指標（運動中の上限心拍数や自転車エルゴメーターの負荷ワット数など）を提示して，過度の運動負荷がかからないよう配慮する．また，運動中に低血糖を生じていても，動悸，冷汗，手の震えなど自律神経症状が出現せず低血糖の自覚が遅れる場合があることに注意する．

3．薬剤の影響

　心血管系疾患患者に使用される薬剤には，運動時の心拍反応に影響を与えるものがあり[5]，薬剤を服用した状態で運動負荷試験を行って，運動に対する心拍反応を明らかにすることが望ましい．とりわけβ遮断薬の心拍抑制作用は顕著であり，カルボーネンの式や年代別至適運動心拍数をそのまま用いて運動強度を設定すると，過負荷（オーバートレーニング）になることがある．

　運動中の心拍数を低下させる薬剤には一部のカルシウム拮抗薬（ジルチアゼム，ベラパミル）や抗不整脈薬（アミオダロン）などがある．また，運動中の心拍数を上昇させる可能性のある薬剤として，短時間作用型のジヒドロピリジン系カルシウム拮抗薬（ニフェジピンなど）やニトログリセリン製剤などがある．一般に，アンギオテンシン変換酵素阻害薬，α遮断薬，利尿薬は運動中の心拍数に変化を与えない．また，冠動脈狭窄予防や血栓形成防止のために抗凝固薬ないし抗血小板薬を服用している患者においては，運動時の外傷や捻挫などの出血を軽視せず，早期に医師に相談するなど慎重に対応するよう指導する．

4. 治療方法別にみた場合

　糖尿病の治療効果に関して，米国での 1 型糖尿病に関する DCCT（Diabetes Control and Complications Trial），また，わが国における七里名誉教授らによる Kumamoto Study など，数多くの長期追跡調査が国の内外で実施され血糖コントロールの重要性が確認されている．また，英国での UKPDS（United Kingdom Prospective Diabetes Study）においては，血糖コントロールに加え，血圧コントロールの重要性も強調され

●表 6-9　運動の糖尿病発症予防効果を示す長期追跡調査成績

	対　象	追跡期間	運動の強度・頻度など	糖尿病発症率など
Nurses' Health Study, USA Hu ら（1999）	非糖尿病 女　性 70,102 人 40～65 歳	8 年 （1986～94）	激しい運動と軽運動 （1.0, 0.87, 0.84, 0.77, 0.74） （運動時間で 5 段階）	軽運動と激しい運動の発症減少効果同一
Malmö Study, Sweden Eriksson ら（1998）	IGT 男　性 423 人 48 歳	12 年 （1975～87）	食事療法実施下 　運動群 　非運動群	非運動群死亡率 （14.0/1,000 患者年） 運動群死亡率 （6.5/1,000 患者年） *運動群の相対危険度：0.36
Oslo Diet and Exercise Study[++], Norway Torjesen ら（1997）	軽度肥満者 男　女 219 人 40 歳	1 年 （1981 年以来40 歳の男女を追跡）	食事群 運動（持続運動 3/週）群 食事・運動群 対照群	食事群 食事・運動群にてインスリン抵抗性改善 運動単独は無効
DaQing IGT and Diabetes Study[++], China Pan ら（1997）	IGT 577 名 （11,066 名より抽出）	16 年 （1986～91）	食事群 運動（毎日 30 分以上の散歩）群 食事・運動群	食事群：31% 運動群：46% 食事・運動群：42% 糖尿病発症率低下
Finnish Diabetes Prevention Study（DPS）[++], Finland Toumilehto ら（2001）	IGT 522 名 55 歳	3.2 年 （2.0～4.5 年）	中等強度運動（持久性運動，筋力トレーニング）毎日 30 分 食事療法による体重減少 5%	食事・運動群：58% 糖尿病発症率低下
Diabetes Prevention Program（DPP）[++], USA Knowler ら（2002）	IGT 3,234 名 51 歳	2.8 年 （1.8～4.6 年）	生活習慣介入 毎週速歩 150 分 低エネルギー，低脂肪食による体重減少 7%	生活習慣介入群：58% メトホルミン群：31% 糖尿病発症率低下

*非運動群での相対危険度を 1.0 として計算したもの　　[++]介入研究
IGT：impaired glucose tolerance

ている．したがって，糖尿病経口薬，インスリン使用の有無にかかわらず，運動療法の実施後血糖，血圧コントロールがより良好に維持されていることが確認されなければならない．さらに，糖尿病経口薬に関しても，従来のスルホニル尿素薬（SU薬）に加えて，αグルコシダーゼ阻害薬，インスリン抵抗性改善薬（チアゾリジン誘導体），速効型インスリン分泌促進薬（ナテグリニド）が臨床応用に供され，ビグアナイド（BG）薬の再評価が行われるなど糖尿病経口薬治療の選択肢が急速に広がっている．

最近，インクレチン製剤が導入され，経口的にはDPP-4阻害薬が広く用いられ，注射薬としてはGLP-1受容体作動薬がある．また，SGLT2阻害薬も用いられている[1]．一方，運動の糖尿病発症予防効果を示す長期追跡調査も，外国では数多く報告されるに至っている[2〜4]（**表6-9**）．

このように，1988年「糖尿病運動療法のてびき」（第2版）（医歯薬出版）発行以降，糖尿病の治療・予防に関して数多くの進歩がみられている．

また，糖尿病運動療法の分野で特記すべきトピックスは，平成12（2000）年4月から社会保険医療において運動指導管理料の診療報酬加算が認められたことである．すなわち，200床未満の病院または診療所である保険医療機関において，包括評価（検査，薬剤料込み）として，院外処方せんを発行する場合には，1,000点，それ以外は1,450点，「運動療法について相当の経験を有する医師が運動療法にかかる指示せんを交付し，総合的な治療管理を行った場合に」，1カ月に1回を限度として請求できることとなった．ただし，在宅自己注射指導管理料を算定している場合は算定できないこととなっている（平成29年4月現在，1）院外処方発行：800点，2）1）以外：1,280点）．

日本糖尿病学会運動療法調査研究委員会の全国調査成績によれば，運動療法を実施している患者は約半数（52％）であった．また，運動療法を行っていない理由として「多忙」があげられた．したがって，通勤時にバスや地下鉄を一駅手前で降りて歩く，エレベーターの代わりに階段を使うなど，日常生活の中で実施可能な運動を指導すべきと思われる[4,5]．

ここでは，治療方法別に，運動指導の実践面に重点を置き概説するが，各患者への運動処方作成にあたっては，治療方法だけでなく，糖尿病の病型（1型，2型），コントロール状態，合併症の有無，患者の日常生活および体力（トレーニング度）なども必ず考慮に入れ指導する．また，運動療法は単独では必ずしも効果を発揮せず，食事，運動，薬物（糖尿病経口薬，インスリン）の各治療が三位一体となり，総合的にその効果が発揮されることを患者に十分に教育しなければならない[1]．

① 食事療法単独で治療を行っている症例

糖尿病経口薬，インスリンを使用せず，食事療法，運動療法のみで治療可能な糖尿病は2型に限定されており，肥満している場合が多い．

1．身体運動と2型糖尿病

身体運動の2型糖尿病に及ぼす影響については，1章，2章で述べられているが，以下のようにまとめることができよう[6,7]．

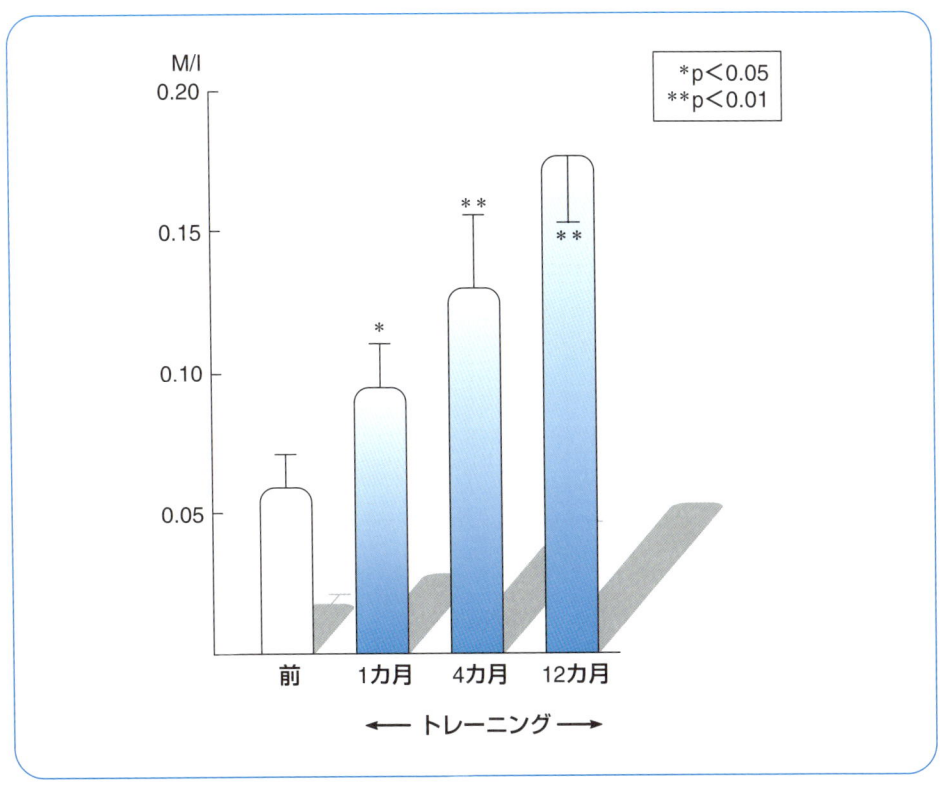

● 図 6-9　**トレーニング前後におけるインスリン感受性の変動**（Oshida ら，1989）
M/I：グルコース代謝量/インスリンクランプ中の平均血中インスリン濃度（インスリン感受性の指標）
　軽度のトレーニングでも継続すれば，インスリン感受性が改善する．

① 身体運動は筋での糖・脂質の利用を促進し，食後血糖の急上昇を抑制し，また，食事療法との併用で肥満の防止・解消に役立つ．

② 最大酸素摂取量に影響を及ぼさないような軽度の身体トレーニングでも長期にわたって実施すれば，個体のインスリン感受性を改善させる（**図 6-9**）．また，肥満者，肥満 2 型糖尿病患者に対し，食事制限と身体トレーニングの実施は，体脂肪量を選択的に減少させ，体重を減少させるが，除脂肪体重（lean body mass：LBM）には変化を認めず，食事制限単独よりインスリン感受性改善に有用である（**図 6-10**）．さらに，インスリン感受性の改善度（ΔMCR）と歩数計による 1 日の歩数とは正相関する[8]．

③ ジョギングで代表される有酸素運動は，重量挙げのような無酸素運動より，個体のインスリン感受性に有用である．一方，レジスタンス（筋力）トレーニングには，インスリン抵抗性改善作用に加えて，筋力増強，筋肉量増大効果があり，軽い負荷強度で行えば，加齢に伴う筋萎縮（サルコペニア）防止に有用であり，高齢者では筋トレも併用する．

④ トレーニングの実施により，2 型糖尿病患者の血糖コントロール状態を良好にす

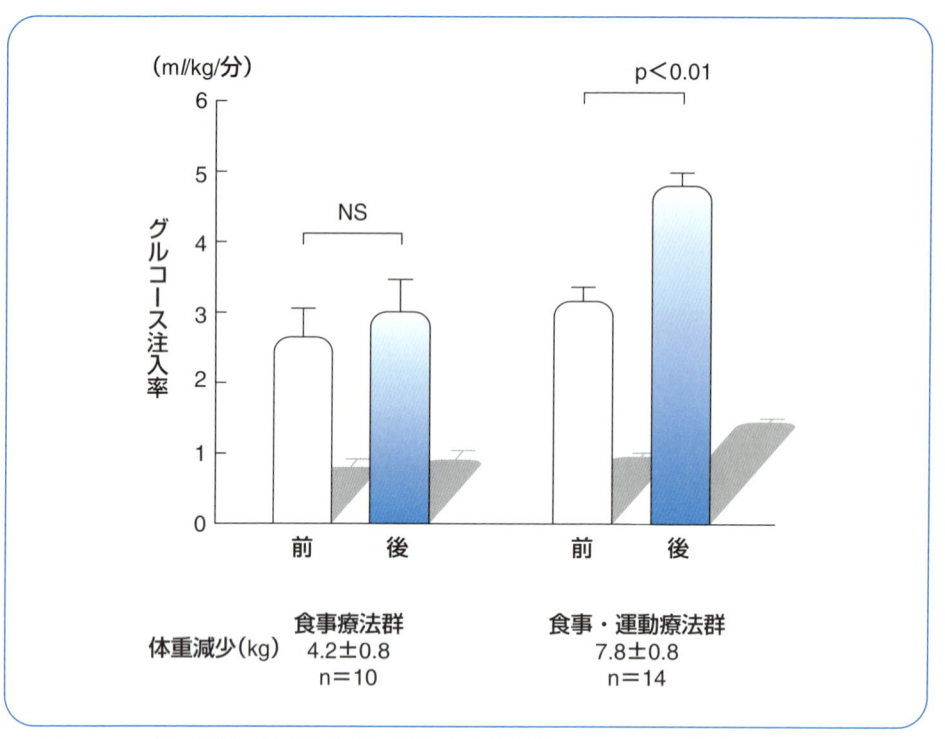

● **図 6-10 食事療法単独群と食事・運動療法併用群のインスリン感受性（グルコース注入率）の変化**（Yamanouchi ら[8]，1995）
運動療法を実施しなければ，体重が減少しても肥満2型糖尿病で低下しているインスリン感受性は改善しない．

ることができる．
⑤ トレーニングの実施は，血清中性脂肪の低下，HDL-コレステロールの上昇，軽症高血圧の改善など冠危険因子を低下させる．
⑥ 身体運動の継続は，食事誘発性熱産生（dietary-induced thermogenesis：DIT）を上昇させる．また，食事制限の実施による基礎代謝の低下を防止する[6]．

2．運動の種類と組み合わせ

インスリン感受性の改善に代表されるトレーニング効果の持続は3日以内に低下し，1週間でほとんど消失する．また，運動による代謝促進効果は運動筋のみに限定されている．したがって，できるだけ全身の筋肉を使用する運動を週3日以上行うよう指導する．

食事療法のみで，治療可能な肥満2型糖尿病に対する運動処方の実際を**表 6-10** に示す．

具体的には，①体力，全身持久力をつける目的で，散歩，ジョギング，なわ跳びなど全身的な動的運動（有酸素運動），②筋力，筋持久力をつけるダンベル，セラバンド®を用いたレジスタンス運動，③準備運動（warming-up），整理運動（cooling-down）としてのラジオ体操，ストレッチング，以上の3種類を組み合わせた運動が考えられる

● 表 6-10　2 型糖尿病に対する運動処方の実際例

---

45 歳の男性，身長 167 cm，体重 70 kg

消費エネルギー：2,400 kcal（メディウォーク® など）
運動療法：2,400 kcal の 10％として 240 kcal（3 単位）
食事療法：週 1 kg の体脂肪の減少を期待し，1 日 1,000 kcal のマイナスを
　　　　　（2,400＋240）－（食事エネルギー）＝1,000
　　　　　　　　　　　食事エネルギー＝1,640 kcal

運動スケジュール

ウォーミングアップ ──── ジョギング ──── クーリングダウン
準備運動（体操）　　　　　　　　　　　　　　整理運動（体操）
5 分間　　　　　　　　　25 分間　　　　　　　　5 分間
　　　　　　　　　　　（2.5 単位）

（準備・整理運動合計で 0.5 単位）

*これを朝・夕に分けて行うことがより望ましい
*ジョギングの強さは中等度，つまり脈拍 120/分前後とする（途中で脈拍を測定してみる．可能ならラクテートプロ 2® などを用いて血中乳酸の測定も）

（②は省略可能である．高血圧，虚血性心筋障害を合併している場合には禁止）．前記の 3 種類をすべて組み合わせることなく，ラジオ体操だけを 10 分間以上行ってもよい．

　糖尿病は生活習慣病の代表例であり，運動療法をとくに実施する時間がない場合には，先述のように，バスや地下鉄を一駅手前で降りて歩く，エレベーターを使わずに階段を上がり，下がりする，さらには家庭菜園を耕すなど，患者の日常生活のなかに運動療法を組み込むよう指導する．ことに肥満者の場合，日ごろ極端な運動不足の状態にあることも多く，まず散歩のようなできるだけ軽い運動を短時間行い，次第に運動強度と運動時間を増加させるように配慮する．また，肥満者がジョギングなどを行えば膝関節や足関節に体重負荷がかかりやすく，自転車（エルゴメーター）運動や水泳などを勧めてもよい[6,7]．

3．運動量

　運動量としては，散歩などごく軽い運動から次第に増加させ，最大酸素摂取量 50％程度（乳酸性閾値，lactate threshold：LT レベル）の中等強度運動を朝・夕各 10〜30 分行う（可能なら食事 1〜2 時間後）．

　運動量の把握には活動量計（メディウォーク® など）や脈拍計の使用が簡便であり，1 日 1 万歩（最低でも 7,500 歩以上）を目標とし，外来受診時や入院患者では回診時，糖尿病教室の際などに点検する．また，運動量の評価には**表 6-11** も参考となる[7]．

4．運動強度

　中等強度以下の運動では，筋肉のエネルギー源として糖質と脂質の利用率はほぼ等しいが，運動強度が高まるにつれ糖質利用の比率が増大，最大強度運動では，ほとん

● 表 6-11　運動によるエネルギー消費量の目安

運動の強さ	1単位当たりの時間	運動（エネルギー消費量，kcal/kg/分）
Ⅰ．非常に軽い	30分間位続けて1単位	散歩（0.0464），乗物（電車，バス立位）（0.0375），炊事（0.0481），家事（洗濯・掃除）（0.0471～0.0499），一般事務（0.0304），買物（0.0481），体操（軽い）（0.0552）
Ⅱ．軽い	20分間位続けて1単位	歩行（70 m/分）（0.0623），入浴（0.0606），階段（おりる）（0.0658），ラジオ体操（0.0552～0.1083），自転車（平地）（0.0658），ゴルフ（男性（0.0640），女性（0.0500））
Ⅲ．中等度	10分間位続けて1単位	ジョギング（軽い）（0.1384），階段（のぼる）（0.1349），自転車（坂道）（0.1472），歩くスキー（0.0782～0.1348），スケート（0.1437），バレーボール（0.1437），登山（0.1048～0.1508），テニス（練習）（0.1437）
Ⅳ．強い	5分間位続けて1単位	マラソン（0.2959），なわ飛び（0.2667），バスケットボール（0.2588），ラグビー（前衛）（0.2234），水泳（平泳ぎ）（0.1968），剣道（0.2125）

注）1単位は80 kcal相当．インスリン治療患者の補食の目安とする．

ど糖質のみが利用されることが明らかとなっている．また，グルカゴン，カテコールアミンなどインスリン拮抗ホルモン分泌を増加させ糖代謝を増悪させる．さらに，フリーラジカルの増加からチオバルビツール酸反応物質（TBARS，過酸化脂質）の高値を招き，臓器障害性に作用する．したがって，筋肉のトレーニングに加えて，脂肪組織に貯蔵されている過剰の脂肪の利用率を高めることを目標とした糖尿病や肥満の運動療法を実施する際には，あまり強い運動は決して望ましいものではない[4]．

5．運動療法実施上の注意点

① 食事療法を守らなければ，血糖コントロールは良好とならない．食事療法の指導も並行して行う．

② 運動は原則として食後に行うが，血糖降下作用のある薬物を投与していない症例では，早朝起床時など食前に行ってもよい．ただし，睡眠中には，汗などにより体液量が減少し，血液の粘稠度・凝固性が亢進している可能性があり，早朝に運動を行う場合，200 ml程度の水分補給を行ってから運動を開始する．

③ スポーツシューズの着用，準備・整理運動の実施など一般的注意事項も，看護師，栄養士・管理栄養士，トレーナー（健康運動指導士）など実際に指導にあたるコメディカルスタッフ（日本糖尿病療養指導士が望ましい）に徹底させる．

6．食事療法と運動療法併用の成功例と失敗例

成功例　M. K.　36歳男性　会社員

身長 173.0 cm，体重 88.4 kg，BMI 29.5 kg/m^2，空腹時血糖 139 mg/dl，75 g経口糖

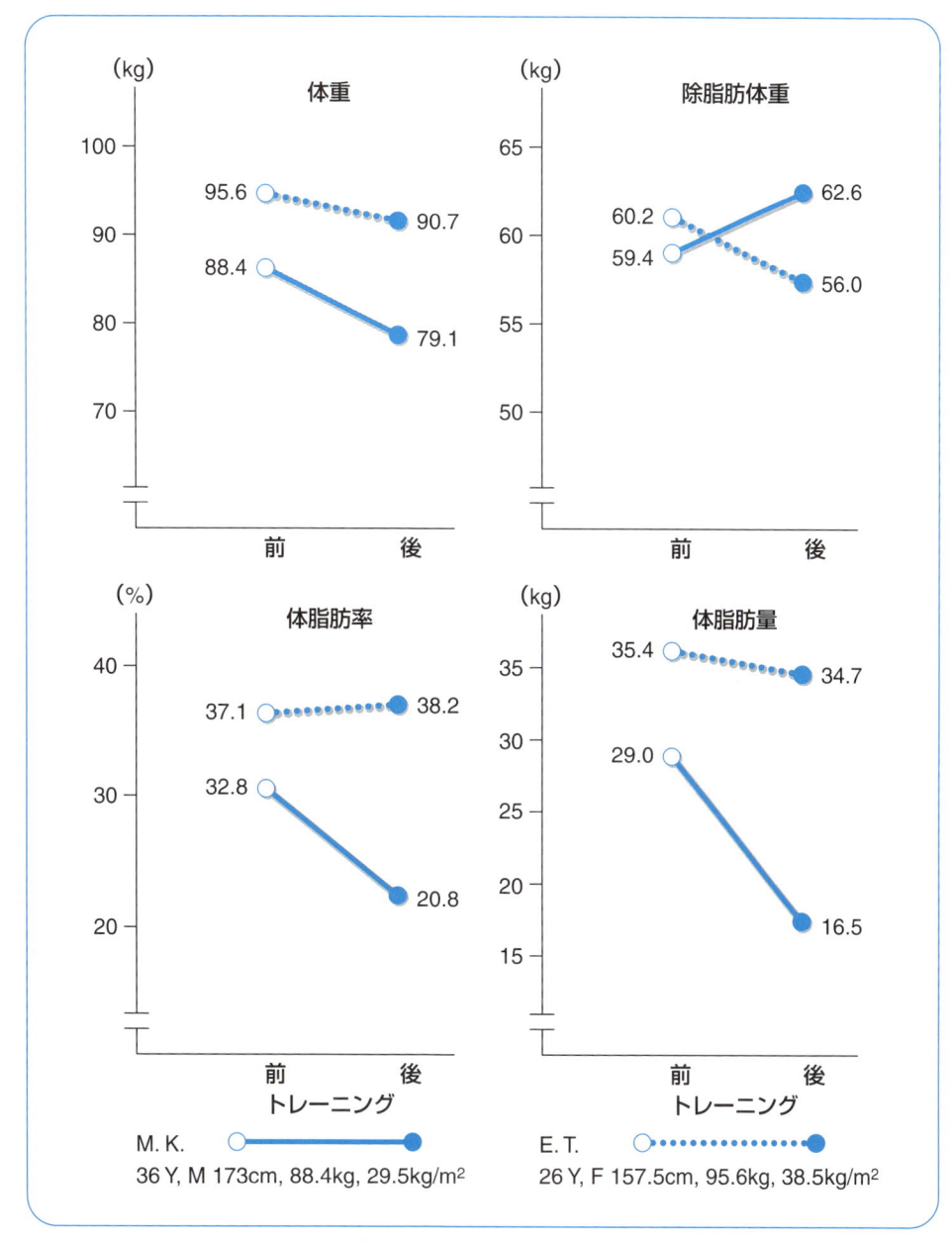

図 6-11　運動療法実施前後における体構成成分の変化
　　　　成功例（M. K.），失敗例（E. T.）

負荷試験（OGTT）60 分血糖値 280 mg/dl，120 分 299 mg/dl．1,680 kcal〔20.7 kcal/標準体重（kg）の食事療法と運動処方（最大酸素摂取量 40〜50％の自転車エルゴメーターまたはトレッドミル運動を 60〜90 分/日，5〜6 日/週，および 5,000 歩/日以上の歩行を毎日〕を約 5 週間継続した．その結果，空腹時血糖 94 mg/dl となり，OGTT も正常化した．

　体重は 9.3 kg 減量，体脂肪率，体脂肪量は 12.0％，12.5 kg（水中体重法）減少した

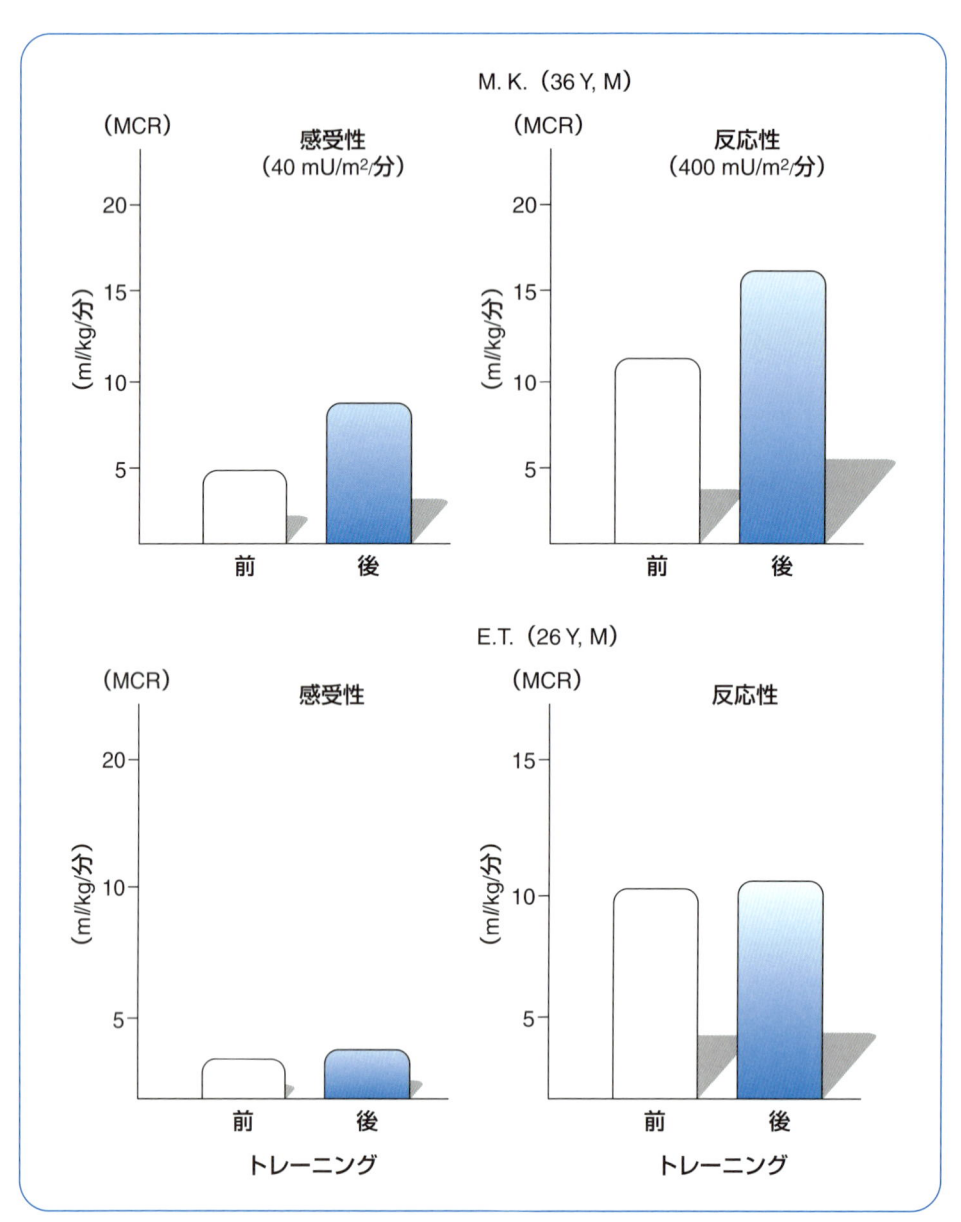

● 図 6-12 運動療法実施前後におけるインスリン作用の変化

が，除脂肪体重（LBM）はむしろ 3.2 kg 増加した．

失敗例　E. T.　26 歳女性　会社員

　身長 157.5 cm，体重 95.6 kg，BMI 38.5 kg/m^2，OGTT は境界型であった．1,200 kcal 〔18.8 kcal/標準体重（kg）の食事療法と M. K. 例とほぼ同様の運動処方〕を指示した．しかし，6 週間の入院後も OGTT は依然として境界型にとどまっていた．

　体重は 4.9 kg 減少したが，体脂肪率，体脂肪量はほとんど減少せず，LBM が 4.2 kg 減少した（**図 6-11**）．

運動療法実施前後で正常血糖クランプ法によりインスリン作用を評価した（図 6-12）．M. K. 例では，体脂肪が選択的に減少し，LBM は増加したが，インスリン感受性は 4.4→8.7（MCR, m*l*/kg/分，正常値 9.1±0.5），反応性も 11.1→16.2（m*l*/kg/分，正常値 16.9±1.1）と著明に改善した．

一方，E. T. 例では，体脂肪量がほとんど減少せず LBM が減少したが，インスリン感受性が 2.4→3.0 とわずかに改善したのみで，インスリン反応性は 10.3→10.5 と変化がなかった．すなわち，E. T. 例では食事療法は実施したが，患者が指示された運動処方を実行しなかった可能性が大きい．

7．運動療法の実施により，短期的には糖尿病，高血圧，脂質異常症が改善したが，長期的には悪化した症例

症 例 T. H. 41 歳男性　会社員（図 6-13）

禁煙したところ食欲が進み，3 カ月間で体重が約 10 kg 増加し，口渇，多尿も著明，空腹時血糖 180 mg/d*l* となったため，X 年 1 月名古屋大学第三内科（当時）へ入院した．身長 172 cm，体重 92 kg，BMI 32.1 kg/m^2，Broca 指数 142％，血圧 156/114 mmHg，総コレステロール 341 mg/d*l*，中性脂肪 1,010 mg/d*l*，GOT 60 IU，GPT 109 IU，正常血糖クランプ法によるインスリン感受性（MCR）も 2.2 m*l*/kg/分と低下していた．1 日 1,600 kcal の食事とラジオ体操朝夕各 15 分と 1 日 10,000 歩歩行を指示したが，糖尿病状態の改善効果が不十分であったので，食事は制限を強め 1,000 kcal とした．約 4 週間後 82 kg と 10 kg 減量，空腹時血糖も 93 mg/d*l*，MCR も 3.7 m*l*/kg/分と約 68％

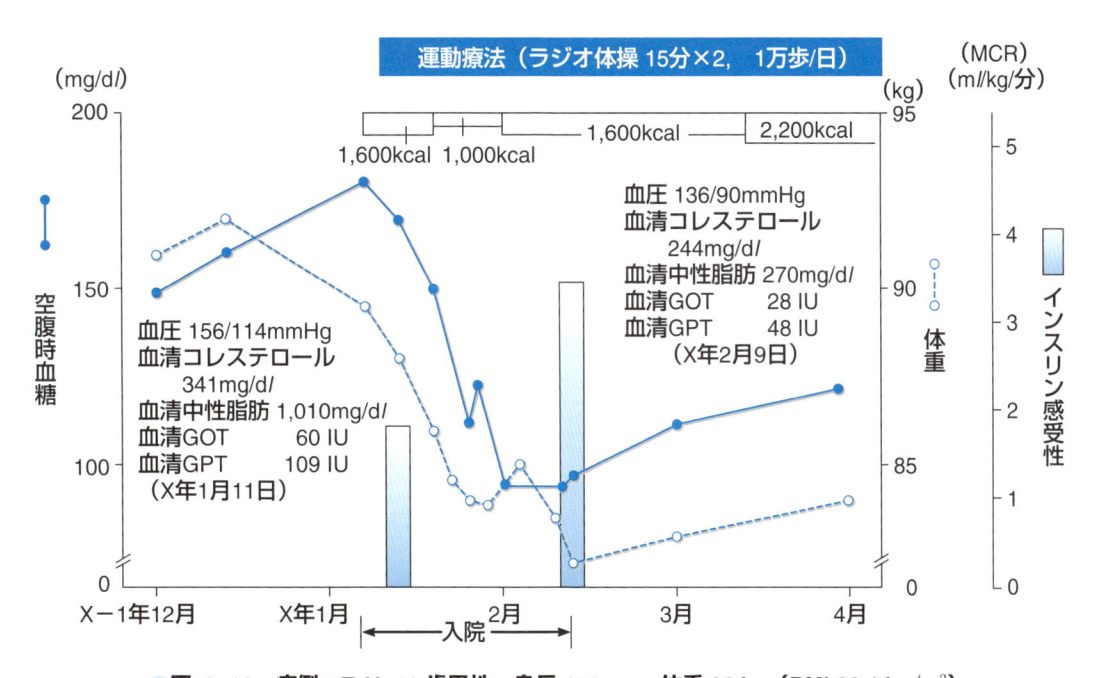

図 6-13 症例：T. H. 41 歳男性　身長 172 cm，体重 92 kg（BMI 32.1 kg/m^2）

回復，血圧，血清脂質，肝機能検査も著明に改善した．

本症例は紹介先の開業医への通院を指示した．11年後，体重は80 kgであったが，経口血糖降下薬を服用しているにもかかわらず，空腹時血糖187 mg/dlと糖尿病状態は悪化した．「運動療法を実施する際，どのような運動をどの程度実施すればよいかという具体的な目安がない」ということが身体トレーニングを中止した要因であると患者は述べている．

この症例は数年前に糖尿病壊疽となり，入院した．20年後の現在，次第に腎機能が低下，糖尿病腎症にて人工透析を導入した．

2 糖尿病経口薬

糖尿病経口薬のなかでも，αグルコシダーゼ阻害薬，インスリン抵抗性改善薬（チアゾリジン誘導体）などインスリン分泌促進作用を有していない薬物やインクレチン製剤（DPP-4阻害薬，GLP-1受容体作動薬），SGLT2阻害薬が単独で投与されている症例では，運動を行っても低血糖が誘発される可能性は少ないと考えてよい．

また，BG薬単独投与の場合も低血糖の可能性は比較的少ない．ただし，LT強度を超えた強い運動は血中乳酸濃度を急激に上昇させ，乳酸アシドーシスを起こす危険性があり，注意を要する．ことに，高齢者や肝，腎，心肺機能障害者では，運動前・後に血中乳酸の測定を実施するなど慎重に対応する．運動強度も軽度の有酸素運動に限定する．

さらに，速効型インスリン分泌促進薬（ナテグリニド）は作用時間が短いので危険性は少ないが，SU薬では作用時間が24時間と長い製剤が多く，空腹時の運動実施により低血糖出現の危険性もあり，食後の運動実施を徹底する．

しかし，低血糖を恐れるあまり補食を摂取し過ぎたり，運動実施による食欲亢進のため摂取熱量の過剰から，体重増加を招いたり（SU薬やチアゾリジン誘導体投与は体重増加をきたしやすい），血糖コントロールが乱れる症例もあり，食事療法を遵守する．

具体的運動処方は，糖尿病経口薬非投与例とほぼ同様と考えてよいが，上述のように，低血糖を誘発する危険性のある薬物投与例では，運動の食後実施と糖（ペットシュガーなど）の携行を必ず指導する[1]．

3 インスリン療法

糖尿病患者が運動を行った際の代謝効果の現れ方は，患者の代謝状態のコントロールの良否，すなわち，インスリン欠乏の程度や血糖値，ケトン体レベルにより大きく異なっている．ことにインスリン皮下注は投与量，投与経路などが生理的条件と異なっており，インスリン治療例では運動時にみられる代謝反応が健常者と大きく異なるので注意を要する[7]．

1．身体運動と1型糖尿病

1型糖尿病の血糖コントロール改善に対する運動の有効性は必ずしも確立されてい

ないが，体力の保持・増進，ストレス解消に有用である．血糖の自己測定を行い，インスリン量と補食の調整を行えば，どんなスポーツ競技にも参加可能である．1型糖尿病児に対する調査によれば，糖尿病児は健康な子どもよりスポーツ活動に参加する頻度が高いが，これは患者教育の影響と仲間への参加意識が高いためであるとしている[7]．

① インスリン欠乏が極限状態に達し，糖尿病のコントロール状態が悪く，ケトーシスを伴う症例（空腹時血糖 250 mg/dl 以上，尿ケトン体陽性またはケトーシスがなくても空腹時血糖 300 mg/dl 以上）では，運動によりなお一層，血糖，遊離脂肪酸，ケトン体の高値を招き，代謝状態が増悪する．

② ケトーシスのないコントロール状態の比較的良好な症例では，運動により血中グルコースの利用が促進され，血糖は低下，筋肉と肝臓に蓄積されているグリコーゲンが消費される．運動後の回復期には，インスリンの存在下で筋肉と肝臓で枯渇したグリコーゲンの補充が急速に行われる．グリコーゲン生成の亢進は，長時間の運動後12～24時間続き，糖認容力は改善するが，インスリン治療中の場合，運動後比較的時間が経過して（6～15時間）からも，運動が低血糖の誘因となることがある．

③ 相対的にインスリン過剰の状態にある症例では，筋肉への糖取り込みが増大しているにもかかわらず，肝糖放出が抑制されているので，運動によって低血糖を招くこととなる．

④ 食後に運動を行えば，食後の過血糖が抑制され，血糖の日内変動が小さくなる可能性がある．

⑤ 1型糖尿病では，肝における遊離脂肪酸からケトン体への転換，すなわち，ケトン体生合成が亢進している．このため血糖コントロールの良否いかんにかかわらず，運動中だけでなく，運動終了後も，持続的に肝におけるケトン体生合成が亢進し，血中ケトン体も運動終了60分後も上昇傾向にある．

⑥ 健常者では運動中血中インスリンレベルは低下するが，糖尿病患者でインスリン治療中の場合，運動により皮下注部位からのインスリンの吸収が促進され，運動中インスリンレベルはむしろ上昇する．

⑦ インスリン持続皮下注入法（CSII）でインスリン治療中に運動を行えば，運動中も低血糖は出現しないとの報告がある．しかし，CSIIといえども例外ではなく，血糖自己測定（SMBG）を行いつつ，運動前・中・後に補食を与えたり，インスリン注入量の減量を行わなければならないと思われる．

⑧ トレーニングの実施は，患者のインスリン感受性を改善し，インスリン注射量または投与量が低下する．しかし，食事療法を遵守しなければ，血糖のコントロール状態は改善しない．

2．運動の具体的実施法

インスリン治療の適応は1型糖尿病だけでなく，2型糖尿病で食事，運動，経口血糖降下薬で十分なコントロールが得られない症例や肝，腎障害のある場合などである．**表 6-12** にインスリン治療中の運動実施に際しての具体的注意事項を示す[7]．

●表 6-12　インスリン治療中に運動を行う際の具体的留意事項

❶インスリン
　注射部位　腹壁皮下
　量　　　　日常コントロール中容易にケトーシスを起こしやすい人（1型糖尿病）
　　　　　　　原則として日常のインスリンを減量せず補食で調整する
　　　　　　ケトーシスを起こしにくい人（2型糖尿病）
　　　　　　　日常のインスリン量（頻回注射の場合は運動時間帯に作用すると考えられる超速効型インスリン）を 1/2〜2/3 に減量
❷補　食
　必要に応じて運動前・中・後に補食を配分する
　原則として糖質（ペットシュガー，クッキー）で補給する
❸運動前・後の自己測定
　尿ケトン体　運動前に陽性の場合………運動不可
　　　　　　　運動後に陽性となる場合…インスリン量の増加
　血　糖　　運動前に 300 mg/dl 以上…運動不可
　　　　　　運動中の低血糖……………運動前・中の補食の増加，あるいはインスリン量の減少
　　　　　　運動後の低血糖……………運動後の補食の増加

① 低血糖の危険を避ける目的で原則として食後 1〜2 時間に運動を行う．

② インスリンの注射部位は運動筋上の皮下を避け，腹壁に行う．1 型糖尿病ことにケトーシスを起こしやすい患者の場合には，原則として日常のインスリン注射量または投与量を減量せず補食で調整する．一方，1 型糖尿病でもケトーシスを起こしにくい患者や 2 型糖尿病では運動前の超速効型インスリンを 1/2〜2/3 に減量する．

③ 糖尿病患者でインスリン使用者が，スポーツ活動を行う場合，運動が長時間にわたる場合，運動前・中・後に適宜補食をする．運動中の低血糖出現に対しては，コーラやブドウ糖（ペットシュガーでも可）を微温湯に溶かして飲む．また，運動前・後に低血糖防止の目的で与える食品としては，クッキー，チーズ，おにぎりが好適である．補食量は表 6-11 を参考にする．

④ 運動前に尿ケトン体が陽性ならば，運動療法としての運動は禁忌である．

いずれにしても，すべての患者に同一な運動処方を決定することは不可能であり，運動前・後の血糖値，尿ケトン体などの自己測定を実施し，インスリン投与量，補食の調整を行い，各患者にもっとも適した方法を見出さなければならず，決して画一的な指導を行ってはならない．

文 献

〔1. 病型からみた運動処方の実際〕
1) Wasserman, D. H. et al.：Exercise and diabetes. *In*：The Diabetes Annual/4 (ed. by Alberti, K. G. M. H. et al.). Elsevier, Amsterdam, 1988, p. 116.
2) Koivisto, V. A. et al.：Effects of leg exercise on insulin absorption in diabetic patients. *N. Engl. J. Med.*, **298**：79, 1978.
3) Stephen, N. D. et al.：Effects of antecedent hypoglycemia on subsequent counterregulatory response to exercise. *Diabetes*, **49**：73, 2000.

〔2. 糖尿病性合併症の有無，種類，程度からみた場合〕
1) 中尾一和監訳：ADA 糖尿病の運動療法ガイド，メジカルビュー社，1997，pp. 122-166.
2) Matsuoka, K. et al.：Exercise regimen for patients with diabetic nephropathy. *J. Diabetic Complications* **5**：98-100, 1991.
3) 渥美義仁：糖尿病合併症と運動療法．臨床スポーツ医学，**15**：1133-1135, 1998.
4) 渥美義仁：糖尿病の足：診断・治療・予後・予防．HBJ 出版局，1991.

〔3. 心血管系合併症あるいはそのリスクを有する場合〕
1) Nesto, R. W. et al.：Heart disease in diabetes. *In*：Joslin's Diabetes Mellitus, 13th ed.(ed. by Kahn, C. R., Weir, G. C.). Lea & Febiger, 1994, pp. 836-851.
2) 米国糖尿病学会：心血管性合併症．最新糖尿病の運動療法ガイド．The Health Professional's Guide to Diabetes and Exercise（中尾一和監訳）．メジカルビュー社，1997，pp. 129-136.
3) Fletcher, G. F. et al.：Exercise standards. A statement for healthcare professionals from the American Heart Association. *Circulation*, **91**：580-615, 1995.
4) 米国糖尿病学会：糖尿病性神経障害．最新糖尿病の運動療法ガイド．The Health Professional's Guide to Diabetes and Exercise（中尾一和監訳）．メジカルビュー社，1997，pp. 153-166.
5) American College of Sports Medicine：Common Medications. *In*：ACSM's Guideline for Exercise Testing and Prescription, 5th ed., Williams & Wilkins, 1995, pp. 241-252.
6) American College of Sports Medicine：Health screening and risk stratification. *In*：ACSM's Guideline for Exercise Testing and Prescription, 5th ed., Williams & Wilkins, 1995, pp. 12-26.
7) American College of Sports Medicine：Pre-test evaluation. *In*：ACSM's Guideline for Exercise Testing and Prescription, 5th ed., Williams & Wilkins, 1995, pp. 29-48.
8) American College of Sports Medicine：Exercise for cardiac patients. *In*：ACSM's Guideline for Exercise Testing and Prescription, 5th ed., Williams & Wilkins, 1995, pp. 177-193.

〔4. 治療方法別にみた場合〕
1) 日本糖尿病学会編・著：糖尿病治療ガイド 2016-2017．文光堂，東京，2016，pp. 26-70.
2) Colberg, S. R. et al.：Exercise and type 2 diabetes：the American College of Sports Medicine and the American Diabetes Association：joint position statement executive summary. *Diabetes Care*, **33**(12)：2692-2696, 2010.
3) American Diabetes Association：Lifestyle Management. *Diabetes Care*, **40**（Suppl 1）：S37-S38, 2017.
4) 佐藤祐造：糖尿病運動療法の現状と将来展望．月刊糖尿病，**9**(9)：83-93, 2017.
5) 佐藤祐造・他：委員会報告 わが国における糖尿病運動療法の実施状況（第 2 報）―患者側への質問紙全国調査成績―．糖尿病，**58**(11)：850-859, 2015.
6) 佐藤祐造：リハビリテーションと運動療法．内科学第 11 版（矢崎義雄総編集）．朝倉書店，東京，2017，pp. 183-186.
7) 佐藤祐造編・著：糖尿病運動療法指導マニュアル．南江堂，東京，2011，pp. 1-89.
8) Yamanouchi, K. et al.：Daily walking combined with diet therapy is a useful means for obese NIDDM patients not only to reduce body weight but also to improve insulin sensitivity. *Diabetes Care*, **18**(6)：775-778, 1995.

7 運動療法のフォローアップと再処方のすすめ方

1. 運動療法のフォローアップの概要

　運動療法は2型糖尿病の治療の一つとして非常に重要な位置を占めている．運動は糖尿病の治療のみならず，生活習慣病といわれる高血圧，高脂血症の予防および治療として今後ますます注目される分野になると考えられる．その処方は，今まで述べてあるとおり，運動前のメディカルチェックや体力のチェック，病態，合併症などを詳細に分析した後に出されるわけであるが，一度だけ処方すればよいということはなく，随時変化していくそれらのパラメーターにあわせて薬剤処方，食事処方を含めた処方内容の調整をしていく必要がある．それでは，運動療法をフォローアップする過程でどの部分に注目し評価していけばよいのであろうか．

　その注目すべき点は，利点面の評価（運動療法の効果判定）とリスク面の管理（合併症の評価，低血糖の管理など）との2つに分けられる．運動処方は利点を最大限に生かし，リスクをより少なくするような工夫をしてなされるべきであり，それらは図7-1のように理解される[1]．つまり，運動はその質，量が高まればそれに応じた効果が期待できるのであるが，それに伴い運動の引き起こすリスクは増加する．たとえば，図7-2にみられるように，増殖性網膜症を有するような患者では合併症のない患者に比べ，リスクを示す曲線が左へ移動し運動の安全域はより狭くなる．そのため，低い運動強度の場合でも，合併症のない患者に比べて眼底出血のリスクは高くなる．このような患者では当然リスクを避けることが重要となり，血圧の急激な上昇を伴うような負荷の強い運動は制限されることとなる．また，合併症が軽度の場合でもリスクを恐れるあまり運動の中止を指示したとすると，実際に得ることのできるはずの利益を失うこともこの図より容易に理解できよう．

　つまり，運動処方をするにはその利益，リスクを把握することなしには不可能であり，それらは患者間で異なるため処方はよりオーダーメードに近いものでなければならない．そして，運動のリスクは患者の合併症が変化することによって常に変動し，

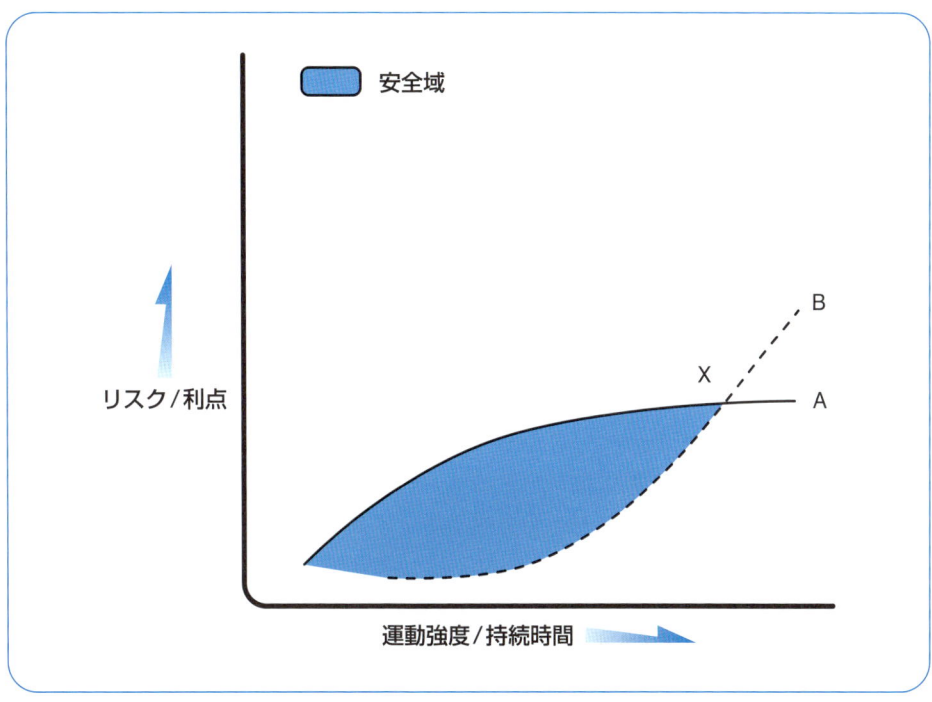

●図 7-1 **合併症を認めず食事療法のみでコントロールされている，発症後まもない 40 歳女性の NIDDM 患者におけるリスク/利点の仮定図**[1]

カーブ A：利点，カーブ B：リスク．

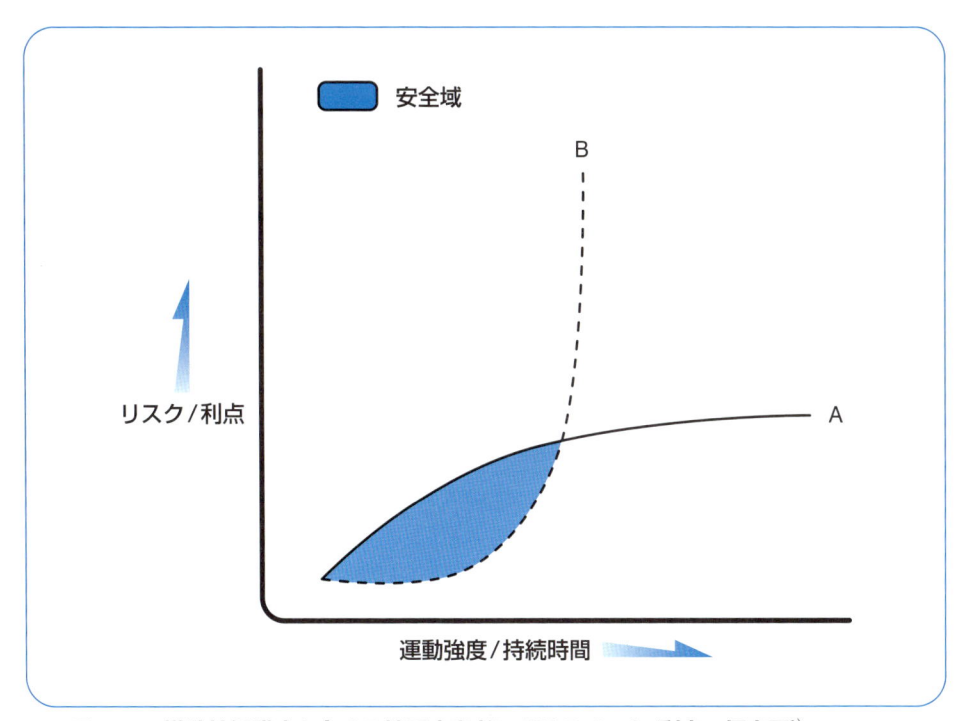

●図 7-2 **増殖性網膜症を有する糖尿病患者におけるリスク/利点の仮定図**[1]

カーブ A：利点，カーブ B：リスク．この患者の場合リスクを示す曲線が左にシフトしている．

体力やインスリン感受性も同様に運動の効果として変化する．その変動に合わせて，運動処方および薬剤処方，補食の取り方などは適時変更する必要があり，フォローアップの過程でそれらのパラメーターを評価することは不可欠である．

2．運動療法の効果判定の目的と動機付けの方法

　糖尿病における運動療法の効果判定の目的の一つはいうまでもなく，それを再処方に反映させていくことである．実際にはまず最初に運動をどれぐらいの質でどれぐらいの量，頻度で行っていたかどうかを患者に対して尋ねることになる．それに対応した運動の効果が前記のチェックポイントに沿って評価され，そのときのリスクに合わせて運動療法のメニューの変更継続について判断していく．その概念は図7-1，図7-2に示したとおりである．

　また，血糖コントロールなどに表れる運動療法の効果は食事や薬物療法の影響も受けるため，慎重に評価されなければならない．たとえば，患者が処方したとおりの運動を実行していて，体力や自覚症状の改善があるにもかかわらず，血糖コントロールが悪い場合は運動処方の内容を変更するのではなく，食事や薬物療法の改善を検討するべきである．しかし，患者が処方したとおりの運動を実行し，継続することは実際には難しく理想の運動，理想の結果を得ることは困難な場合が多い．そのときに運動療法の効果判定のもう一つの目的として「患者に対する動機付け」が強調されることになる．

　運動療法のコンプライアンスは一般的に悪く，1年間で90％が脱落すること[2]もある．コンプライアンスを低くする理由としてKamiyaらは，患者の"時間がない""やる気がない""興味がわかない"ことや，"医師のガイダンス不足"などを指摘している[3]．最初は積極的に運動に参加していた患者が治療開始後に徐々に脱落していく事実と照らし合わせると，運動療法をフォローアップしていく過程で患者はやる気や興味を失い，徐々に脱落していくことはそれらの指摘からも明らかであろう．逆にいえば，運動療法をフォローアップしていく過程で患者のやる気や興味を高める，つまり「動機付け」が脱落者を減らすうえで非常に大切になってくる．実際に，運動療法の継続率が1年で80〜90％という良好な成績もあり，フォローアップによる動機付けの違いがその差を生じる一因となっていると考えられる．それでは，患者を動機付けしていくにはどうしたらよいのであろうか．

　永島らは動機付けを高める方法として"目標設定""行動の主体性""結果の告知"の重要性を指摘している[4]．

　糖尿病における"目標設定"は前述した①糖尿病や糖尿病に付随する高血圧や高脂血症の治療として有効であったか，②運動能力や体力に改善があったか，ということが客観的な目標として設定しやすい．たとえば①に関していえば，HbA1cや中性脂肪を一つの指標として用いることができる．②については，1日の歩数を目標にしても

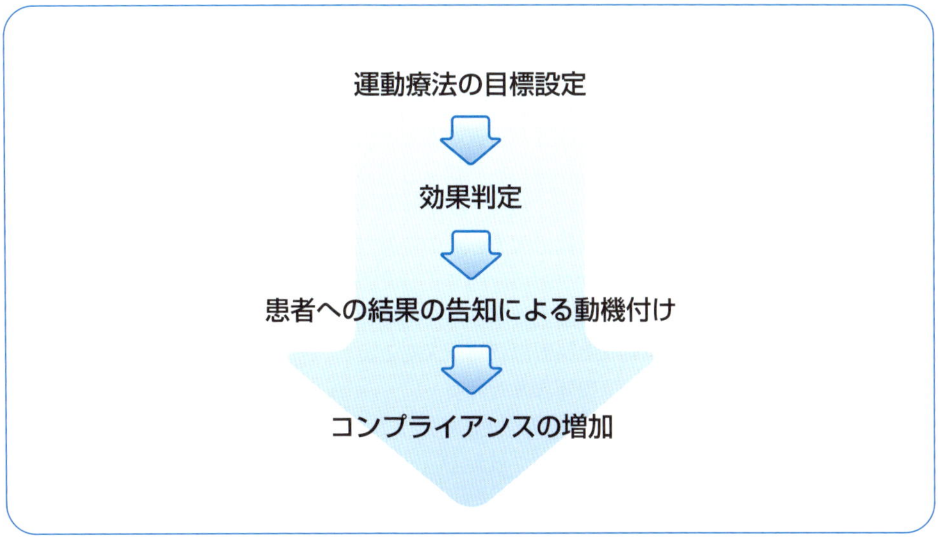

```
運動療法の目標設定
      ⇓
    効果判定
      ⇓
患者への結果の告知による動機付け
      ⇓
  コンプライアンスの増加
```

●図 7-3　運動療法の効果判定の目的

よいし，ライフコーダーなどを用いての1日のカロリー消費量を目標にしてもよいであろう．

"結果の告知"とはつまり，運動療法の効果判定の結果を患者に対してフィードバックすることである．前述した"目標設定"に対してどれだけ有効であったか，どれだけ達成できたか，ということを医療側の理解だけに終わらせるだけでなく，絶えず患者側にフィードバックし「患者に対する動機付け」に利用することは非常に重要である（図7-3）．自分が行った運動に対する結果（報酬）を得られないと患者はその目的を見失うことになる．

"行動の主体性"については，運動を行うことに目的をもたせることが必要となってくる．医療側は主に運動による治療効果を目的として注目しがちであるが，患者側は医学的な治療効果により動機付けされるだけではなく，運動そのものが楽しいとか，体が軽くなったとか，気分がよくなったとか，クラブ活動に参加できるなどの主観的な満足感によっても動機付けされる．言い換えると糖尿病の治療として運動する場合，糖尿病が改善することが運動の目的となるが，運動のなかに楽しみや満足感が得られる場合は運動そのものが目的となっている．

これらのことはその目的の方向性の違いから，外発的動機付け，内発的動機付けとして区別され，両者がともにあるときにもっとも強く動機付けられるといわれている[4]．そして，外的な報酬（運動による治療効果）はかえって内的な興味（運動そのものが楽しいなど）を低下させる場合があるため，フォローアップにおいてその導入に注意が必要である[4]．血糖のコントロールだけを目的とする（外発的動機付け）だけではどうしても運動は味気ないものになってしまい，継続することも困難になるであろうし，運動そのものが楽しいという内的興味だけでは，興味を失ったとき動機付けは弱くなってしまう．それら，外発的動機付け，内発的動機付けのバランスをみながら上手く指導していくことが，コンプライアンスを上げるための大事な要素となる．

● 表 7-1　動機付けを高める方法[5]

① 達成可能な目標を設定する
② 自己の力で成功した喜びを感じとらせる
③ 行動の主体は自己であるという意識をもたせる
④ 目標を明確にし，自覚させる
⑤ 学習内容に興味や関心をもたせる
⑥ 目標や運動することの価値を認識させる
⑦ 成功や失敗の原因を正しく認知させる
⑧ 概念的葛藤によって知的好奇心を喚起させる
⑨ 成功と失敗のバランスをとる
⑩ 結果の知識を与える
⑪ 競争や協同を利用する
⑫ 賞罰を適切に与える

● 表 7-2　運動処方のコンプライアンスを高める条件[4]

① 運動処方者は次のことができる
　1）動機付けが重要であることを理解し，高める工夫ができる
　2）健康および病気の危険因子についてわかりやすく説明できる
　3）健康のための運動の基本条件（安全，有効，楽しみ）を知る
　4）処方内容は実施者と協同して決める姿勢をもつことができる
　5）運動効果（結果）をわかりやすく提示できる
② 運動実施者に求められるもの
　1）運動をする目的や目標を明確にする
　2）自分の健康のための処方であることを自覚する
　3）運動の有効性について理解する
　4）処方が自分にフィットするように試行錯誤する
　5）結果に興味をもち，実施について処方者と話し合う

その他，患者に対する動機付けを高める方法として，**表 7-1** のような方法があげられ[5]，コンプライアンスを高める条件として **表 7-2** が考えられている[4]．

3．運動療法の効果判定

運動療法の効果判定のチェックポイントとして，
　1）糖尿病や糖尿病に付随する高血圧や高脂血症の治療として有効であったか．
　2）運動能力や体力に改善があったか．
　3）運動療法により自覚症状に変化があったか．
の3点に分類し評価することができる．これらの1），2），3）の順に医療側の客観的

1 糖尿病や糖尿病に付随する高血圧や高脂血症の治療としての有効性の評価

2型糖尿病の患者に対する運動の効果は，インスリン感受性を高めることにより血糖コントロールを良好にすることだけではなく，高血圧，高脂血症への効果など多岐にわたっており，それぞれ各種検査により運動による効果を確かめることができる．

筋肉のインスリン感受性の測定についてはその精密な評価方法としてグルコースクランプ法が臨床研究の場において用いられる．臨床的にはインスリン抵抗性の指標として空腹時血糖およびインスリンの低下，HOMA-R値〔the homeostasis model insulin resistance index；fasting glucose（mmol/l）X fasting insulin（mU/l）/22.5〕が提唱されている．しかし，HOMA-Rについては，絶食時に内因性分泌インスリンにより肝糖放出率の抑制を表すものであり，筋肉のインスリン感受性を純粋に評価するものではない[6]が，目安として用いることができる．

長期的な血糖コントロールについてはHbA1cがその指標となる．その効果については患者間，運動強度により差が出るが，1年間で1割前後のHbA1cの改善が期待できる[1]．運動の急性効果については自己血糖測定（SMBG）を行っている患者では，運動前後に血糖を測定することにより，すぐに運動の急性効果を知ることができる．また，運動日，非運動日の血糖コントロールの違いを自分で確認することにより，その効果を実感することができる．これらのことは，患者自身が運動効果を速やかに確認できるため，動機付けにとても有用である．

高血圧に対する運動の効果は2型糖尿病の患者に合併した場合でも認められるが，病態，性別，年齢によりその効果は異なる．とくに，高齢者や女性，高インスリン血症の患者では効果が高いので[1]，運動の効果として患者に積極的にフィードバックすることができる．

脂質代謝に対する効果は中性脂肪の減少がもっとも顕著であり，20～30％に及ぶことがある．しかし，HDLコレステロールの増加については中性脂肪が低下した場合でも運動による効果はほとんど報告されていない．LDLコレステロールの低下に関しては一定した見解は現在までなされていないため，評価の対象とはなりにくい[1]．

これらのことより，2型糖尿病の患者の一般的な生化学的データで運動の効果として評価できるものは，インスリン感受性の改善を示す空腹時のインスリン濃度や血糖値およびHOMA-R値，血糖値のコントロールの評価としてHbA1c，脂質へ及ぼす効果として中性脂肪が役立つと考えられる（**表7-3**）．また，運動の急性効果としてSMBGが患者本人の動機付けのためにも重要である．HDLコレステロールの増加，LDLコレステロールの低下については2型糖尿病患者における運動療法の効果としては，一定の意見が得られていないため，それらの効果が認められない場合は運動の質，量が足りないこととする判断材料にするべきではないであろう．

一方，1型糖尿病の患者に対する運動療法の有用性については，まだ明らかではな

● 表 7-3 2型糖尿病の患者に対する運動の効果（生化学的データを中心にして）

インスリン抵抗性	改善する（HOMA-R 値を参考）
高 TG 血症	改善する（20〜30%に及ぶことがある）
高 LDL 血症	一定した見解はない
低 HDL 血症	一定した見解はない
HbA1c	改善する（1年で10%前後改善）
高血圧	改善する

い[7〜10]．2型糖尿病のようにインスリン抵抗性が病態に大きく関与していることも少ないことが原因と思われる．また，長期的な運動の有効性についても，また運動によるインスリン必要量の低下が長期的に有用であるかもまだ証明はされていない[1]．ただし，これらのことは1型糖尿病の患者に運動を勧めない理由とはならない．実際，2型糖尿病の患者でみられたように運動により中性脂肪が低下するだけでなく，LDLコレステロールの低下，HDLコレステロールの増加についても認められるからである．これらのことは，長期的なフォローアップの成績はないものの1型糖尿病の合併症である動脈硬化性疾患の予防につながると考えられる[11]．

2 自覚症状の改善

　運動療法のコンプライアンスを高めるうえで，自覚症状が改善することは非常に重要である．糖尿病の症状は合併症が出るまで患者本人が苦痛に感じることは少なく，運動による自覚症状の改善は体力がアップしたことなどによる"体が軽くなった""気分がよくなった""よく眠れる"といったことが中心となる．それらの感覚が得られれば，前述したように運動は治療のための目的だけではなく，運動そのもののなかに目的（楽しさなど）を見出すことができ，運動に対するより強い動機付けがなされることとなる．

　もし，運動により"疲れが翌日に残る"や"膝が痛む"などの訴えがでる場合は注意が必要である．運動による疲労や膝の痛みは糖尿病の運動療法の継続を妨げる大きな要因の一つであり，指導した運動が適切に行われていなかったり，整形外科的な問題が存在することを示唆する．最近，大腿四頭筋がショックアブソーバーとして着地時の衝撃を吸収し，それはその筋力に依存していることが示されている[12]．老人や肥満の患者では自分の体重に見合った大腿四頭筋力をもっていない場合が多く，そのため歩行により容易に筋疲労が起こりショックアブソーバーとしての機能を失い，それが膝の痛みや変形性関節症につながることも示唆されている．

　つまり，どのような患者に対しても歩行が勧められるわけではなく，図7-1，図7-2に示されるとおり，整形外科的なリスクが高い患者（主に肥満，高齢の患者）については運動の制限や工夫が必要となってくる．そのような変形性膝関節症などの患者に対しては，最近大腿筋群の簡単なホームエクササイズ（レジスタンストレーニング）が非常に有効であったとの報告があり[13]，これらの指導もなされるべきである．

実施上の注意
- 医師の指導を受けて運動の種類、回数は適宜増減する.
- 根気よく毎日続けること.
- 入浴後など膝が暖まっているときに行うと効果的.
- 定期的に医師の診察を受けること.
- 痛みや腫れが強いときには運動を中止し、医師の診察を受けること.
- 膝蓋骨の周りに痛みのある人は、4、5はさける.

1. あおむけに寝て、膝をまっすぐに伸ばし、膝の後面を床におしつけるように力を入れる.
   同時にふとももの筋肉を緊張し、膝蓋骨が動くようにする.

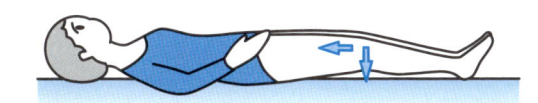

   力を入れたまま
   ゆっくり5つかぞえる.
   力を抜く.
   これを10回繰り返す.

2. あおむけに寝て、膝を伸ばしたまま、約10度脚をあげる.
   （足先がみえる程度）

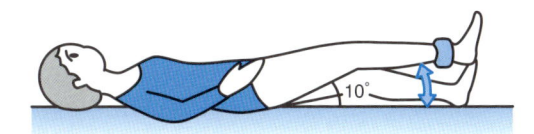

   あげたままゆっくり5つかぞえる.
   おろす.
   これを10回繰り返す.
   楽にできるようになれば
   1kgの砂袋をつけて行う.

3. 横むきに寝て、股関節を少しまげて股を開くように脚をあげる.

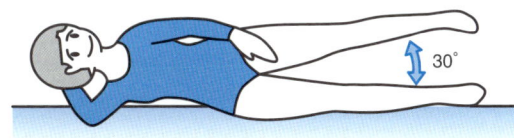

   あげたままゆっくり5つかぞえる.
   おろす。これを10回繰り返す.

4. いすに腰かけ、膝をまっすぐに伸ばす.

   伸ばしたまま5つかぞえる.
   まげておろす.
   これを10回行う.
   楽にできるようになれば
   1kgの砂袋をつけて行う.

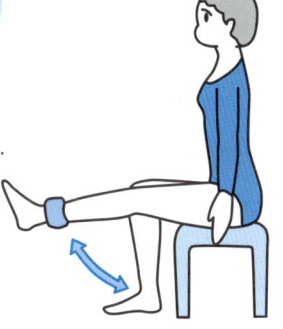

5. うつぶせに寝て、膝を伸ばした状態から90度まげる。ふたたび伸ばす.

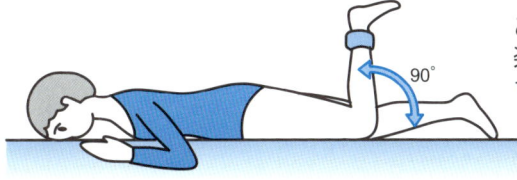

   これを10回行う.
   楽にできるようになれば
   1kgの砂袋をつけて行う.

図 7-4　**膝体操**（京都府立医科大学整形外科名誉教授　榊田喜三郎監修）

図7-4に代表的なホームエクササイズである膝体操を紹介する．レジスタンストレーニングにより，身体活動量が上昇した報告も多くなされており[1]，今後より積極的な介入も重要となってくるであろう．また，関節への荷重を軽減できる水中ウォーキングや自転車を用いた運動も一時的に勧められる．これらのことは，関節痛のある患者に対して運動制限をする場合に完全に中止するだけではなく，その原因について解消するように積極的に働きかける必要性を示している．安易な運動の完全な中止により，筋力が低下し運動のリスクがより高くなることにも注意を払うべきである．そして，いうまでもなく整形外科医との連係をしていくことも重要である．

3 運動能力と体力

運動能力や体力をフォローアップする場合その方法には大きく分けて，無酸素運動，有酸素運動に分けられ，その評価方法も異なる．その評価方法は3章に述べられているが，ここでは2型糖尿病の運動療法でもっとも多く行われている歩行についての評価法を中心に述べていきたい．

1．有酸素運動能力の評価

有酸素運動能力の評価法については，運動能力面での効果判定の研究でもっともよく用いられる指標に最大酸素摂取量（$\dot{V}O_2max$）がある．しかし，多くの臨床の現場で$\dot{V}O_2max$を計測することは不可能であり，一般的に心拍数から実際に行っている運動が$\dot{V}O_2max$の何％であるかを推定している．このことを用いた有酸素運動能力のフォローアップの方法を以下に紹介する．

スポーツクラブでのフォローアップ

スポーツクラブで運動することのメリットは心拍数を運動中にモニタリング可能なことや，運動の負荷（トレッドミルの歩行スピードなど）を客観的な数字で知ることができるところにある．それらのパラメーターを用いれば簡単に運動療法の効果を確認することができる．

たとえば，心拍数を運動中にモニタリングできれば，運動療法として効果的な最大心拍数（HRmax）の60％程度（$\dot{V}O_2max$の50％）を目標として運動を行うことも容易となる．しかも，運動開始数週間後には$\dot{V}O_2max$が増加するため，目標心拍数で歩けるスピードは徐々に上昇する．この方法であれば，運動ごとに自分の体力がついたことを数字として確認できるため，患者にとっては大きな動機付けになる．

スポーツクラブ以外でのフォローアップ

スポーツクラブなどへ通っていない場合も，目標心拍数やBorg指数を用いて運動の負荷をなるべく一定となるように指導する．ウォーキングコースをいつも同じコースにすれば，歩く時間が徐々に短縮していくことを患者は知ることができる．または，同じ時間内で歩行できる距離が増加することを実感できる．歩数計により一日歩数を測定することも有用であろう．

また，これらの結果を，患者に対してできるだけ記録するように勧めるべきである．なぜならば，それらの客観的な数値変化を患者とともに評価し（結果の告知），新たに

介入前

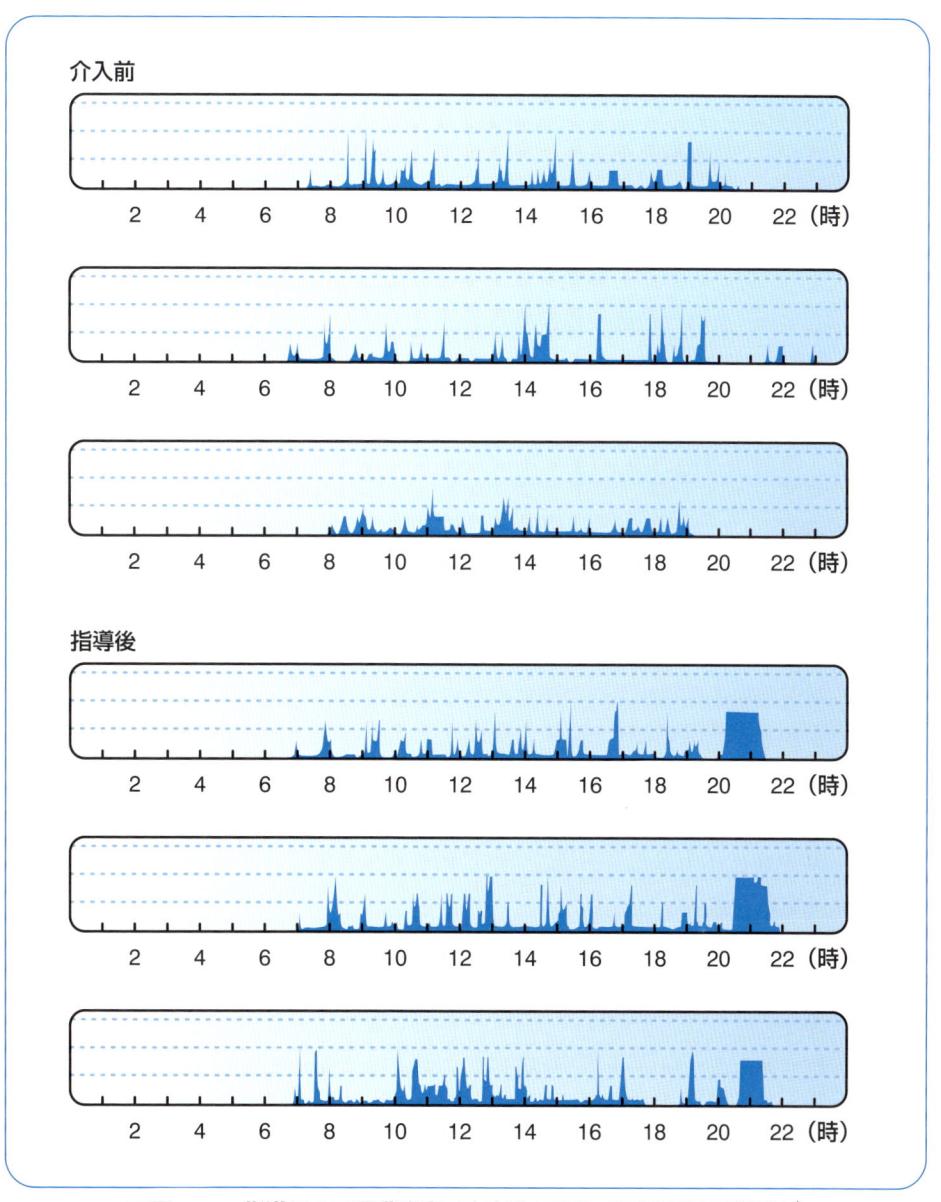

指導後

● 図 7-5　指導による運動強度日内変動の変化（運動習慣の獲得）[14]

目標を決めることは，患者に主体性をもたせることに役立ち，コンプライアンスを高めるために重要だからである．

　運動量や質をより詳細に評価するのに多メモリー加速度計測機能付歩数計（ライフコーダー，スズケン医療器社製）を用いることも有用である．この歩数計は単に歩数を計測するだけではなく加速度センサーを用いてそのときの運動強度を4段階で2分間ごとにメモリーすることができる．42日間連続でそれらのデータを記憶することが可能であるため，外来で赤外線通信でコンピューターにデータ転送し，そのデータを患者に対して視覚的に知らせることができる．津下ら[14]は外来で1～6カ月にわ

たって，歩数計の記録を評価し，その良否を指導することにより，対照群に比して明らかに運動量が増加し血糖コントロールも改善したことを報告している（図7-5）．

有酸素運動フォローアップ時の注意点

有酸素運動能力をフォローアップするときに注意する点として，その伸び率に限界や個人差があることがあげられる．縦断研究によると，$\dot{V}O_2max$ はトレーニング開始後6〜12週以内にもっとも改善するがそれ以降は頭打ちになることが示されており，その期間からは体力の増加ではなく維持をすすめるように指導することが重要となってくる．また，最近の報告ではトレーニングによる $\dot{V}O_2max$ の増加率はある程度，遺伝的に規定されていることが示されており[15]，その増加に個人差があることも考慮すべきである．

2．無酸素運動のフォローアップ

前述したように，2型糖尿病の運動療法は主に歩行などの有酸素運動によるものであるが，レジャーや競技として行う運動では有酸素運動と無酸素運動の複合である場合が多い．また，若年者が多く含まれる1型糖尿病の患者では負荷の強い競技スポーツをする人も多く，そのなかにはオリンピック選手やプロスポーツ選手も含まれている．それらの無酸素的な強度の強い運動を行うときに問題となるのは，循環器系に対するストレスや血圧の急激な変動による合併症の悪化，整形外科的な障害である．

患者が競技やレジャーなどで強い運動負荷を望む場合，ドクターサイドでもっとも注意しないといけないことは運動のリスクが利益を越える可能性があることである．図7-2に示すとおり症例により運動強度に対応するリスクは変化する．たとえば，増殖性網膜症を有するようなリスクの高い患者では運動の安全域が狭まり，運動を制限する必要が出てくる．また，急激な強い運動負荷は，糸球体濾過量，腎血漿流量を低下させ，また尿中アルブミンを増加させる[16,17]．現在そのようなリスクを考えても中等度の運動は2型糖尿病患者には勧められる[1]と考えられているが，中等度以上の負荷や顕性蛋白尿に対する運動のリスク，有効性の評価についてはまだ十分検討されておらず注意が必要である．また，運動により低血糖を起こす可能性もあり，補食の指導も必要になるかもしれない．

だからといって，患者がレジャーや競技として楽しみたい運動を危険だからといってすべて禁止すればよいわけではない．そのケースに合わせた運動強度の設定，変更を適時行っていけばよいのである．ただし，フォローアップのときにリスクの低い患者よりも厳密さが求められる．

4．再処方のすすめ方

運動療法の効果を以上のような項目でチェックし，利点面の評価を適時行う．そして，運動には利点と同時にリスクもあるため，その管理も並行して行われなければな

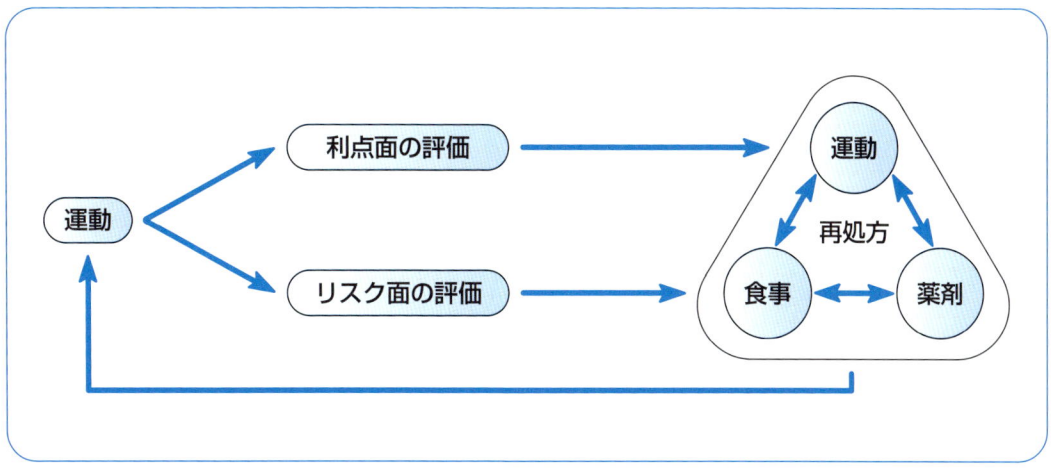

図 7-6 再処方のすすめ方

らない．

　リスク面の管理については，合併症の評価が中心となる．具体的には網膜症，腎症，循環器系の問題のチェックだけでなく，足病変や関節痛までの全身の評価が必要である．これらの運動療法の効果とリスクは連続的に変化していくため，随時評価したうえで再処方をしていく（メディカルチェック，運動療法の再処方，内容調整については他章の各項目もそれぞれ参照されたい）．また，運動，食事，薬物療法のバランスをみて処方調整をしなければならない（図 7-6）．

　たとえば，1 型糖尿病の場合，運動療法と並行してインスリンの調整や補食の取り方もすすめていく必要がある．若年者の場合はクラブ活動や体育の授業などのより多様な運動様式が行われ，画一的なインスリン投与の変更は不可能に近く，よりオーダーメイドにインスリン投与が変更されるべきである．そのためには，運動前後の血糖測定や運動中，運動後の低血糖の有無がインスリン量や補食の取り方を決定する情報となる[11]．1 型糖尿病患者のなかにも数多くのオリンピック出場選手やプロスポーツ選手がいることは患者を勇気づけるためによい情報になるであろう．

　また，合併症の進行により運動の変更，中止を考慮し，整形外科的な問題を合併する場合はそれに応じた運動量の減量や水中歩行やレジスタンストレーニングを取り入れるなどの処方の工夫も必要となってくる．

　"利点面の評価""リスク面の評価""動機付け"が運動療法をフォローアップするうえでの 3 本柱であるといえる．これらのことを念頭において処方を調整していけば，よりオーダーメードに近い運動処方が可能となる．そして，患者により多くの利益をもたらすことになるであろう．

文　献

1) ADA：最新糖尿病の運動療法ガイド（中尾一和監訳），medical view，1997．

2) Skarfors, E. T. et al.：Physical training as treatment for type 2 diabetes in elderly men. A feasibility study over 2 years. *Diabetologia,* **30**：930-933, 1987.
3) Kamiya, A. et al.：A clinical survey on the compliance of exercise therapy for diabetic outpatients. *Diabetes Res. Clin. Pract.,* **27**：141-145, 1995.
4) 永島正紀ほか：運動継続のための心理学—運動処方とコンプライアンス．診断と治療，**82** 1471-1475, 1994.
5) 西田　保：動機付けの方法．運動心理学入門（松田岩男・他編）．大修館書店，1987, pp.73-81.
6) 河盛隆造：インスリン抵抗性の臨床評価．Multiple Risk Factor Syndrome, Mebio 別冊, medical view, 1998.
7) Landt, K. W. et al.：Effects of exercise training on insulin sensitivity in adolescents with type I diabetes. *Diabetes Care,* **8**：461-465, 1985.
8) Wallberg-Henriksson, H. et al.：Increased peripheral insulin sensitivity and muscle mitochondrial enzymes but unchanged blood glucose control in type I diabetics after physical training. *Diabetes,* **31**：1044-1050, 1982.
9) Zinman, B. et al.：Comparison of the acute and long-term effects of exercise on glucose control in type I diabetes. *Diabetes Care,* **7**：515-519, 1984
10) Campaigne, B. N. et al.：Effects of a physical activity program on metabolic control and cardiovascular fitness in children with insulin-dependent diabetes mellitus. *Diabetes Care,* **7**：57-62, 1984.
11) 山之内国男：インスリン治療と運動．臨床スポーツ医学，**15**：1127-1131, 1998.
12) Mikesky, A. E. et al.：Relationship between quadriceps strength and rate of loading during gait in women. *J. Orthop. Res.,* **18**：171-175, 2000
13) O'Reilly, S. C. et al.：Effectiveness of home exercise on pain and disability from osteoarthritis of the knee：a randomised controlled trial. *Ann. Rheum. Dis.,* **58**：15-19, 1999.
14) 津下一代ほか：多メモリー加速度計測装置付歩数計を用いた糖尿病患者の身体活動量評価．糖尿病，**42**：289-297, 1999.
15) Bouchard, C. et al.：Familial aggregation of $\dot{V}O_2$max response to exercise training：results from the HERITAGE Family Study. *J. Appl. Physiol.,* **87**：1003-1008, 1999.
16) Vittinghus, E. et al.：Graded exercise and protein excretion in diabetic man and the effect of insulin treatment. *Kidney Int.,* **21**：725-729, 1982.
17) Vittinghus, E. et al.：Albumin excretion and renal haemodynamic response to physical exercise in normal and diabetic man. *Scand. J. Clin. Lab. Invest.,* **41**：627-632, 1981.

付録1 長期にわたり運動療法を継続し，良好なコントロールを維持している症例

症例1

D.I. 23歳男性　定時制高校2年在学中

小学校4年生（10歳）ごろから肥りだし，中学校入学ころから不登校となる．ほとんど家にこもりきりとなり，テレビを見たりゲームをしたりの生活が続き昼夜逆転，過食をするようになる．17歳のとき，身長175.3 cmで体重107 kgとなり，口渇感，多飲，多尿が出現，体重95 kgへ減少．外来受診し，血糖値445 mg/dl，ケトン体＋＋＋で緊急入院となる．入院時のHbA1cは12.5％と高く，総コレステロール281 mg/dl，HDLコレステロール23 mg/dl，トリグリセライド265 mg/dlと高脂血症も認めた．トランスアミラーゼもGPT優位の上昇を示し，軽度な脂肪肝も併発していた．17歳ですでにさまざまな生活習慣病に罹患していたことになる．

入院とともに食事療法を1,440 kcalから開始，1週後に1,280 kcal，10日後からは1,040 kcalとなる．運動療法は1週後より開始，過体重のためストレッチングと自転車運動を中心に行う．入院とともにレギュラーインスリン3回打ちを開始，徐々に増量し1週後には合計70単位となる．運動開始とともに血糖コントロールが良好となり，インスリン使用量を漸減．約1カ月後にはインスリン注射から離脱することができた．2カ月半の入院治療により体重は82 kgまで減少，臨床データにも著明な改善が認められた（**付録表1**）．

退院後も2年間は外来で運動指導室に通院，週に3～4日のペースで運動を実施．その後社会生活への自信も

付録表1　臨床検査成績

項目	入院時 7/5/18	退院時 7/8/1
身長（cm）	175.3	175.3
体重（kg）	96.5	81.5
BMI（kg/m²）	31.4	26.5
FPG（mg/dl）	267	74
HbA1c（％）	12.5	5.8
GOT（KU）	46	29
GPT（KU）	84	31
UA（mg/dl）	11.6	7.9
T-CHO（mg/dl）	281	123
HDL-C（mg/dl）	23	38
TG（mg/dl）	265	59
ACAC（μmol/l）	1,413	―
3OHBA（μmol/l）	3,078	―
U-CPR（μg/day）	28.6	28.8

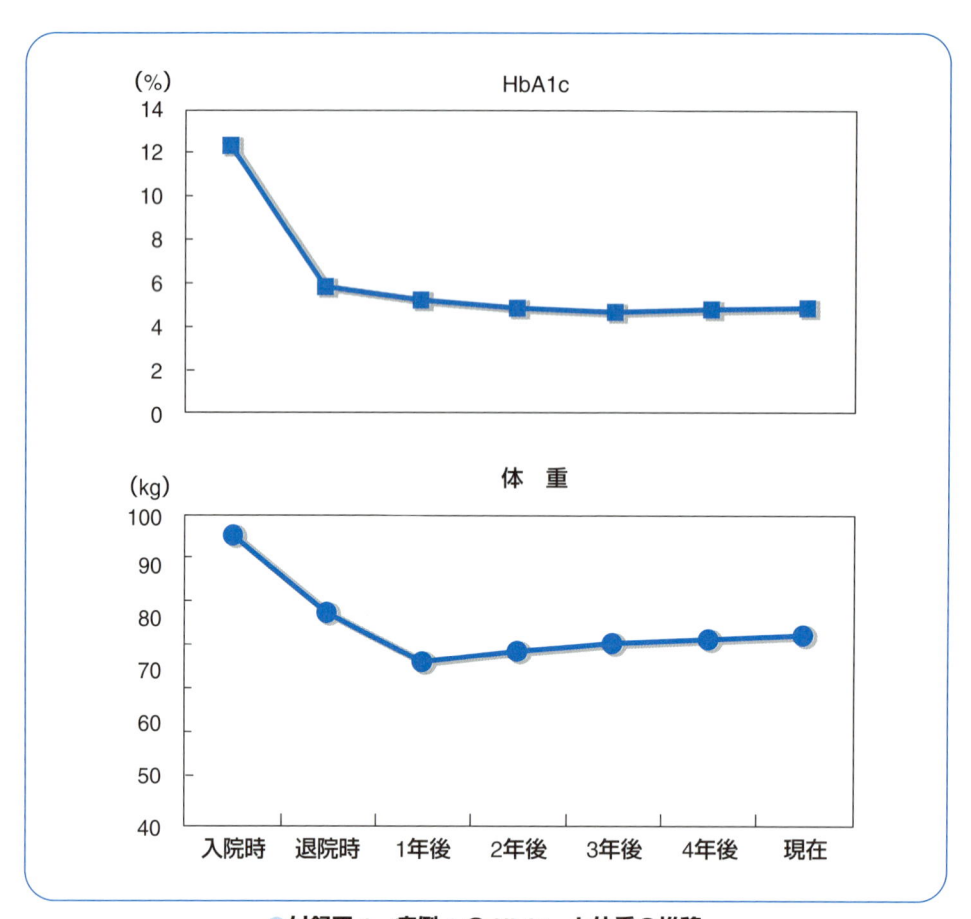

●付録図1　症例1のHbA1cと体重の推移

つき，某運送会社の資材部に就職．運動指導室での運動に参加するペースは月1〜2日くらいとなる．約2年間仕事を続けるも，高校卒業の学歴取得を希望するようになる．勤務先が就学を認めなかったため退職し定時制の高校へ入学．現在2年生在学中で，アルバイトをしながら通学している．運動療法は週1〜2日くらいの割合で運動指導室へ通い継続している．**付録図1**に示すように退院後現在まで体重80 kg以下，HbA1c 5%以下を維持している．

　小児肥満が成人肥満に移行しやすく，それが生活習慣病を引き起こす．高血糖，ケトーシスを伴う糖尿病を発症しながら，糖毒性の解除により良好なコントロール状態が得られた．入院生活がきっかけとなり，正常な生活リズムを取り戻し，失われつつあった社会性も回復できた症例である．

症例 2

Y.O. 51歳女性 農業

　平成3年4月，町の検診にて尿糖を指摘される．6月に当院外来受診，FPG 152 mg/dl，HbA1c 7.7%．GTTでDMパターンを示し（**付録図2**），身長158.6 cm，体重73.0 kg，BMI 29.0と肥満もあり入院治療を開始する．総コレステロール193 mg/dl，HDLコレステロール54 mg/dl，中性脂肪77 mg/dlと血中脂質は正常であった．しかしGOT 44KU，GPT 85KUとトランスアミラーゼは上昇しており，USGにて脂肪肝と診断される．糖尿病性合併症，高血圧症などの併発は認められなかった．食事療法単独1,200 kcalで治療開始．運動療法は約1週間後より開始，当初はストレッチングと自転車運動を中心に実施した．その後運動になれてきたためレクリエーション的な運動にも参加，楽しさを知るようになったと話している．

　約2カ月の入院にて，体重は64.0 kgと9 kgの減少，GTTも正常パターンとなり退院．

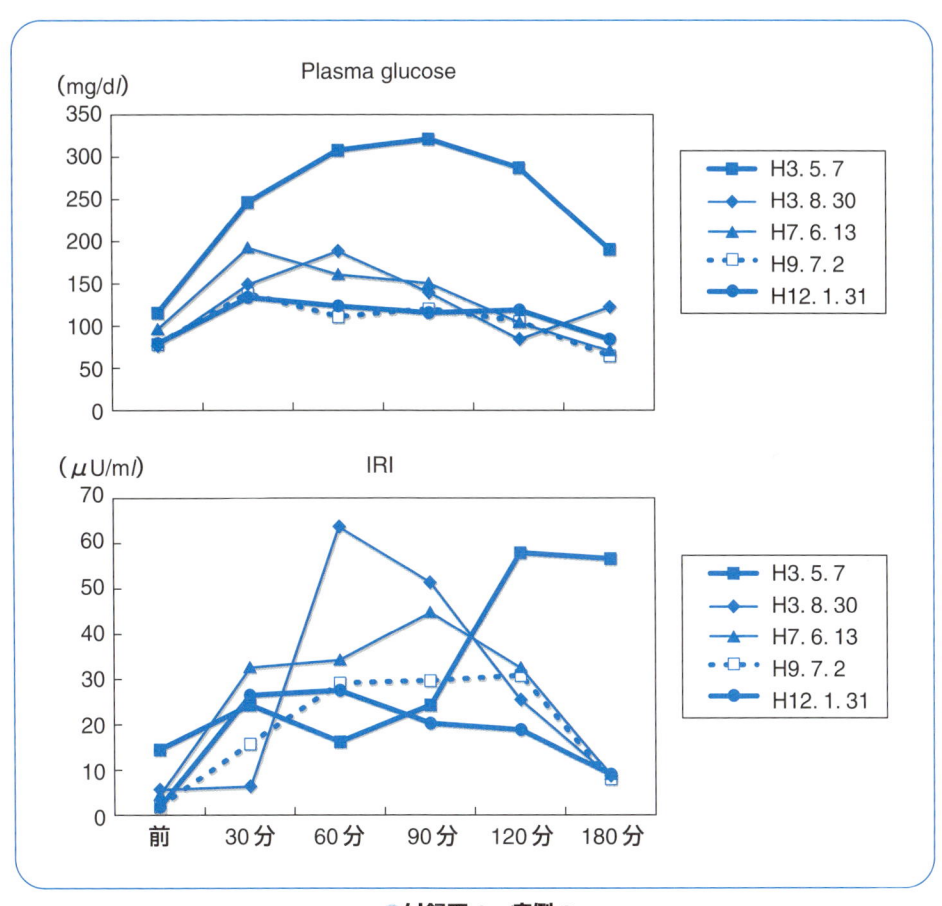

●付録図2　症例2

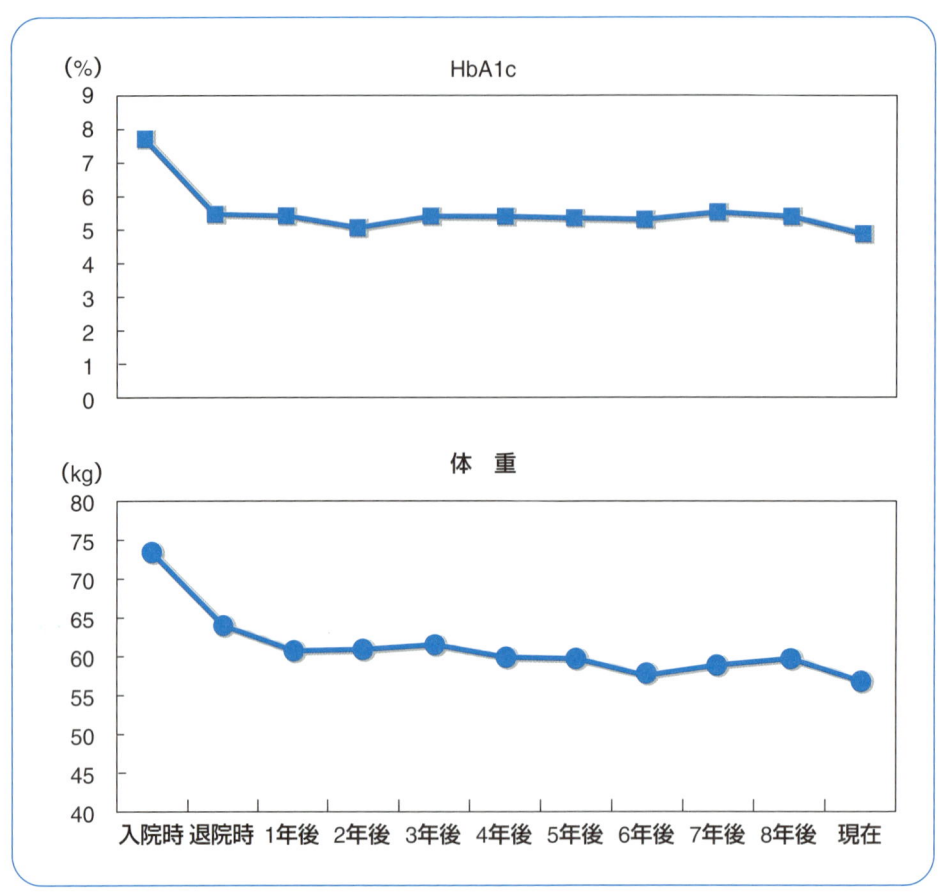

●付録図 3　症例 2 の HbA1c と体重の推移

居住地は当院より 70 km 離れているが，週 2 回くらいのペースで通院，運動療法を継続する．この他，地域の「歩こう会」に参加したり，村営プールを利用した運動も実施した．**付録図 3** に示すように退院後 11 年間 HbA1c は 5％台，体重も 60 kg を維持している．退院後定期的に実施した GTT の結果も，まったくの正常パターンへと改善している．糖尿病予備軍でも食事療法・運動療法の継続で，長期にわたり本物の糖尿病への移行を防止することができている症例である．

症 例 3

M.N.　77 歳女性　無職

昭和 63 年 2 月，検診にて尿糖陽性を指摘される．3 月に GTT を実施，DM パターンにて当院を紹介され 4 月初旬入院．入院の 15 年前より心肥大，高血圧にて通院加療中であった．入院時，HbA1c は 9.3％と高値を示したが，FPG は 143 mg/dl，食後血糖も

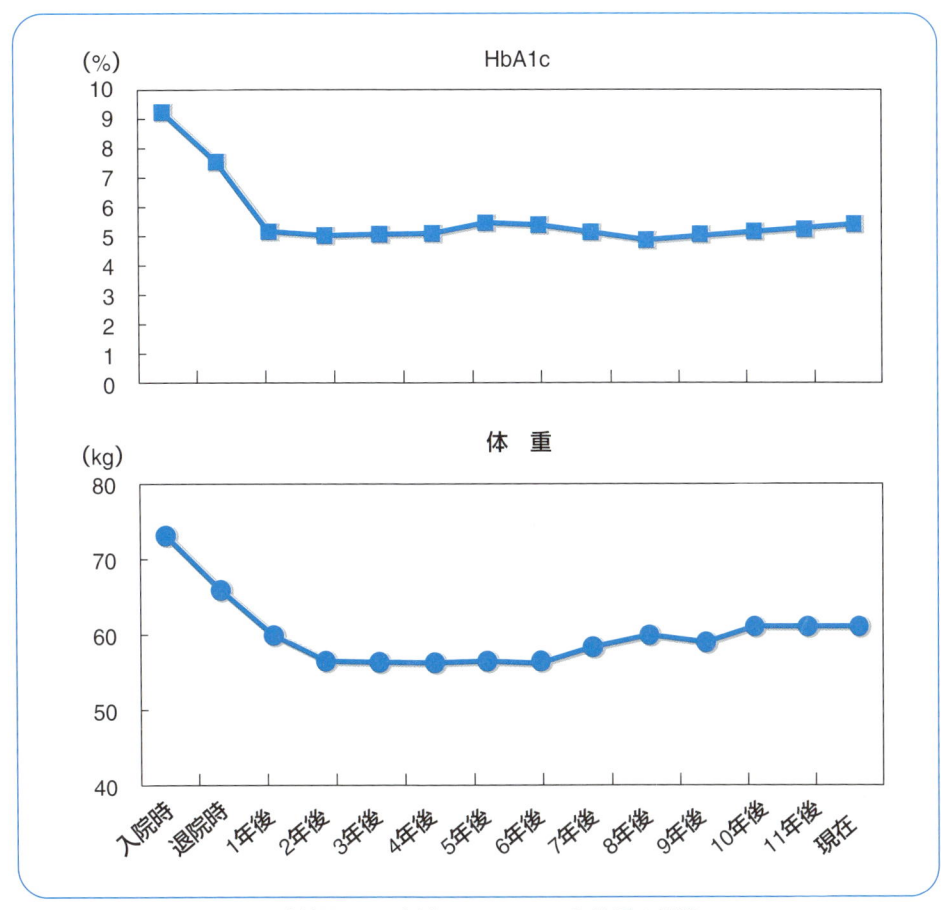

●付録図4 症例3のHbA1cと体重の推移

200 mg/d*l*以下とコントロールは良好であった．血中脂質も正常，肝機能にも異常を認めなかった．身長152.3 cm，体重73.0 kg，BMI 31.5 kg/m^{2}と肥満があり，食事療法単独1,200 kcalにて治療開始．入院1週間後に運動療法の指示が出されたが，変形性膝関節症のため思うような運動ができず，ストレッチングを中心に実施．減量が進むに従い，筋力トレーニングや自転車運動なども行うようになった．何事にも熱心であり，後で聞いた話であるが，夜間膝の痛みを我慢し病院内を歩いていたとのことである．1カ月の入院で体重は66 kgに減少，FPG 83 mg/d*l*，HbA1c 7.6%となる．GTTも高インスリン分泌を認めるものの，耐糖能は正常化した．

退院後もほぼ毎日のように運動指導室へ通院，現在まで12年間にわたり運動療法を継続している．**付録図4**に示すようにHbA1cは5.8%以下と正常範囲を保ち，体重も60 kgを維持している．平成4年からは2歳年上の夫も運動に参加するようになった．現在も変形性膝関節症のため正座ができず，長時間の歩行も困難である．しかし，ストレッチングやあまり下肢を動かさないレクリエーションスポーツを楽しみながら実施している．

余談になるが，夫が外来診察を経て初めて運動指導室に来室されたとき，直線状の歩

行も困難なくらいふらつきがあった．また，運動負荷テストでは不整脈が頻発し，循環器科へ紹介となった．このような状態で，運動療法が許可されるまでに約2カ月を要し，半年間はストレッチングと軽い自転車運動のみで運動を実施した．現在も79歳と77歳の夫婦が一緒に，自分たちができる運動を楽しんでいる．その姿は，「もう年だから運動できない」と言い訳する方々の口を閉ざしてしまい，「私にもできそうだ」という希望を与えている．元気で長生きするために運動が重要であることを教えてくれる症例である．

付録2　運動器具の紹介と選び方

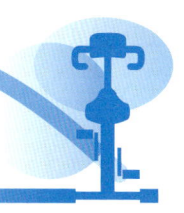

1. 家庭用自転車

　室内で手軽に安全に実施できる運動器具として，また過体重の人も下肢に負担をかけずにできるため利用価値が大きい．ほとんどの商品が脈拍，運動実施時間，推定消費カロリーなどを表示するモニターを装備している．現在市販されているものは，負荷量の調節に電気抵抗を用いているものが多く，音も静かなのでアパートやマンションなどでの使用もお勧めできる．

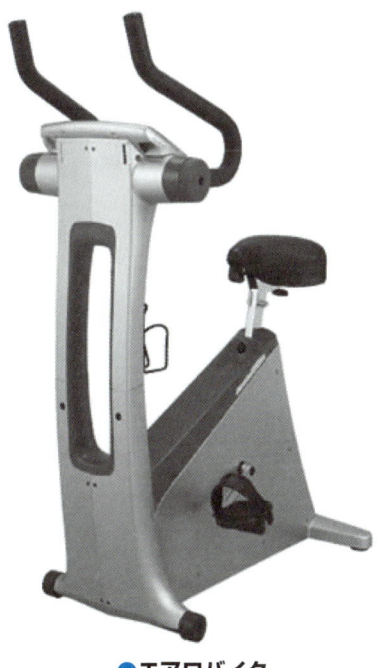

●エアロバイク

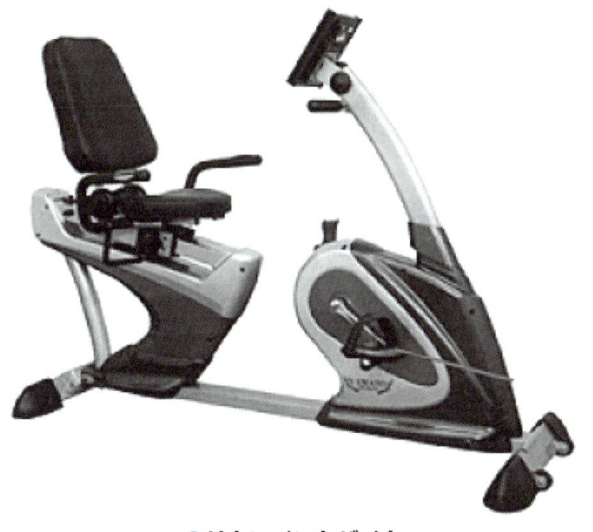

●リカンベントバイク

2. ウォーキング・ジョギングマシン

　運動療法の種目として推奨したいものの一つであるが，転倒には十分配慮したい．よってできるだけ補助用の手すりがしっかりしたものを選んでいただきたい．また過体重の方は，ベルト部分のクッション性のよい商品を勧めたい．自走式（①）と電動式（②）があり，電動式は静かである．しかし，万が一の転倒時には即座にベルトが停止する安全機能がついているものを選びたい．

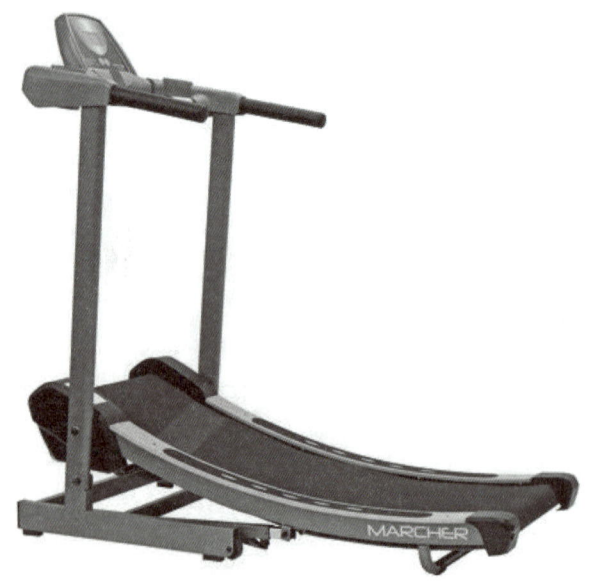

❶自走式ルームランナー

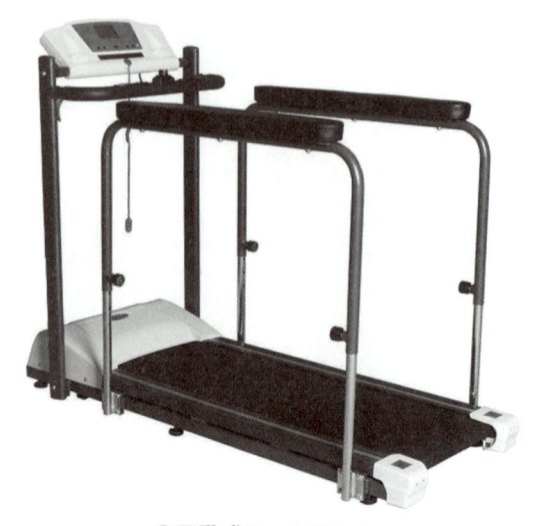

❷電動式ルームランナー

3. 筋力トレーニング用器具

　①と②は語源は同じであるが，商品として呼び名を使い分けている場合が多い．①は一般的にはダンベルといい，重さの違うプレートを組み合わせて，1本のバーでさまざまな重さに調節できる．②は鉄アレイといわれ，重さが調節できないもののダンベルより安価である場合が多い．いずれも，使用中のみならず常に落下による怪我への配慮が必要である．③と④は，粘性抵抗の違いにより負荷を調節できるもので，③はチューブ式，④はラバー式である．比較的安価であるが，経年劣化があるので長期または高頻度使用での断裂には注意が必要である．

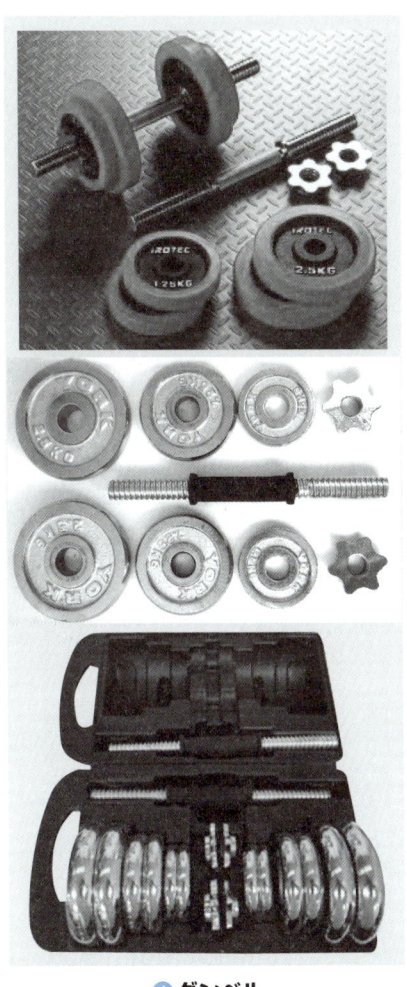

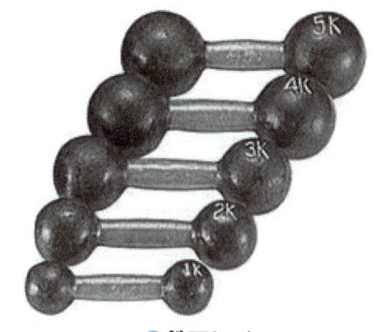

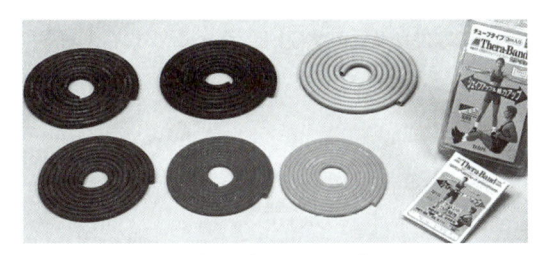

❶ダンベル

❷鉄アレイ

❸ラバーチューブ

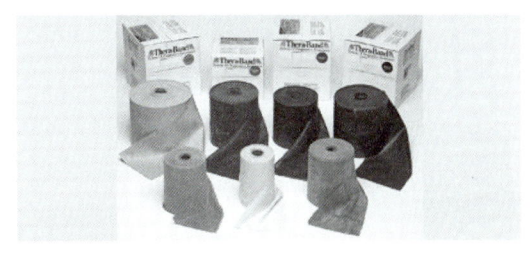

❹ラバーバンド

4. 健康維持・増進としての機器

　①のステップ台は，家庭などで踏み台昇降運動を中心に主に下肢筋力を強化できる器具である．高さやテンポによって負荷を調節することが可能である．②も主に下肢の筋力を強化できる器具であり，膝の角度やスライドのテンポによって負荷を調節することが可能である．③は家庭用体験型ゲーム機であり，テレビと接続して実際に全身を動かしながら遊ぶ．さまざまなゲームソフト（④）があるため飽きずに楽しめるのが特徴である．体を動かす大きさや実施時間の長さで負荷量を調節する．

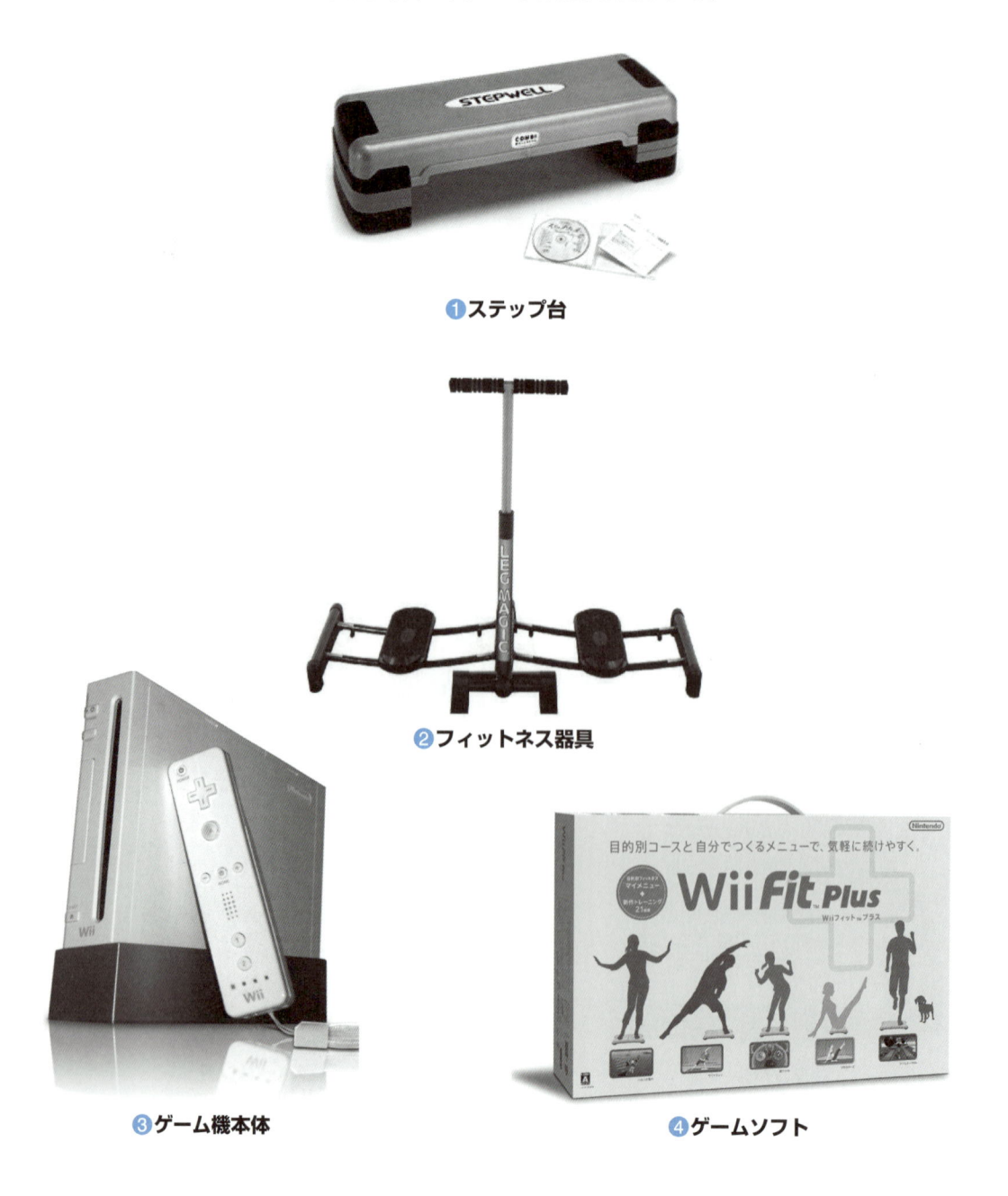

❶ステップ台

❷フィットネス器具

❸ゲーム機本体

❹ゲームソフト

5. 心拍数測定機器

　運動強度を知るために，運動中の心拍数をモニターしたり記録したりする機器である．①は腕時計型で，時計の裏側にセンサーが内蔵されており，そこで感知した心拍数をモニターに表示するものである．②も腕時計型であるが，胸部に装着した電極から送信されたデータを，無線でモニターに表示するものである．③は耳たぶに，④は指にそれぞれセンサーを装着し，有線で測定結果をモニターに表示する機器である．

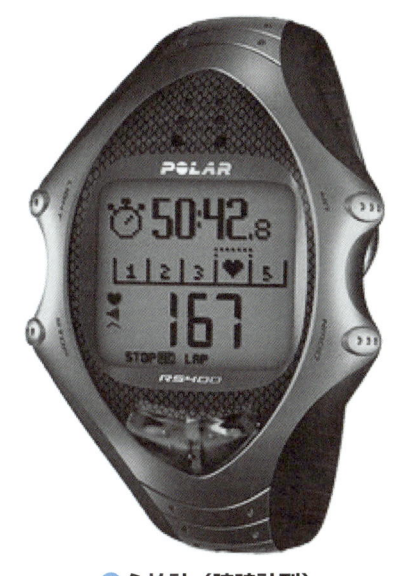

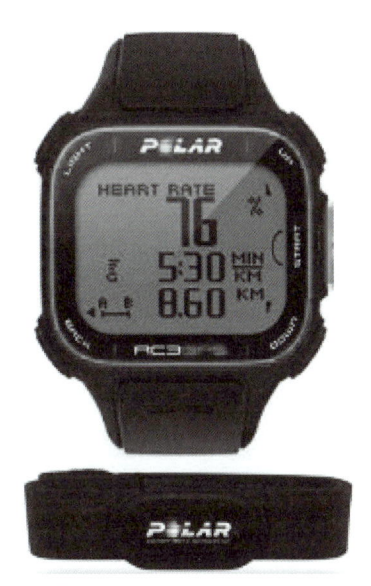

❶心拍計（腕時計型）　　　　　　　　❷心拍計（腕時計型無線式）

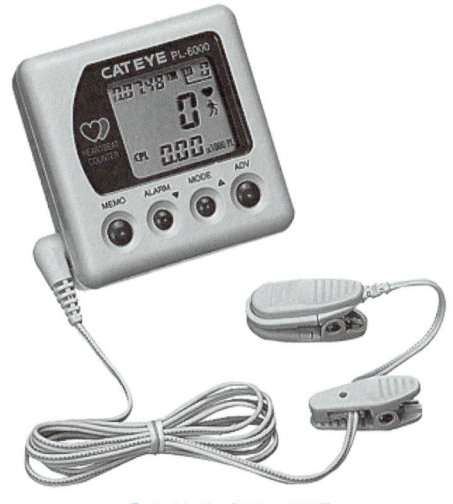

❸心拍計（耳たぶ型）　　　　　　　　❹心拍計（指型）

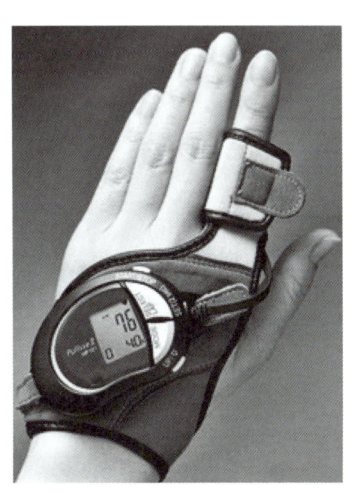

6. 運動量測定機器

　運動量を測定する機器として広く歩数計が使用されてきたが，現在では加速度計を組み込み，運動量に加えて運動強度も評価できるものが主流となっている．また，最近では上下軸だけでなく前後，左右の加速度も測定し，より正確な活動量を評価しようとする機器，高度計や気圧計を利用し昇降時の違いも評価しようとする機器などが開発されている（①）．そしてこれらの機器をITにより集中的に管理し，評価や助言を行うシステムも開発され，実際に運用されている（②）．

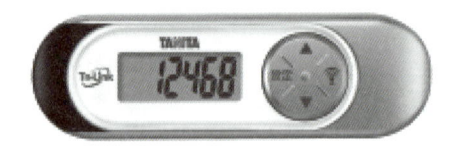

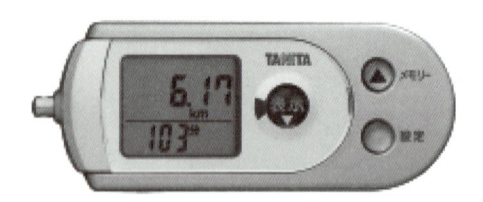

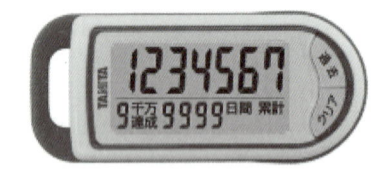

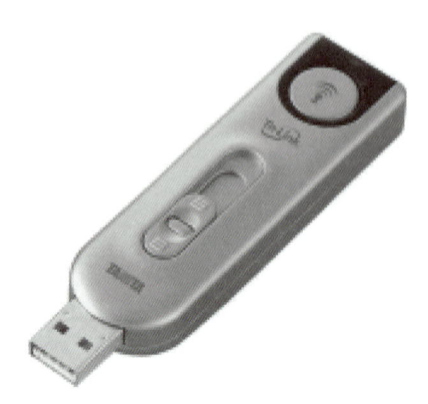

❶ 歩数計

❷ 歩数計データ送信用 USB

付録3　厚生労働大臣認定健康増進施設（運動型）一覧表

（平成29年7月現在）

施設名	施設の所在地	電話番号	指定※
医療法人社団　円山クリニック	〒064-0820 北海道札幌市中央区大通西 26-3-16	011-611-7766	○
スポーツクラブ Zip 麻生	〒001-0045 北海道札幌市北区麻生町 5-9-15	011-728-1212	○
学校法人吉田学園　北海道スポーツ専門学校　スポーツプラザ iB	〒065-0011 北海道札幌市東区北 11 条東 6	011-753-7071	
スポーツクラブ Zip 平岸	〒062-0933 北海道札幌市豊平区平岸 3 条 8-2-1	011-821-1212	
テーオーアスレティッククラブ	〒040-0061 北海道函館市海岸町 10-17	0138-41-4100	○
フィットネスクラブ BIO	〒080-0023 北海道帯広市西 13 条南 10	0155-23-1310	○
稚内市温水プール水夢館	〒097-0023 北海道稚内市開運町	0162-23-8100	○
ルスツリゾートホテル＆コンベンション　ルスツアリーナ	〒048-1711 北海道虻田郡留寿都村字泉川 13	0136-46-3111	○
フィットネスクラブ　ウイング弘前	〒036-8062 青森県弘前市青山 5-27-6	0172-38-8131	
フィットネスクラブ　ウイング十和田	〒034-0002 青森県十和田市元町西 2-13-16	0176-24-1811	
フィットネスクラブ　ウイング五所川原	〒037-0023 青森県五所川原市大字広田字柳沼 116-3	0173-34-6110	
フィットネスクラブ　ウイング三沢	〒033-0022 青森県三沢市大字三沢字下久保 57-3	0176-57-4121	
フィットネスクラブ　ウィング青森	〒030-0947 青森県青森市浜館 4 丁目 8-5	017-765-6711	
キシヤメディカルフィットネス	〒030-0853 青森県青森市金沢 1 丁目5-7	017-721-2226	○
コナミスポーツクラブ北上	〒024-0092 岩手県北上市新穀町 1-4-1	0197-61-4700	
金ヶ崎町森山総合公園　生涯スポーツセンター	〒029-4503 岩手県胆沢郡金ヶ崎町西根森山 31-2	0197-44-5600	
キッズスポーツスクエアせんだい	〒983-0803 宮城県仙台市宮城野区小田原 1-10-1	022-297-0651	○
メディカルフィットネス　のびのび	〒985-0835 宮城県多賀城市下馬 2-13-7 坂総合クリニック 1 号館 6 階	022-361-7011	○
健康増進運動施設　まほうの学校	〒015-8567 秋田県本荘市出戸町字岩渕下 110	0184-22-0111	○
やまがたカルチャー＆健康スポーツセンター	〒990-2413 山形県山形市南原町 1-6-1	023-622-1418	○
医療法人社団　公徳会　メディカルフィットネス　スマイル	〒999-2221 山形県南陽市椚塚 1180-5	0238-40-3686	○
MY TIME 1010	〒997-0046 山形県鶴岡市みどり町 18-5	0235-29-1273	○
医療法人　徳洲会　メディカルフィットネス＋スパ　ラ・ヴィータ	〒990-0834 山形県山形市清住町 2-3-51	023-647-3401	○
複合スポーツクラブ　エスポート	〒990-0004 山形県山形市上山家町 758-2	023-634-1800	○

※指定＝指定運動療法施設の指定を受けた施設（利用料が所得税の医療費控除の対象となる）

施設名	施設の所在地	電話番号	指定
医療法人桜樹会 　　YAGO メディカルフィットネスクラブ	〒960-8133 福島県福島市桜木町 1-27	024-534-4850	
健康創造館　ホリスティカ	〒960-0102 福島県福島市鎌田字門丈壇 4-1，5-1	024-552-5365	○
財団法人郡山市健康振興財団健康センター	〒963-8024 福島県郡山市朝日 2-15-1	024-924-2911	○
健康増進館きらら	〒966-0000 福島県喜多方市字下川原 8290-12	0241-21-1571	○
疾病予防運動施設 　　メディカルフィットネスさくら	〒962-0817 福島県須賀川市南上町 123-1	0248-63-7252	○
土浦カルチャー＆健康スポーツセンター	〒300-0803 茨城県土浦市大字佐野子字天神 165-4	029-825-2600	○
スポーツアカデミー土浦	〒300-0033 茨城県土浦市川口 1-11-5	029-822-7530	
スポーツリラックス	〒300-1296 茨城県牛久市猪子町 896	0298-74-8791	○
つくばトータルヘルスプラザ	〒305-2622 茨城県つくば市大字要 1187-299	0298-64-3588	
つくば総合健診センター 　　健康増進センター ACT	〒305-0005 茨城県つくば市天久保 1-2	0298-56-3525	○
アトラスフィットネス＆ホットスプリング	〒310-0911 茨城県水戸市見和 2 丁目242-1	0120-209-600	
栃木県健康倶楽部	〒321-0941 栃木県宇都宮市東今泉 2-3-5	0286-60-2525	○
栃木県健康づくりセンター	〒320-8503 栃木県宇都宮市駒生町 3337-1	0286-23-5858	
メディカルフィットネス H&M	〒326-0141 栃木県足利市小俣町 1788-7	0284-64-1122	
アンタレススポーツクラブ	〒326-0822 栃木県足利市田中町 260-1	0284-72-8739	○
イーグルスポーツプラザ小山	〒323-0022 栃木県小山市駅東通り 2-4-1	0285-23-8011	○
那須塩原クリニック・健康増進センター	〒329-3135 栃木県那須塩原市前弥六 51-1	0287-67-1530 (0287-67-1557)	○
メディカルフィットネス　クラブエナジー	〒321-0901 栃木県宇都宮市平出町 368-8	028-660-1655	○
上三川いきいきプラザ	〒329-0617 栃木県河内郡上三川町大字上蒲生 127-1	0285-57-0211	
スポーツクラブ　ベル・フィットネス	〒321-0904 栃木県宇都宮市陽東 6-5-1	028-613-5115	○
前橋テルサフィットネスクラブ	〒371-0022 群馬県前橋市千代田町 2-5-1	027-231-3211	
フレンドスポーツクラブ	〒374-0007 群馬県館林市若宮町 2465	0276-72-4173	○
メディカルフィットネス＆スパ ヴァレオプロ	〒370-1203 群馬県高崎市矢中町 188	027-350-1177	○
ダンロップスポーツクラブ川口	〒332-0033 埼玉県川口市並木元町 1-7	048-257-5151	○
埼玉県総合リハビリテーションセンター 　健康増進施設	〒362-0057 埼玉県上尾市西貝塚 148-1	048-781-2222	
トータルフィットネスクラブ 　わらわらふじみ野	〒356-0056 埼玉県ふじみ野市うれし野2-10-35 アウトレックモールリズム E-2F	049-261-9958	
上尾メディカルフィットネスセンター	〒362-0021 埼玉県上尾市原市 3133	048-720-2729	○
クリスタルスポーツクラブ八柱	〒270-2265 千葉県松戸市常盤平陣屋前 8-2	047-386-0058	
ダンロップスポーツクラブ浦安	〒279-0022 千葉県浦安市今川 4-1-40	0473-54-7552	○

施設名	施設の所在地	電話番号	指定
日本メディカルトレーニングセンター	〒297-0102 千葉県長生郡長柄町上野 521-4	0475-35-3333	○
勝浦スポーツクラブ	〒299-5225 千葉県勝浦市墨名 485-246	0470-73-5956	
浦安市運動公園総合体育館・ 屋内水泳プール	〒279-0031 千葉県浦安市舞浜 2-27	047-355-1110	
エスフォルタ水道橋	〒101-0064 東京都千代田区猿楽町 2-8-8	03-3292-0911	○
東薬健保健康開発センター	〒110-0015 東京都台東区東上野 1-27-2	03-3833-3141	
スポーツクラブルネサンス両国	〒130-0026 東京都墨田区両国 2-10-14 両国シティコア 4F	03-5600-5400	○
山口シヅエガーデン	〒131-0045 東京都墨田区押上 3-7-9	03-3617-4171	
ドゥ・スポーツプラザ豊洲	〒136-8514 東京都江東区豊洲 2-1-14	03-6303-6700	
コナミスポーツクラブ目黒	〒153-0064 東京都目黒区下目黒 1-8-1 ARCO TOWER 3F	03-5719-9570	○
ザ・スポーツコネクション	〒158-0095 東京都世田谷区瀬田 4-15-30 瀬田パークアベニュー	03-3707-8282	
東京アスレティッククラブ	〒164-0001 東京都中野区中野 2-14-16	03-3384-2131	○
ピーウォッシュ	〒171-0051 東京都豊島区長崎 5-1-23	03-3957-6543	○
豊島区立池袋スポーツセンター	〒170-0012 東京都豊島区上池袋 2-5-1 健康プラザとしま内	03-5974-7262	○
リリオセントラルフィットネスクラブ	〒125-0061 東京都葛飾区亀有 3-26-1 リリオ館 8F	03-5680-0303	○
医療法人社団 順公会 ウエルネス葛西	〒134-0083 東京都江戸川区中葛西 5-41-16 フローラル中葛西 5	03-5659-2116	○
コンディショニングセンター 37	〒133-0057 東京都江戸川区西小岩 1 丁目 16-6	03-3671-3711	
メガロス八王子	〒192-0904 東京都八王子市子安町 1-16-11	042-644-5500	
メディカルフィットネスクラブ武蔵境	〒180-0023 東京都武蔵野市境南町 2-8-19	0422-33-1005	○
疾病予防施設 　メディカルフィットネスセンタープラム	〒198-0052 東京都青梅市長淵 9-1412-4	0428-24-3798	○
日本心臓血圧研究振興会附属榊原記念病院 健康増進心臓リハビリテーションセンター	〒183-0003 東京都府中市朝日町 3-16-1	042-314-3111	○
ジェクサーフィットネス＆スパ新宿	〒151-0053 東京都渋谷区代々木 2-1-5　JR 南新宿ビル 1F	03-5333-2101	
住友不動産エスフォルタ株式会社 　市ヶ谷店	〒162-0845 東京都新宿区市谷本村町 1-1	0120-870-494	○
住友不動産エスフォルタ株式会社 　渋谷店	〒150-0031 東京都渋谷区桜ヶ丘町 20-1 渋谷インフォスタワー B1F	0120-870-493	○
住友不動産エスフォルタ株式会社 　六本木店	〒106-0032 東京都港区六本木 1-6-1 泉ガーデンテラス 2F	0120-870-497	○
住友不動産エスフォルタ株式会社 　赤坂店	〒107-0052 東京都港区赤坂 8-5-26 赤坂 DS ビル B1F	03-3405-1177	○
ヴィムスポーツアベニュウ	〒168-0081 東京都杉並区宮前 2-10-4	03-3335-6644	○
立川市泉市民体育館	〒190-0015 東京都立川市泉町 786-11	042-536-6711	○
NA スポーツクラブ A1 町田店	〒194-0022 東京都町田市森野 1-39-16 リード町田ビル	042-729-2676	

施設名	施設の所在地	電話番号	指定
ハワイアンフィットネス＆スパレアレア	〒244-0805 神奈川県横浜市戸塚区川上町 90-1	045-829-0808	
横浜市スポーツ医科学センター運動部門	〒222-0036 神奈川県横浜市港北区小机町 3302-5	045-477-5050	○
K メディカルトレーニングセンター	〒222-0032 神奈川県横浜市港北区大豆戸町 639-2 KMM ビル 3F	045-439-5500	○
メディカル＆ウェルネスクラブ ム・ウ 21 あざみ野	〒225-0011 神奈川県横浜市青葉区あざみ野 4-2-4	045-902-2136	○
田園アスレチッククラブ	〒216-0033 神奈川県川崎市宮前区宮崎 2-3-5	044-854-3771	○
パシフィック・メディカルフィットネスクラブ	〒239-0841 神奈川県横須賀市野比 5-7-2	0468-49-0497	○
横須賀市健康増進センター「すこやかん」	〒238-0046 神奈川県横須賀市西逸見町1-38-11 ウェルシティ市民プラザ 6階	0468-22-4537	
藤沢湘南台病院健康増進施設 　ライフメディカルフィットネス	〒252-0802 神奈川県藤沢市高倉 2345	0466-46-3000	
横浜市神奈川スポーツセンター	〒221-0856 神奈川県横浜市神奈川区三ツ沢上町 11-18	045-314-2662	○
横浜市港南スポーツセンター	〒234-0051 神奈川県横浜市港南区日野 1-2-30	045-841-1188	○
横浜市旭スポーツセンター	〒241-0011 神奈川県横浜市旭区川島町 1983	045-371-6105	○
横浜市瀬谷スポーツセンター	〒246-0032 神奈川県横浜市瀬谷区南台 2-4-65	045-302-3301	○
横浜市南スポーツセンター	〒232-0061 神奈川県横浜市南区大岡 1-14-1	045-743-6341	○
横浜市都筑スポーツセンター	〒224-0053 神奈川県横浜市都筑区池辺町 2973-1	045-941-2997	○
横浜市鶴見スポーツセンター	〒230-0004 神奈川県横浜市鶴見区元宮 2-5-1	045-584-5671	○
横浜市西スポーツセンター	〒220-0072 神奈川県横浜市西区浅間町 4-340-1	045-312-5990	○
横浜市磯子スポーツセンター	〒235-0033 神奈川県横浜市磯子区杉田 5-32-25	045-771-8118	○
横浜市金沢スポーツセンター	〒236-0011 神奈川県横浜市金沢区長浜 106-8	045-785-3000	○
横浜市中スポーツセンター	〒231-0801 神奈川県横浜市中区新山下 3-15-4	045-625-0300	○
横浜市保土ヶ谷スポーツセンター	〒240-0005 神奈川県横浜市保土ヶ谷区神戸町 129-2	045-336-4633	○
横浜市栄スポーツセンター	〒247-0005 神奈川県横浜市栄区桂町 279-29	045-894-9503	○
横浜市戸塚スポーツセンター	〒244-0816 神奈川県横浜市戸塚区上倉田町 477	045-862-2181	○
スパ＆フィットネス　ブレス 　（SPA ＆ FITNESS BLESS）	〒239-0831 神奈川県横須賀市久里浜 4-3-10	0120-204-284	○
住友不動産エスフォルタ株式会社　横浜店	〒231-0024 神奈川県横浜市中区吉浜町1-2 パークスクエアプラザ横浜 2F・B1F	045-641-6111	
メディカルフィットネス CUORE	〒950-1151 新潟県新潟市中央区湖南 14-7	025-282-2370	○
新潟県市町村職員共済組合保健施設 　アクアーレ長岡	〒940-2147 新潟県長岡市新陽 2-5-1	0258-47-5656	
聖籠町総合体育館	〒957-0117 新潟県北蒲原郡聖籠町大字諏訪山 1280	0254-27-2121	
アンチエイジングメディカルスパスコール	〒937-0805 富山県魚津市本江 1-26	0765-23-5080	○
アピアスポーツクラブ	〒930-0010 富山県富山市稲荷元町 2-11-1 アピアシティ 3・4F	0764-31-3321	○

施設名	施設の所在地	電話番号	指定
スポーツドームエアーズ	〒933-0902 富山県高岡市向野町 3-43-19	0766-26-0123	○
スポーツアカデミー小矢部	〒932-0836 富山県小矢部市埴生 2-1	0766-68-0558	○
北陸予防医学協会健康増進スタジオ	〒930-0177 富山県富山市西二俣 277-3	076-436-1238	
自遊館リフレッシュプラザ	〒930-0805 富山県富山市湊入船町 9-1	076-444-2108	○
メディカルフィットネス　ベラージオ	〒930-0033 富山県富山市元町 2-3-20	076-420-6682	○
フィットネスクラブ　エイム　スカイシップ	〒920-1511 石川県金沢市田上町 49 街区 5	076-232-8000	○
フィットネスクラブ　エイム　ムーンフォート	〒920-8204 石川県金沢市戸水 2-140	076-268-6000	○
北陸体力科学研究所	〒923-8601 石川県小松市八幡イ 13-1	0761-47-1214	○
スポーツ＆メディカルクラブ　エイム 21	〒921-8801 石川県石川郡野々市町御経塚 4-10	076-240-0210	○
健康増進センター「アスロン」	〒929-2111 石川県七尾市高田町ち部 10	0767-68-6788	○
北國新聞文化センター　金沢南スタジオ	〒921-8144 石川県金沢市額谷町ホ 2-8	076-296-1212	
コミュニティリゾートリライムフィットネス	〒910-0841 福井県福井市開発町 6-6-1	0776-52-5400	○
新田塚スポーツクラブ　アーク	〒910-0067 福井県福井市新田塚 1-1-1	0776-28-0800	○
ふくい総合健康プラザ	〒910-0029 福井県福井市日光 1-3-10	0776-25-2206	○
ふくい健康の森けんこうスポーツセンター	〒910-3616 福井県福井市真栗町 47-47	0776-98-8020	○
ルネッス越前	〒915-0883 福井県越前市新町 5-4-4	0778-21-0001	○
サンライフメディカルフィットネスクラブ	〒915-0074 福井県越前市蓬莱町 6-24	0788-22-8835	
福井市東山健康運動公園	〒918-8215 福井県福井市寮町 50-5	0776-54-9190	
フジヤマ　フィットネス「ヴィーナス　ライフ」	〒403-0005 山梨県富士吉田市上吉田 2-5-1	0555-23-8995	○
フィットネスクラブ FXA（エフバイエー）若里	〒380-0928 長野県長野市若里 6-5-12	026-227-1234	
フィットネスクラブ FXA（エフバイエー）長野	〒380-0803 長野県長野市三輪 7-6-31	026-234-1514	○
長野健康センター	〒381-2298 長野県長野市稲里町田牧 206-1	026-286-6409	
スポーツスクエア　サム	〒399-0007 長野県松本市石芝 4-1-1	0263-27-5210	○
城西病院健康センター 'S' ウェルネスクラブ	〒390-8648 長野県松本市城西 1-5-16	0263-32-4624	○
やまびこスケートの森トレーニングセンター	〒394-0055 長野県岡谷市字内山 4769-14	0266-24-5210	
長電スイミングスクール須坂	〒382-0077 長野県須坂市大字須坂字八幡裏 1607-7	026-248-0088	
AFAS スワ　スワスイミングセンター	〒393-0032 長野県諏訪郡下諏訪町西浜 6306-2	0266-28-1395	○
すわっこランド	〒392-0016 長野県諏訪市大字豊田 732	0266-54-2626	
'S' ウェルネスクラブ神城	〒399-9211 長野県北安曇郡白馬村神城 22844	0261-75-7100	

施設名	施設の所在地	電話番号	指定
フィットネスクラブ FXA 中野	〒383-0021 長野県中野市西 1-1-7	0269-26-0587	
アクアスポーツプラザ	〒398-0002 長野県大町市大町大原町 5893	0261-22-0664	○
松本歯科大学病院健康づくりセンター	〒399-0781 長野県塩尻市広丘郷原 1780	0263-51-2304	○
株式会社　池の平ホテル＆リゾーツ　いきいき診断ルーム	〒391-0321 長野県北佐久郡 立科町芦田八ケ野 1596	0266-68-2211	
安心スポーツ倶楽部　ジェイ・スクエア	〒501-3108 岐阜県岐阜市大蔵台 10-28	058-241-0003	○
健康増進施設　クラブエム	〒509-0203 岐阜県可児市下恵土 845	0574-63-6380	○
郡上市総合スポーツセンター	〒501-4204 岐阜県郡上市八幡町旭 1130-1	0575-66-1100	○
金山リバーサイドスポーツセンター	〒509-1622 岐阜県下呂市金山町金山 911-8	0576-32-3300	
すいめいヘルスクラブ	〒509-2206 岐阜県下呂市幸田 1268	0576-25-2800	○
アクアポリス	〒501-6001 岐阜県羽島郡岐南町上印食 5-123	058-240-3535	
フラッグセブン	〒501-0454 岐阜県本巣郡北方町高屋白木 2-52	058-324-8888	
スポーツクラブ　セイシン	〒420-0810 静岡県静岡市上土 2-20-25	054-264-6330	○
健康増進施設　サルーテ・アリス	〒424-0886 静岡県静岡市清水区草薙 2-4-15	054-345-5550	
スポーツクラブセイシン葵の森	〒420-0007 静岡県静岡市葵区柳町 207	054-275-1010	
遠鉄スポーツクラブ・エスポ	〒430-0903 静岡県浜松市中区助信町 51-5	053-462-4411	
予防医学センターソラリオ	〒414-0836 静岡県沼津市吉田 101	0557-45-6383	
三島市民温水プール　三島市民体育館	〒411-0033 静岡県三島市文教町 2-10-57	055-980-5757	
A-1 スポーツクラブ富士	〒416-0908 静岡県富士市柚木 370-3	0545-63-9800	○
有酸素運動施設プラーナ	〒412-0045 静岡県御殿場市川島田字中原 1076-2	0550-88-0555	
掛川スイミングスクール スポーツクラブ K-FIT	〒436-0043 静岡県掛川市大池 958-2	0537-24-7380	
レオリブレスポーツクラブ	〒424-0923 静岡県静岡市清水区幸町 11-14	054-335-2234	
社会福祉法人聖隷福祉事業団聖隷健康診断センター（聖隷健康プラザ GENKI）	〒430-0906 静岡県浜松市中区住吉 2-35-8	053-475-1255	○
静岡県総合健康センター	〒411-0801 静岡県三島市谷田 2276	055-973-7000	
アスティ・スポーツクラブ	〒464-0004 愛知県名古屋市千種区京命 1-1-35	052-772-2191	
Ｋ＆Ｅ　上社スイミングスクール	〒465-0025 愛知県名古屋市名東区上社 1-111	052-772-7373	○
メディカルフィットネス SHIN-SHIN とよた	〒471-0035 愛知県豊田市小坂町 7-80	0565-34-6272	○
太田整形外科フィットネスクラブ	〒441-3141 愛知県豊橋市大岩町字北山 350	0532-65-5060	○
成田記念病院フィットネスセンター	〒441-8021 愛知県豊橋市白河町 78	0532-31-2167	○

施設名	施設の所在地	電話番号	指定
メディカルフィットネス　メイツクラブ	〒440-0035 愛知県豊橋市平川南町 74	0532-66-3332	○
ロイヤルスポーツプラザ	〒444-0007 愛知県岡崎市大平町字森下 15-1	0564-26-0004	○
愛知医科大学運動療育センター	〒480-1195 愛知県愛知郡長久手町大字岩作字雁又 21	0561-61-1809	○
愛知健康プラザ	〒470-2101 愛知県知多郡東浦町大字森岡字源吾山 1-1	0562-82-0211	○
清須市清洲勤労福祉会館 ARCO 清洲	〒452-0942 愛知県清須市大字清洲字内堀 2537	052-409-8181	
ロイヤルスポーツプラザ 2	〒444-0201 愛知県岡崎市上和田町字森崎 45	0120-260-193	○
アクティブいつきフィットネスクラブ	〒466-0842 愛知県名古屋市昭和区檀溪通 5-26	052-831-5001	
東郷町 町民交流拠点施設　イーストプラ 　ざいこまい館	〒470-0162 愛知県愛知郡東郷町大字春木字西羽根穴 2225 番地 4	0561-37-5811	
オリンピアスポーツクラブ	〒510-0807 三重県四日市市末永町 8-33	0593-32-4848	○
総合フィットネスクラブ　シティスポーツ四日市	〒510-0994 三重県四日市市日永 1-3-12	0593-47-0001	○
フィットネスブルバード	〒510-8007 三重県四日市市富田浜元町 11-10	0593-65-3336	
四日市社会健康文化センター	〒510-0064 三重県四日市市新正 4-3-19	0593-54-3121	○
ウェストスポーツクラブ佐那具	〒518-0833 三重県伊賀市佐那具字大多田 23-1	0595-23-8002	
MAX スポーツクラブ（平岡健康開発研究所）	〒515-2104 三重県松阪市小舟江 100-1	0598-56-4441	
ベスパスポーツクラブ	〒516-0052 三重県伊勢市川端町字川柳 202-9	0596-25-9911	
SHL	〒514-1113 三重県津市久居野村町 314-13	059-254-3635	
ビバスポーツアカデミー南草津	〒525-0059 滋賀県草津市野路 1-17-2 フェリエ 6F	077-566-8700	
フィットウィル彦根	〒522-0056 滋賀県彦根市開出今町 1351-3	0749-27-2155	○
スポーツフォーラムシーマックス長浜	〒526-0031 滋賀県長浜市八幡東町 131-1	0749-63-2121	
エル・スポーツ彦根	〒522-0052 滋賀県彦根市長曽根南町 478	0749-24-8055	
フィットネスクラブ　ラック栗東	〒520-3015 滋賀県栗東市安養寺 7-2-9	077-554-3800	
水口スポーツセンター　Well・Be	〒528-0051 滋賀県甲賀市水口町北内貴 77	0748-63-1200	
フィットネスクラブピノスけいはんな	〒619-0238 京都府相楽郡精華町精華台 9-2-4 国会図書館前ユータウン内	0774-95-6000	
エル・スポーツ京都	〒606-8185 京都府京都市左京区一乗寺高槻町 16	075-723-2211	○
京都踏水会	〒606-8357 京都府京都市左京区聖護院蓮華蔵町 33-5	075-761-1275	
ウェルネスクラブオーク 21	〒604-8146 京都府京都市中京区蛸薬師通烏丸東入一連社町 293	075-255-1361	○
財団法人京都予防医学センター 　健康増進センター	〒604-8491 京都府京都市中京区西ノ京左馬寮町 28	075-811-9131	
京都市健康増進センター　ヘルスピア 21	〒601-8441 京都府京都市南区西九条南田町 1-2	075-662-1300	○
メディカルフィットネスクラブ 　SHIN-SHIN	〒601-8453 京都府京都市南区唐橋羅城門町 30	075-672-1616	○

施設名	施設の所在地	電話番号	指定
医療法人同仁会（社団） 　　同仁会疾病予防研究所	〒601-8453 京都府京都市南区唐橋羅城門町 30	075-691-5070	○
フィットネスクラブ　ピノス	〒617-0002 京都府向日市寺戸町石田 9-1	075-932-5161	
京都ラクト健康・文化館 　　（ラクトスポーツプラザ）	〒607-8080 京都府京都市山科区竹鼻竹ノ街道町 91	075-501-3377	
土佐堀 YMCA ウエルネスセンター	〒550-0001 大阪府大阪市西区土佐堀 1-5-6	06-6441-0895	
みなと YMCA ウエルネスセンター	〒552-0007 大阪府大阪市港区弁天 1-2-2-800	06-4395-1001	○
メディカルフィットネス・ドゥヘルス	〒558-0031 大阪府大阪市生野区鶴橋 2-16-7	06-6715-0500	○
タック桃山	〒543-0027 大阪府大阪市天王寺区筆ヶ崎町 2-33	0120-26-0454	
パンジョクラブ　イズ	〒590-0115 大阪府堺市茶山台 1-3-1	072-294-3178	○
医療法人いずみ会　阪堺病院　ストレングス＆コンディショニングアカデミー	〒590-0974 大阪府堺市堺区大浜北町堺区大浜北町 1 丁目 8-8	072-233-3252	○
フィットネスクラブ　ブラーブ	〒596-0006 大阪府岸和田市春木若松町 1-53	0724-37-2001	○
医療法人愛仁会 　　愛仁会総合健康センター	〒569-1143 大阪府高槻市幸町 4-3	072-692-9281	○
八尾アスレチックセンター	〒581-0032 大阪府八尾市弓削町南 2-41	0729-49-2601	
トータルヘルスコンディショニング	〒564-0034 大阪府吹田市西御旅町 4897-7	06-6381-1199	
宝持会　総合健康づくりセンター 　　Holly　EIWA	〒577-0809 大阪府東大阪市永和 2-1-30	06-6722-6516	○
医療法人松徳会　くにみが丘メディカルフィットネス倶楽部	〒573-0128 大阪府枚方市津田山手 1-19-1	072-808-2351	
ライゼスポーツ　いずみ宮本町店	〒594-0004 大阪府和泉市王子町 2 丁目 10-9	0120-161-859	
神戸アドベンチスト病院三育センター	〒651-1321 兵庫県神戸市北区有野台 8-4-1	078-981-0161	○
神戸 YMCA ウエルネスセンター三宮	〒650-0001 兵庫県神戸市中央区加納町 2-7-15	078-241-7202	○
神戸 YMCA ウエルネスセンター学園都市	〒651-2102 兵庫県神戸市西区学園東町 2-1-3	078-793-7401	
メディカルフィットネス・アガーラ三宮	〒651-0095 兵庫県神戸市中央区旭通 4-1-4 シティタワープラザ 3F	078-251-4444	
ボン　サンテ	〒655-0007 兵庫県神戸市垂水区多聞台 4-14-10	078-782-9626	
エス・パティオ　スポーツクラブ	〒654-0154 兵庫県神戸市須磨区中落合 2 丁目 2 須磨パティオ	078-796-6518	○
フィットネス＆スパ「ルアナ」	〒650-0046 神戸市中央区港島中町 6 丁目 10-1	078-302-1111	
グンゼスポーツつかしん	〒661-0001 兵庫県尼崎市塚口本町 4-8-1	06-6422-3911	○
市民健康開発センター　ハーティ 21	〒661-0012 兵庫県尼崎市南塚口町 4-4-8	06-6426-6121	○
リゾ鳴尾浜　フィットネスクラブ　エフィ	〒663-8142 兵庫県西宮市鳴尾浜 3-13	0798-46-1555	○
高砂フィットネスクラブ	〒676-0078 兵庫県高砂市伊保 1-1646-1	0794-48-3222	
グンゼスポーツ　ウェル川西	〒666-0016 兵庫県川西市中央町 7-18 ラ・ラ・グランデ 5F	0727-55-3119	○
生活習慣病管理センター　パワーハウス赤穂	〒678-0239 兵庫県赤穂市加里屋字新町 99	0791-45-1116	○

施設名	施設の所在地	電話番号	指定
稲美町　健康づくり施設	〒675-1114 兵庫県加古郡稲美町国安 1287-3	079-496-5851	
ウェルケアアネックス	〒661-0035 兵庫県尼崎市武庫之荘 1-18-5	06-6431-7800	○
アクアスポーツ	〒679-0321 兵庫県西脇市黒田庄町田高字柳原 313 番地 294	0795-28-5581	
社会福祉法人　兵庫県社会福祉事業団　立雲の郷　とらふす道場	〒669-5252 兵庫県朝来市和田山町竹田 2063 番地 3	079-674-0075	
広畑運動リハビリセンター　ベネチア	〒671-1121 兵庫県姫路市広畑区東新町 2 丁目 49-5	0120-1484-86	○
奈良ウェルネス倶楽部	〒631-0823 奈良県奈良市西大寺国見 1-7-22	0742-49-0123	
ウェルネスクラブ　ニッセイ・アーク西大和	〒636-0071 奈良県北葛城郡河合町高塚台 1-8-1	0745-33-2501	
MediTAS ZeloFit（メディタスゼロフィット）	〒630-0243 奈良県生駒市俵口町 441-1	0743-74-8669	○
メディカル＆フィットネス　アクオ	〒644-0011 和歌山県御坊市湯川町財部 728-4	0738-23-3333	○
橋本スポーツクラブ	〒648-0016 和歌山県橋本市隅田町下兵庫 517-1	0736-34-2300	
スポーツクラブ　アドヴァンス岩出	〒649-6256 和歌山県岩出市金池 71-2	0736-63-6363	○
フィットネス＆スパ　Zero スポーツ	〒680-0903 鳥取県鳥取市南隈 252　ジャスコ鳥取北店南側	0857-38-3161	○
フィットネスクラブ　パジャ	〒683-0805 鳥取県米子市西福原 2-1-10　米子しんまち天満屋 5F	0859-35-1500	○
フィットネスクラブ　パジャ鳥取	〒680-0845 鳥取県鳥取市富安 2-138-4　鳥取市役所駅南庁舎 6 階	0857-21-3861	
太陽フィットネスクラブ石見	〒698-0024 島根県益田市駅前町 37-13	0856-23-5581	○
レイスポーツクラブ岡山	〒700-0944 岡山県岡山市南区泉田 25-3	086-233-2626	○
OSK スポーツクラブ岡山	〒700-0028 岡山県岡山市北区絵図町 1-50	086-252-3111	○
OSK スポーツクラブ藤原	〒703-8248 岡山県岡山市北区椋 84-1	086-271-1711	○
淳風会健康管理センター 　からだサポートルーム	〒700-0913 岡山県岡山市北区大供 2-3-1	086-226-2666	○
OSK スポーツクラブ吉備	〒701-0151 岡山県岡山市北区平野 533-1	086-293-2425	○
済生会フィットネス＆カルチャークラブ	〒700-0032 岡山県岡山市北区昭和町 12-15	086-252-1101	○
岡山県南部健康づくりセンター	〒700-0952 岡山県岡山市北区平田 408-1	086-246-6250	○
健幸プラザ西大寺	〒704-8125 岡山県岡山市東区西大寺川口 327-1	086-944-6000	○
はぁもにぃ倉敷	〒710-0043 岡山県倉敷市羽島 666-1	086-434-9039	○
笠岡第一病院附属診療所 　健康管理センター健康増進クラブ ONE	〒714-0083 岡山県笠岡市二番町 2-9	0865-62-5588	
オーバルスポーツコム総社	〒719-1126 岡山県総社市総社 1008	0866-93-1300	
OSK スポーツクラブ総社	〒719-1156 岡山県総社市門田 381	0886-94-0888	○
新見市健康増進施設「げんき広場にいみ」	〒718-0005 岡山県新見市上市 15-1	0867-71-2168	○
真庭市勝山健康増進施設　水夢	〒717-0013 岡山県真庭市勝山 1024	0867-44-7171	○

施設名	施設の所在地	電話番号	指定
エイブルスポーツクラブ岡山	〒700-0053 岡山県岡山市下伊福本町 1-33	086-252-3131	○
オーバルスポーツコム円山	〒703-8271 岡山県岡山市円山 125-1	086-277-1100	
オーバルスポーツコム玉野	〒706-0011 岡山県玉野市宇野 1-38-1　メルカ 3F	0863-31-5800	
一般財団法人　津山慈風会　フィットネス＆スパ　カルヴァータ	〒708-0841 岡山県津山市川崎 1756-8	0868-21-8111	○
サンフラワースポーツクラブ	〒701-0114 岡山県倉敷市松島 1177	086-463-1331	○
疾病予防運動施設　クアリウムシャレー	〒731-0154 広島県広島市安佐南区上安 6-31-1	082-830-3330	○
西広島リハビリテーション病院 　健康開発センター　ウイル	〒713-5143 広島県広島市佐伯区三宅 6-265	082-924-1116	
呉共済病院健康増進センター	〒737-0811 広島県呉市西中央 2-3-28	0823-22-2111	○
クアハウス湯の山	〒738-0601 広島県佐伯郡湯来町和田 443	0829-83-1198	
メディカル・エクササイズ・トータル・サポート METS・やまと	〒739-0615 広島県大竹市元町 1-1-5	0827-52-8601	○
北広島町豊平総合運動公園体育館	〒731-1712 広島県山県郡豊平町都志見 2609	0826-84-1414	
メディカルフィットネスクラブ　ウイング呉	〒737-0029 広島県呉市宝町 2-50 レクレ 4 階	0823-32-3305	○
広島県立総合体育館	〒730-0011 広島県広島市中区基町 4-1	082-228-1111	
フィットネスクラブ　エイブル広島	〒733-0844 広島県広島市西区井口台 2-1-1	082-501-5666	○
スポーツクラブ　ビッグラン	〒729-3103 広島県福山市新市町新市 492-1	0847-52-6228	
スポーツセラピー　ウェル	〒728-0013 広島県三次市十日市東 1-4-12	0824-62-8501	
スポーツクラブ　ウイング	〒751-0885 山口県下関市形山みどり町 8-1	0832-57-0020	
Doctor's Gym 下関	〒750-0057 山口県下関市筋川町 3-6	083-228-0977	○
アクス防府	〒747-0849 山口県防府市西仁井令 1-12-7	0835-38-7000	○
アクス周南	〒745-0862 山口県周南市江口 1-1-26	0834-31-8831	○
ハッピー	〒770-0871 徳島県徳島市金沢 1-2-18	0886-64-2336	○
メック・アクタス	〒774-0045 徳島県阿南市宝田町荒井 20	0884-23-3355	○
健康増進施設　サラマンダー	〒760-0017 香川県高松市番町 1-10-16	087-863-3377	○
医療法人社団　研宣会　Azzurri	〒760-0079 香川県高松市松縄町 35-3	087-867-9933	○
瀬戸健診クリニックペアーレ	〒763-0034 香川県丸亀市大手町 3-3-21	0877-24-7800	○
Well フィットネス	〒762-0005 香川県坂出市横津町 3-2-31	0877-45-2313	
メディカルフィットネス・ハーツ本町	〒790-0811 愛媛県松山市本町 6-6-7 ロータリー本町 1・2F	089-924-5588	
えひめ文化健康センター	〒790-0866 愛媛県松山市永木町 2-1-48	089-941-3301	

施設名	施設の所在地	電話番号	指定
ヘルスデザインラボラトリー	〒812-0013 福岡県福岡市博多区博多駅東 1-13-31 スワン博多ビル 7F	092-473-6118	○
メディカルフィットネスあおば	〒813-8588 福岡県福岡市東区青葉 6-40-8	092-691-3881	○
メディカルフィットネスセンター三幸	〒819-0055 福岡県福岡市西区生の松原 1-33-1	092-895-3105	○
トリムパークフィットネスクラブ	〒836-0074 福岡県大牟田市藤田町 266-1	0944-53-7891	○
ブリヂストンスポーツクラブ久留米	〒830-0011 福岡県久留米市旭町 25-3	0942-33-6155	○
ノヴァ・スポーツプラザ	〒830-0033 福岡県久留米市天神町 154-3	0942-35-8282	
保健予防活動センター　トータス	〒830-0038 福岡県久留米市西町 1164-1	0942-39-7711	○
スポーツクラブエスタ諏訪野	〒830-0037 福岡県久留米市諏訪野町 1830	0942-37-2541	
健康増進センターくましろ	〒830-1101 福岡県久留米市北野町中川 900	0942-78-3177	
宗像ユリックス　アクアドーム	〒811-3437 福岡県宗像市大字久原 400	0940-37-1377	○
メディカルフィットネスラボ・フィービー 　九州体力医学研究	〒819-1104 福岡県前原市大字波多江字沼 266-2	092-321-3379	
水光会メディカルフィットネス	〒811-3298 福岡県福津市日薪野 5-8-4	0940-34-3111	
福岡カホスイミングスクール	〒820-0111 福岡県飯塚市有安 1025-3	0948-82-3166	
健康科学センター　サンヘルス聖峰	〒839-1233 福岡県浮羽郡田主丸町大字田主丸字白栗毛 1001-1	09437-3-3498	○
アクセス・ジャパンスポーツクラブ	〒832-0081 福岡県柳川市西浜武字吉田 992-3	0944-73-3888	
快適倶楽部リフレ	〒808-0103 福岡県北九州市若松区二島 2-2-14	093-791-3370	○
メディカルフィットネス　イースト	〒834-0006 福岡県八女市吉田 9-8	0943-23-7760	
快適倶楽部リフレくりえいと宗像	〒811-4184 福岡県宗像市くりえいと 3-4-15	0940-32-1010	○
スポーツクラブ　リフレ新宮	〒811-0117 福岡県糟屋郡新宮町上府 701-1	092-940-5454	○
メディカルスポーツセンター　スマート	〒805-0002 福岡県北九州市 八幡東区枝光 4-2-16	093-663-1500	○
黒崎メディカルフィットネスクラブ	〒806-0027 福岡県北九州市八幡西区菅原町 2-14	093-621-1900	○
疾病予防運動施設 　メディカルフィットネス信愛	〒840-0843 佐賀県佐賀市川原町 4-8	0952-22-1007	○
リョーユースポーツプラザ	〒840-0032 佐賀県佐賀市末広 1-9-38	0952-23-6161	○
健康増進施設　Pitch	〒841-0044 佐賀県鳥栖市高田町 203-1	0942-84-7611	○
メディカルフィットネス VIVO studio	〒845-0001 佐賀県小城市小城町 786-1	0952-72-2233	○
笠原建設株式会社　コアスポーツクラブ	〒847-0085 佐賀県唐津市和多田本村 1-41	0955-72-1355	
熊本健康・体力づくりセンター	〒860-8518 熊本県熊本市山室 6-8-1	096-345-8113	○
クアーオルトスイミングクラブ	〒863-0043 熊本県天草市亀場町大字亀川 1498-1	0969-22-2288	○
スーパードリーム　フィットネスセンター	〒864-0023 熊本県荒尾市水野 1534-1	0968-68-7773	○

施設名	施設の所在地	電話番号	指定
植木町健康福祉センター　かがやき館	〒861-0195 熊本県鹿本郡植木町大字岩野 285-29	096-272-2600	◯
医療法人回生会　メディカル＆フィットネスセンターメディフィット回生会	〒861-3193 熊本県上益城郡嘉島町鯰 1880	096-237-3118	◯
大分県地域成人病検診センター	〒870-1133 大分県大分市大字宮崎 1415	0975-69-2211	◯
大分スポーツリハビリテーションセンター	〒870-0165 大分県大分市明野北 1-1-11	097-565-0750	◯
健診・健康増進センター　Fresco	〒879-7761 大分県大分市中戸次 5185-2	097-597-5254	
スポーツクラブルネサンス宮崎	〒880-0052 宮崎県宮崎市丸山 2-92	0985-26-1110	◯
メディカルフィットネス　フィオーレ	〒880-0812 宮崎県宮崎市高千穂通 2-7-14	0985-22-2113	
メディカルフィットスパ：わくわく	〒880-2112 宮崎県宮崎市小松 1158-8	0985-62-3150	◯
メディカルフィットネスのべおか	〒882-0041 宮崎県延岡市北小路 14-1 黒木病院 5F	0982-42-3838	◯
オールフォア　フィットネス	〒885-0006 宮崎県都城市吉尾町 6152-4	0986-38-7772	
アーバン　ウェルネスクラブ　エルグ	〒892-0835 鹿児島県鹿児島市城南町 7-8	0992-27-0202	◯
メディカルフィットネスクラブフォレスト	〒892-0873 鹿児島県鹿児島市下田町 1764	099-244-0022	◯
県民健康プラザ健康増進センター	〒893-0013 鹿児島県鹿屋市札元 1-8-7	0994-52-0052	
原田学園スイミングスクール	〒891-0114 鹿児島県鹿児島市小松原 2-10-10	099-269-5858	
エクササイズプラザ　メッツ	〒894-0017 鹿児島県名瀬市石橋町 4-18	0997-54-3733	◯
ケイユウスポーツクラブ	〒891-0401 鹿児島県指宿市大牟礼 3-24-19	0993-23-3000	◯
メディカルフィットネスクラブ　サザン・ヒルズ	〒898-0011 鹿児島県枕崎市住吉町 14	0993-72-3335	
徳之島交流ひろば　ほーらい館	〒891-8201 鹿児島県大島郡伊仙町伊仙 2575-2	0997-86-3319	
メディカル・フィットネスセンター　フローゲン	〒902-0076 沖縄県那覇市与儀 1-26-6	098-854-5511	
温水利用型運動健康施設　浦添市温水プールまじゅんらんど	〒901-2103 沖縄県浦添市仲間 1-13-1	098-942-4132	◯
社会医療法人仁愛会　ヘルスアップステーションうらそえ	〒901-2132 沖縄県浦添市伊祖 3-42-15	0120-861-109	◯
沖縄文化健康センターペアーレ沖縄・タピック	〒904-2151 沖縄県沖縄市松本 1-8-1	098-934-6110	◯
医療法人タピック　やはらフィットネスジム	〒900-0015 沖縄県那覇市久茂地 1-1-1　パレットくもじ 9F	098-861-1798	
スポーク・フィットネスセンター	〒905-0007 沖縄県名護市屋部 117 番地	0980-52-7739	◯
メディカルフィットネス　ぎんばる	〒904-1201 沖縄県国頭郡金武町字金武 10912	098-968-6677	

運動型健康増進施設　　（336 施設）
内指定運動療法施設　　（212 施設）

付録3

索　引

和　文

あ
アシル CoA 合成酵素　55
足潰瘍・壊疽　46
足病変　119
安静時代謝　62

い
インスリン　69,124
　——感受性　7,47,127
　——拮抗ホルモン　24
　——供給状態　45
　——持続皮下注入法　135
　——受容体　4
　——受容体基質　4
　——治療下　113
　——抵抗性　4,41
　——抵抗性改善薬　124
　——の注射部位　113

う
ウエストヒップ比　70
ウォーミングアップ　100
運動強度　10
運動交換表　109
運動後遅発性低血糖　113
運動実施時間帯　84
運動指導管理料　126
運動時の代謝調節　45
運動習慣　41
　——と高血圧　56
運動種目の選択　109
運動種目別エネルギー消費量
　109
運動処方　107
運動鍛練者　47
運動トレーニング　79
運動不足　41,57
運動療法　124
　——処方せん　76
　——の適応と禁忌　44

え
エネルギー代謝測定法　62
エネルギー代謝率　62
エネルギーバランス　53

か
カテコールアミン　20,129
カルシウム拮抗薬　124
カルボーネンの式　123
カロリーカウンター　110
過酸化脂質　129
介入試験　44
解糖　10
外発的動機付け　141
外部環境要因　33
肝での糖産生　45,107
換気性閾値　75
間接推定法　66
眼底出血　47

き
起立性低血圧　45,119
基礎代謝　53
　——量　61
筋重量　30
筋線維　30
筋での糖利用　107
筋肉の糖利用　45
筋力　71
　——トレーニング　30,109

く
クーリングダウン　101
クレブス回路　18
グルカゴン　129
グルコースクランプ法　47
グルコース代謝率　48
グルコーストランスポーター
　51

け
ケトーシス　135
ケトン体上昇　107
経口血糖降下薬　69
軽症高血圧　56
血管内皮細胞機能障害　59
血中インスリン動態　107
血糖自己測定　113,135
結果の告知　141
健康運動指導士　105
嫌気性閾値　24
顕性腎症　46
減量効果　53

こ
行動の主体性　141
高血圧　56
　——合併例　109
高度の肥満　111
骨代謝回転　57
骨量　57

さ
サーカディアンリズム　33
再処方　148
最大下運動負荷　14
最大酸素摂取量　71,127
酸素摂取量　71
酸素不足　10

し
自覚的な運動強度　110
自律神経障害　45,109,122
持久運動トレーニング　17
持久トレーニング　30
持久力　71
持続性蛋白尿　46
膝関節障害　111
主観的運動強度　76
収縮期血圧　47
柔軟性　71
柔軟体操　109
瞬発力　71
除脂肪体重（LBM）　54,132
身体活動度　41

す
ストレス解消　59
ストレッチング　30,79,81,88
スポーツ飲料　35
スポーツ種目　79
スルホニル尿素薬（SU 薬）
　124
水泳・水中運動　111
水中歩行　46,111
睡眠時の代謝量　62

せ
生活活動調査法　63
生活時間調査法　66
生活習慣病　129
潜在性虚血性心疾患　46

索　引

線溶系の活性化　53
全身運動　107
前増殖網膜症　117

そ
増殖性網膜症　46
増殖網膜症　116

た
多メモリー加速度計測機能付歩数計　147
代謝効果　107
体脂肪率　70,131
体脂肪量　131
体内水分　36
体力測定　31,71
体力テスト　71
体力の定義　71
大腿骨頸部骨折　57

ち
チアゾリジン誘導体　124
超回復　19
直腸温　35

て
低HDL-コレステロール血症　51
低血糖　134
　──防止　113
　──無自覚　119
転倒　59
電子伝達系　18

と
トランスロケーション　2,20
トレーニング効果　47
トレッドミル　70
等尺性運動　47
糖尿病経口薬　124
糖尿病性心筋症　121
糖尿病性神経障害　119
糖尿病性腎症　117
糖尿病発症予防　41
糖尿病網膜症　116
糖輸送担体　2,20
動機付け　47,59,140
特異動的作用　62
突然死　45,68

な
ナテグリニド　124
内臓脂肪　22
　──型肥満　54

内発的動機付け　141

に
乳酸　10
　──閾値　24
　──性閾値　75,129
　──値　75
尿アルブミン排泄　47
尿ケトン体　45

は
バージャー体操　121

ひ
ビグアナイド（BG）薬　124
敏捷性　71

ふ
フットケア　112
不動状態　57
腹筋運動　111

へ
平衡性　71
閉塞性動脈硬化症　70
便秘の改善　59

ほ
ホルモン感受性リパーゼ　21,51
ボルグ指数　122
補食　113

ま
マスター二段階試験　70
万歩計　110

み
ミトコンドリア　18
脈拍測定　110

む
無酸素閾値　71
無酸素運動　79,81,127
無酸素性代謝閾値　110
無酸素トレーニング　30
無症候性心筋虚血　68,119,121

め
メディカルチェック　67

も
網膜出血　46
目標設定　140

ゆ
有酸素運動　79,97,109,127
有酸素トレーニング　30

よ
余暇時間　41

ら
ライフコーダー　141,147
ライフスタイルの変化　41
ライフスタイルへの介入　44

り
リスク　107
リポ蛋白　29
　──リパーゼ　21,51,55
利尿薬　69

れ
レジスタンス運動　50,111
レジスタンストレーニング　17,90,122

欧　文

数字
1型糖尿病　113,134
1日のエネルギー消費　53
2型糖尿病　126
5'AMP-activated protein kinase　5

A
αグルコシダーゼ阻害薬　124
α遮断薬　69
agility　71
AMPキナーゼ　5
anaerobic threshold（AT）　14,71,110,122
API（ankle pressure index）　70
ASO　70

B
β遮断薬　69,124
balance　71
Borgのスケール　76

C
CSII　135

D
DCCT　124

E
endurance　71
F
flexibility　71
G
glucose transporter（GLUT）　2
GLUT4　2,20,51,55
H
HDL-コレステロール　52
HOMA-R 値　143
HR-$\dot{V}O_2$　64
I
IGT　44
IRS 蛋白　4

K
Kumamoto Study　124
L
lactate threshold（LT）　14,129
LPL 活性　52
P
PI3 キナーゼ　4
power　71
R
relative metabolic rate（RMR）
　62
RPE　84
S
SGLT　2
SMBG　135

strength　71
supercompensation　19
U
UKPDS　124
V
%$\dot{V}O_2$max　13
$\dot{V}O_2$max　71
ventilation threshold（VT）　14

新版 糖尿病運動療法のてびき　ISBN 978-4-263-23265-1

2001年 4 月15日　第1版第1刷発行
2018年 1 月15日　第1版第8刷発行

編著代表　河　盛　隆　造
発 行 者　白　石　泰　夫
発 行 所　医歯薬出版株式会社
〒113-8612　東京都文京区本駒込 1-7-10
TEL. (03) 5395-7617（編集）・7616（販売）
FAX. (03) 5395-7609（編集）・8563（販売）
https://www.ishiyaku.co.jp/
郵便振替番号 00190-5-13816

乱丁，落丁の際はお取り替えいたします　　印刷・三報社印刷/製本・皆川製本所
Ⓒ Ishiyaku Publishers, Inc., 2001. Printed in Japan

本書の複製権・翻訳権・翻案権・上映権・譲渡権・貸与権・公衆送信権（送信可能化権を含む）・口述権は，医歯薬出版(株)が保有します．
本書を無断で複製する行為（コピー，スキャン，デジタルデータ化など）は，「私的使用のための複製」などの著作権法上の限られた例外を除き禁じられています．また私的使用に該当する場合であっても，請負業者等の第三者に依頼し上記の行為を行うことは違法となります．

JCOPY ＜(社)出版者著作権管理機構 委託出版物＞
本書をコピーやスキャン等により複製される場合は，そのつど事前に(社)出版者著作権管理機構(電話03-3513-6969,FAX 03-3513-6979,e-mail:info@jcopy.or.jp)の許諾を得てください．